静脉用药调配
医嘱审核速览

杨 威 主 审
何小敏 彭淑辉 廖定钦 主 编

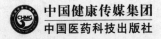
中国健康传媒集团
中国医药科技出版社

内容提要

本书收录药品为静脉用药调配中心（PIVAS）常用药品，内容以PIVAS日常静脉用药医嘱审核工作所需的药物基本信息为主。全书分为上、下篇，上篇为医嘱审核参考概要，主要介绍医院PIVAS日常工作的一些经验和方法，下篇为临床常用静脉用药速查。

本书供PIVAS工作人员使用，也可供临床医师开具静脉用药医嘱提供参考。

图书在版编目（CIP）数据

静脉用药调配医嘱审核速览/何小敏，彭淑辉，廖定钦主编.—北京：中国医药科技出版社，2021.4

ISBN 978-7-5214-2365-5

Ⅰ.①静… Ⅱ.①何… ②彭… ③廖… Ⅲ.①静脉注射–注射剂–卫生管理–中国 Ⅳ.①R944.1

中国版本图书馆CIP数据核字（2021）第050351号

美术编辑　陈君杞
版式设计　友全图文

出版　**中国健康传媒集团** | 中国医药科技出版社
地址　北京市海淀区文慧园北路甲22号
邮编　100082
电话　发行：010-62227427　邮购：010-62236938
网址　www.cmstp.com
规格　710×1000 mm ¹/₁₆
印张　22 ¹/₂
字数　465千字
版次　2021年4月第1版
印次　2021年4月第1次印刷
印刷　三河市万龙印装有限公司
经销　全国各地新华书店
书号　ISBN 978-7-5214-2365-5
定价　**79.00元**

获取新书信息、投稿、为图书纠错，请扫码联系我们。

编委会

前　言

中山大学附属第一医院(简称中山一院)地处广东省省会广州市,历经百年发展,已建设成为国内一流前列的现代化三级甲等综合性大型医院,是华南地区医疗、教学、科研、预防保健和康复的重要基地,素以"技精德高"享誉海内外。复旦大学医院管理研究所发布的2019年度中国医院综合排行榜中,中山一院综合排名位列全国第六名,是华南地区最靠前的医院;2019年度中国医院专科声誉和专科综合排行榜中,中山一院临床药学位居全国第十名。

2008年,中山一院静脉用药调配中心(PIVAS)建成运行。2016年12月顺利通过广东省药学会的评估,是广东省首家"静脉用药调配中心评估合格单位"。

随着服务科室的不断增加,临床静脉用药医嘱审核成了医院药师日常工作的一项重要内容,调配中心也积累了一些宝贵的经验。为了提高静脉用药调配中心医嘱审核的规范性、合理性、同质性,提升静脉用药调配中心的服务质量,特组织静脉用药调配中心的一线工作人员编写《静脉用药调配医嘱审核速览》一书。编写此书旨在为全国医院的静脉用药调配中心医嘱审核提供指导,也为临床医生正确开具静脉用药医嘱提供参考,同时为病区护士安全输液提供有益帮助,但不作为医疗纠纷和法律诉讼的依据。

本书上篇为医嘱审核参考概要,主要介绍医院PIVAS日常工作的一些经验和方法,整书依据药品说明书和其他权威资料,以介绍静脉用药调配中心医嘱审核工作内容及药物使用资料信息为主。药物使用资料信息包括药品名称、规格、适应证、给药途径、用法用量、禁忌、用量要求、溶媒要求、浓度要求、配伍禁忌、调配方法、成品输液的颜色性状、成品输液的保存环境及稳定性、滴注要求、药物相互作用等项目。下篇为临床常用静脉用药速查。

在本书的编写过程中,承蒙许多临床专家教授的大力支持和协助,在此一并表示衷心感谢!由于临床医学的快速发展和医药学专业知识的局限性,加之受编者水平所限,书中不妥和疏漏之处在所难免,恳请广大读者予以指正,以冀完善和提高。

编　者
2020年10月

编写说明

1.本书为中山大学附属第一医院静脉用药调配中心（PIVAS）编写的医嘱审核参考概要及临床常用静脉用药速查。收录药品为PIVAS常用药品，内容以PIVAS日常静脉用药医嘱审核工作所需的药物基本信息为主，而详细的药理作用和不良反应等内容则省略。本书仅供参考，不作法典使用，亦不作为医疗纠纷和法律诉讼的依据。

2.各项目说明

项目	说明
【规格】	药品规格
【适应证】	主要适应证
【给药途径】	注射给药途径
【用法用量】	主要用法用量
【禁忌】	禁忌
【用量要求】	药物最大（最高）用量
【溶媒要求】	药物调配适宜溶媒
【浓度要求】	药物输液最高浓度
【配伍禁忌】	同瓶（袋）输液配伍禁忌
【调配方法】	药品调配方法及注意事项（无特殊要求的则省略）
【成品输液】颜色性状	成品输液的颜色性状
【成品输液】保存环境及稳定性	成品输液的保存环境及稳定性
【滴注要求】	药物输液要求
【药物相互作用】	药物相互作用
【生产企业】	生产企业
【说明书修改日期】	说明书修改日期

3.计量单位及缩写说明

本书所用计量单位及其他常用符号如下：m^2代表平方米（通常指体表面积）；kg代表千克（通常指体重）、mg为毫克、μg为微克；L为升、dl为分升、ml为毫升；d为天、h为小时、min为分钟、s为秒；mmol/L为毫摩尔/升；u为单位；vol为容积；pH为酸碱度；$t_{1/2}$为半衰期；NS代表氯化钠注射液、GS代表葡萄糖注射液、GNS代表葡萄糖氯化钠注射液、LR代表乳酸林格注射液。

4.全书分为上、下篇，上篇为医嘱审核小组总结的医嘱审核常用资料，以介绍PIVAS日常工作的一些经验和方法为主，为节省篇幅，内容多以表格形式呈现，主要编写人员为：杨威、何小敏、彭淑辉、廖定钦、陈雄斌、杨林青、邓锐敏、张俊鹏等。下篇为临床常用静脉用药速查。

目录
CONTENTS

第十一章 解热、镇痛、抗炎药 / 245

第十二章 肠外肠内营养制剂 / 249

第十三章 糖类、盐类与酸碱平衡调节药 / 285

第十四章 免疫调节药 / 304

上篇　医嘱审核参考概要

第一章
静脉用药调配中心工作

静脉用药调配中心（pharmacy intravenous admixture service，PIVAS）是指在符合GMP标准、依据药物特性设计的操作环境下，由受过培训的药学技术人员，严格按照操作程序，进行包括全静脉营养、细胞毒药物和抗生素等静脉用药物的调配，为临床药物治疗与合理用药提供服务的场所。静脉用药调配中心是将原来分散在各个病区不洁净的环境中调配静脉滴注药物的模式转变为在药学监护下在洁净的环境中（万级洁净区，局部百级）集中调配、检查、分发的管理模式，可为临床提供安全、有效的静脉药物治疗服务，是现代医院药学的重要内容。

第一节　药品配送管理规定

药品配送安排应从工作量、调配人力、运送人力、药品稳定性等因素综合考虑，每批次人力安排，示例见表1。

表1　工作量及人力安排表

批次	工作量（份）	人力安排（人）			
		抗生素	普通室	危害室	合计
第1批	1500	6	7	1	14
第2批	500	5	7	2	14
第3批	350	0	10	6	16
第4批	1000	6	6	3	15
第5批	50	0	1	1	2
第6批	25	0	1	1	2

说明：（1）工作量为均数（包括肠外营养液、危害药品），人力安排视工作量增减而相应调整。

（2）第2批以肠外营养液调配为主，第3批以危害药品调配为主。

药品配送规则示例如下。

一、配送模式

配送模式实行"分批调配、定时配送"的模式，详见表2、表3。

第1批：6：50开始调配，8：45开始配送。

第2批：8∶45开始调配，10∶30开始配送。医嘱截止时间9∶00。

第3批：10∶15开始调配，11∶15开始配送。医嘱截止时间10∶30。

第4批：12∶40开始调配，15∶00开始配送。医嘱截止时间到13∶30。

二、补交费医嘱配送安排

1. 9∶00前补交费且为当天使用的长期医嘱，调配好在第2批送出。

2. 9∶00~10∶30补交费的药物，调配好在第3批送出。

3. 10∶30~13∶30补交费的药物，频次为qd的药物调配好跟第4批送出，频次为非qd的药物打包跟第4批送出。

下午配药截止时间为16∶30（周末及节假日为16∶00），临嘱均需调配，新开与补交费的危害药物、肠外营养液需调配，其余药物打包。

表2　静脉用药调配中心配送规则（正常工作日）

送出时间	调配医嘱	打包医嘱
8∶45 （第1批）	前一天16∶30前发送、执行时间为8∶00的医嘱 （输液量超出300ml的医嘱自动调为第2批）	
10∶30 （第2批）	1. 执行时间为9∶00~11∶59的长期医嘱 2. 执行时间为8∶00且输液量超300ml的长期医嘱及TNA 3. 前一天16∶30后至当天9∶00前发送的医嘱 4. 9∶00前补交费医嘱	执行时间为当天8∶00以前的医嘱
11∶15 （第3批）	1. 10∶30前发送的临时医嘱 2. 9∶00~10∶30补交费的医嘱（默认调配） 3. 执行时间为12∶00的医嘱	
11∶10~ 12∶10	调配室紫外线消毒	
15∶00 （第4批 及打包批）	1. 13∶30前发送的、执行时间16∶00前的长期医嘱 2. 10∶30~13∶30发送的临时医嘱 3. 13∶30前发送，频次为qd的新开医嘱 4. 10∶30~13∶30补交费的频次为qd的医嘱（默认调配）	1. 执行时间为16∶00后的长期医嘱（即打包批） 2. 补交费中非qd的医嘱 3. 频次为非qd的新开医嘱
16∶30 （第5批）	1. 13∶30~15∶45发送的临时医嘱 2. 13∶30~15∶45补交费和新开医嘱中的TNA及危害药物（默认调配）	1. 13∶30~16∶00前发送的当天用长期医嘱 2. 16∶00前补交费且执行时间为当天的医嘱
17∶15 （第6批）	1. 15∶45~16∶30内发送的临时医嘱 2. 15∶45~16∶30补交费和新开医嘱中的TNA及危害药物（默认调配）	1. 16∶00~17∶00前发送的当天用医嘱 2. 17∶15前补交费且执行时间为当天的医嘱

说明：遇到特殊情况可以联系即时配送。

表3　静脉用药调配中心配送规则（周末及节假日）

送出时间	调配医嘱	打包医嘱
8：45 （第1批）	前一天16：30前发送、执行时间为8：00的医嘱 （输液量超出300ml的医嘱自动调为第2批）	
10：30 （第2批）	1. 执行时间为9：00~11：59的长期医嘱 2. 执行时间为8：00且输液量超300ml的长期医嘱及TNA 3. 前一天16：30后至当天9：00前发送的医嘱 4. 9：00前补交费医嘱	执行时间为当天8：00以前的医嘱
11：15 （第3批）	1. 10：30前发送的临时医嘱 2. 9：00~10：30补交费的医嘱（默认调配） 3. 执行时间为12：00的医嘱	
11：10~ 12：10	调配室紫外线消毒	
15：00 （第4批 及打包批）	1. 13：30前发送的、执行时间16：00前的长期医嘱 2. 10：30~13：30发送的临时医嘱 3. 13：30前发送、频次为qd的新开医嘱 4. 10：30~13：30补交费的频次为qd的医嘱（默认调配）	1. 执行时间为16：00后的长期医嘱（即打包批） 2. 补交费中非qd的医嘱 3. 频次为非qd的新开医嘱
16：15 （第5批）	1. 13：30~16：00内发送的临时医嘱 2. 13：30~16：00补交费和新开医嘱中的TNA及危害药物（默认调配）	1. 13：30~16：00前发送的当天用长期医嘱 2. 16：15前补交费且执行时间为当天的医嘱

说明：遇到特殊情况可以联系即时配送。

第二节　不合理医嘱处理

　　药师审核病区的医嘱时，遇到审核不通过的医嘱处方，药师审核病区的医嘱时，遇到审核不通过的医嘱处方，为了避免病区对反馈出现疏漏而影响患者及时用药，不推荐使用系统自动拦截返回的方法处理，而应及时电话通知病区，通过与病区进行沟通的方法进行干预，以确保病区能及时更改医嘱，同时对干预结果进行保存，并定期对干预数据进行统计分析。

　　为了规范不合理医嘱的退回意见，现统一不合理医嘱分类及退回意见表，详见表4。

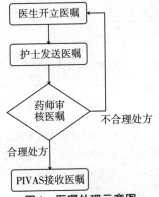

图1　医嘱处理示意图

表4　不合理医嘱退回意见分类表

序号	一级分类	二级分类	说明	示例
1	规格不合理	溶媒规格不当	指医嘱没有根据实际溶媒用量选择最适合的规格	例如：氯化钠用量为 50ml 却选用了 100ml 规格的氯化钠
2		主药规格不当	指医嘱没有根据实际主药用量选择最适合的规格	例如：地塞米松用量为 2mg 却选用了 5mg 规格的
3	浓度不合理	TNA 氨基酸浓度过低	指 TNA 中氨基酸浓度过低（<2.5%）	
4		TNA 丙氨酰谷氨酰胺浓度过高	指 TNA 中丙氨酰谷氨酰胺浓度过高（>3.5%）	
5		TNA 二价阳离子浓度过高	指 TNA 中二价阳离子浓度过高（≥10mmol/L）	
6		TNA 钙磷乘积过高	指 TNA 中钙磷乘积过高（>72）	
7		TNA 钾离子浓度过高	指 TNA 中钾离子浓度过高（>45mmol/L）	
8		TNA 葡萄糖浓度过高	指 TNA 中葡萄糖浓度过高（>23%）	
9		TNA 一价阳离子浓度过高	指 TNA 中一价阳离子浓度过高（≥150mmol/L）	
10		浓度过低	指药物浓度低于药品说明书的最低浓度要求	例如：氯化钠注射液 250ml + 蔗糖铁注射液 0.1g
11		浓度过高	指药物浓度高于药品说明书的最高浓度要求	例如：氯化钠注射液 100ml + 注射用醋酸卡泊芬净 70mg
12		氯化钾浓度过高	指氯化钾浓度过高	氯化钾浓度 >0.3%

序号	一级分类	二级分类	说明	示例
13	浓度不合理	安达美浓度过高	指安达美浓度过高	安达美浓度过高（大于10：500）
14		溶媒浓度过高	指医嘱溶媒浓度过高	例如：医嘱用 50% 葡萄糖注射液作溶媒
15	配比不合理	TNA 丙氨酰谷氨酰胺不能单独使用	丙氨酰谷氨酰胺注射液不得作为肠外营养液中唯一的氨基酸来源，应与复方氨基酸注射液合用	
16		TNA 丙氨酰谷氨酰胺用量占比过高	指 TNA 中丙氨酰谷氨酰胺用量占比过高（>20%）	
17		TNA 缺少氨基酸	指 TNA 中缺少氨基酸（有脂肪乳的情况下）	
18		TNA 热氮比不合理	指 TNA 中热氮比不合理 [合理范围（100~200）：1]	
19		TNA 糖脂比不合理	指 TNA 中糖脂比不合理	
20		TNA 鱼油脂肪乳不能单独使用	鱼油脂肪乳注射液（尤文）不得作为肠外营养液中唯一的脂肪乳来源，应与脂肪乳注射液合用	
21		TNA 鱼油脂肪乳占比过高	指 TNA 中鱼油脂肪乳占比过高（>20%）	
22	配伍不合理	存在不可加入 TNA 中的药物	指 TNA 中加入了影响 TNA 稳定性的药物	
23		配伍不当	指医嘱存在配伍禁忌或配伍不当	例如：维生素 C 与维生素 K_1
24		溶媒选择不当	指医嘱选用了不宜配伍的溶媒	例如：氯化钠注射液 + 多烯磷脂酰胆碱注射液
25	用法用量不合理	TNA 氨基酸品种选用不当	指 TNA 中氨基酸品种选用不当	
26		TNA 脂肪乳品种选用不当	指 TNA 中脂肪乳品种选用不当	
27		超说明书用药	指医嘱超说明书用药并且静脉用药调配中心无特殊用药备案	

续表

序号	一级分类	二级分类	说明	示例
28	用法用量不合理	儿童禁用	指该药物不能用于儿童（18岁以下）	
29		新生儿禁用	指该药物不能用于新生儿（28天以内）	例如：多烯磷脂酰胆碱注射液含有苯甲醇，新生儿和早产儿禁用
30		用药频次不合理	指该药物的用药频次不合理	
31		重复用药	指医嘱重复开立，或者开立同一通用名不同商品名的药品	
32	其他	非静脉用药调配中心调配范围	指由于药品稳定性差等原因而不在静脉用药调配中心调配范围的药品	例如：达卡巴嗪
33		输液泵没备注流速	指氟尿嘧啶等需要加入输液泵使用的医嘱没备注流速	
34		总液体量过多	指由于输液袋/瓶总容量限制，装不下全部药液	
35		医嘱录入错误	指看错单位或者其他原因导致的开医嘱用量错误	例如：头孢夫辛酯片 0.75g 录成 0.75mg
36		医嘱未组合	指主药与溶媒分开开立，没有组合在一起	
37		不规范医嘱	指开具的医嘱不规范	例如：同一规格药品分多行开立

第三节　批次调整

一、批次规则

长期医嘱的批次先是根据执行时间来定义再作其他调整，而临时医嘱是根据发送时间与执行时间共同决定，批次定义见表 5、表 6。

表 5　长期医嘱基础批次规则

批次	执行时间
第 1 批	08：00：00～09：00：00
第 2 批	09：00：01～11：00：00

批次	执行时间
第 3 批	11：00：01 ~ 12：00：00
第 4 批	12：00：01 ~ 16：00：00
第 5 批	16：00：01 ~ 17：00：00
打包批	17：00：01 ~ 23：59：59 与 00：00：00 ~ 07：59：59

表6 临时医嘱批次规则

批次	发送时间	执行时间
第 2 批	00：00：00 ~ 09：00：00	且 ≤ 11：00：00
第 3 批	09：00：01 ~ 10：30：00	且 ≤ 12：00：00
第 4 批	10：30：01 ~ 13：30：00	且 ≤ 16：00：00
第 5 批	13：30：01 ~ 16：30：00	且 ≤ 17：00：00
打包批	16：30：01 以后	所有时间

二、批次调整要求

为尽量做到静脉输液现配现用，按照药品疗效的特点以及满足病区用药习惯等要求，可以对医嘱进行适当的批次调整。原则上，批次调整主要是在第1批和第2批之间，其他批次根据实际情况调整。

批次调整规则应在与病区充分沟通的基础上制定，了解不同病区的用药习惯及先后顺序，制定个性化规则。基本原则是既要保障临床科室用药，又要保障静脉输液的安全有效。

具体要求可参考如下。

1.一日多次的药品不能调整批次。

2.第1批个人用药，如果一日多次的药量达到300ml，则其他药可调到第2批；如果个人药量未达到300ml，则以下药品优先调在第1批。

（1）频次为qd的抗菌药物与激素药（例如头孢哌酮钠舒巴坦钠、地塞米松、甲泼尼龙、氢化可的松、氢化泼尼松等）。

（2）胃黏膜保护药（例如艾司奥美拉唑、奥美拉唑、埃索美拉唑镁、潘妥洛克、泮托拉唑、兰索拉唑、法莫替丁、雷尼替丁等）。

（3）频次为Qd的不稳定药物（例如硫辛酸、维生素 K_1 等）。

（4）止吐药（例如盐酸托烷司琼、甲磺酸托烷司琼、帕洛诺司琼、多拉司琼等）。

（何小敏　彭淑辉　廖定钦　陈雄斌）

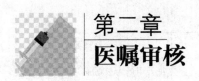

第二章
医嘱审核

第一节　组建医嘱审核小组

　　医嘱审核工作是静脉用药调配中心工作的源头，除了确保输液安全性以外，其工作内容还涉及对下一步贴签、摆药等工作是否顺畅，对病区沟通工作是否畅通满意等。所以，应挑选能胜任此工作的人员组建医嘱审核小组，小组成员完成医嘱审核工作。组建医嘱审核小组除了能更好地完成每天的医嘱审核工作以外，也方便在医嘱审核过程中出现异议的时候，能及时进行讨论以达成统一意见。避免出现某些存在异议的医嘱，A药师审核的时候给予通过，而B药师审核的时候不予通过的情况。

　　医嘱审核小组成员除了完成日常医嘱审核工作之外，还需完成以下工作。

　1. 定期更新纸质版药品说明书。

　2. 定期更新科室《医嘱审核工作手册》。

　3. 定期统计分析不合理医嘱。

　4. 做好进修生、实习生的教学工作。

第二节　药物最大用量要求

表7　药物最大用量要求表

首字母	商品名	通用名	规格	最大用量要求
A	氨甲苯酸	氨甲苯酸注射液	10ml：0.1g	一日不超过 0.6g
	氨曲南	注射用氨曲南	2g	氨曲南最高剂量每天 8g
C	长春新碱	注射用长春新碱	1mg	成人剂量最大不大于 2mg，年龄大于 65 岁者，最大每次 1mg

续表

首字母	商品名	通用名	规格	最大用量要求
D	丹参多酚酸盐	注射用丹参多酚酸盐	100mg	每天用量为 200mg
	多烯磷脂酰胆碱	多烯磷脂酰胆碱注射液	5ml：232.5mg	严重病例每天输注 2~4 安瓿，如需要，每天剂量可增加至 6~8 安瓿
H	荷普欣	注射用更昔洛韦钠	0.125g	1 次最大剂量为 6mg/kg
J	俊特	注射用亚胺培南西司他丁钠	1g（按亚胺培南0.5g 和西司他丁0.5g 计）	由于本品有高度的抗菌作用，推荐的每天最高总剂量不超过 50 mg/kg 体重或 4g，并择较低剂量使用。然而，在治疗肾功能正常的囊性纤维化患者情况下，本品的剂量可用至每天 90mg/kg 体重，分次给药，但每天不超过 4g
K	凯贝恩	注射用哌拉西林钠他唑巴坦钠（4：1）	2.5g	每天用量不超过 5g
	克倍宁	注射用帕尼培南倍他米隆	0.5g	本品的给药上限不得超过每天 2g（效价，以帕尼培南计）
L	联邦他唑仙	注射用哌拉西林钠他唑巴坦钠（4：1）	2.5g	每天用量不超过 5g
	罗氏芬	注射用头孢曲松钠	1g	每天用量不超过 4g
M	麦通纳	注射用七叶皂苷钠	10mg	每天用量不超过 20mg
	美能	复方甘草酸苷注射液	40mg：20ml	增量时用药剂量限度为一日 100ml
	美士灵	注射用头孢米诺钠	1g	1. 常用量，成人为每天 2g（效价），分 2 次静脉注射或静脉滴注。小儿每次 20mg（效价）/kg，每天 3~4 次静脉注射或静脉滴注。2. 对于败血症、难治性或重症感染症，成人一日可增至 6g（效价），分 3~4 次给药
	门冬氨酸钾注射液	门冬氨酸钾注射液	10ml：1.712g	每天给药量不超过 17.1g（即 K$^+$：100mEq，本品 10 支）

续表

首字母	商品名	通用名	规格	最大用量要求
O	欧来宁	注射用奥拉西坦	1g	每天用量不超过 6g
	欧兰同	奥拉西坦注射液	5ml：1g	每天用量不超过 6g
Q	强林坦	注射用哌拉西林钠他唑巴坦钠（4∶1）	2.5g	每天用量不超过 5g
R	瑞派林	注射用哌拉西林钠他唑巴坦钠（4∶1）	2.5g	每天用量不超过 5g
S	善宁	醋酸奥曲肽注射液	1ml：0.1mg	每天不得超过 1.5mg 的最大剂量
	舒欧亭	甲磺酸托烷司琼注射液	2ml：4.48mg	甲磺酸托烷司琼用量每天不宜超过 12mg
	舒普深	注射用头孢哌酮钠舒巴坦钠	1.5g（以头孢哌酮计 1g 与以舒巴坦计 0.5g）	本品的每天剂量可增加到 12g（2∶1 头孢哌酮 / 舒巴坦，即头孢哌酮 8g，舒巴坦 4g）。舒巴坦每天推荐最大剂量为 4g
T	泰能	注射用亚胺培南西司他丁钠	亚胺培南 500mg 和西司他丁 500mg	由于本品有高度的抗菌作用，推荐的每天最高总剂量不超过 50 mg/kg 体重或 4g。并择较低剂量使用
	特耐	注射用帕瑞昔布钠	40mg/ 支	每天总剂量不超过 80mg
	天晴甘美	异甘草酸镁注射液	10ml：50mg	每天用量不超过 40ml
X	醒脑静注射液	醒脑静注射液	10ml	最大用量为 40ml/ 次

第三节 药物浓度及溶媒量的要求

表 8 药物浓度及溶媒量要求表

首字母	商品名	通用名	规格	用法用量	溶媒要求	溶媒量	浓度要求	滴注要求	备注
A	阿米卡星	阿米卡星注射液	2ml：0.2g（20万单位）	成人一日不超过1.5g（7.5支），疗程不超过10天			每500mg（2.5支）阿米卡星至少用100ml溶媒稀释		
	阿昔洛韦	注射用阿昔洛韦	0.25g/支	成人一日最高剂量按体重为30mg/kg，或按体表面积为1.5g/m²。每8小时不超过20mg/kg			药物浓度不超过7mg/ml，否则易引起静脉炎		
	艾达生	注射用盐酸表柔比星	10mg				最终浓度不超过2mg/ml		
	艾力	注射用盐酸伊立替康	40mg	本品推荐剂量为350mg/m²，静脉滴注30~90分钟，每3周1次			终浓度≤2.8mg/ml	本品不能静脉推注，静脉滴注时间亦不得少于30分钟或超过90分钟	
	艾素	多西他赛注射液	60mg	多西他赛的推荐剂量为75mg/m²，滴注1小时，每3周1次			最终浓度不超过0.9mg/ml	滴注1小时	
	安达美	多种微量元素注射液（Ⅱ）	10ml	单独使用，不可添加其他药物（TNA除外，但不可与维生素C配伍）			每10ml（1支）至少用500ml溶媒稀释，不足一支的按500ml溶媒配10ml的安达美比例来配（TNA中亦按此比例）		

续表

首字母	商品名	通用名	规格	用法用量	溶媒要求	溶媒量	浓度要求	滴注要求	备注
A	安素泰	紫杉醇注射液	30mg：5ml				终浓度为 0.3~1.2mg/ml		不能将贝伐珠单抗输注液与右旋糖或葡萄糖溶液同时混合给药
	安维汀	贝伐珠单抗注射液	100mg：4ml		只可用 0.9% NS		终浓度应该保持在 1.4~16.5mg/ml		
	氨磷汀	注射用氨磷汀	0.4g	静脉滴注，每次化疗或放疗前应用一次。化疗：推荐使用的起始剂量为 500~600 mg/m²，溶于 0.9% 的生理盐水 50ml 中，在化疗开始前 30 分钟静脉滴注，持续 15 分钟。放疗：推荐的剂量为 200 mg/m²，在常规分次放疗（1.8~2.0Gy）前 15~30 分钟静脉输注，在 3 分钟内滴注完毕				要求 15 分钟内滴完，长于 15 分钟注射可能会产生多的副作用	
	氨曲南	注射用氨曲南	2g	氨曲南最高剂量每天 8g			浓度不得超过 2%	滴注时间 20~60 分钟	

续表

首字母	商品名	通用名	规格	用法用量	溶媒要求	溶媒量	浓度要求	滴注要求	备注
B	邦罗力	伊班膦酸注射液	6mg：6ml	1. 单次最高剂量是6mg 2. 本品不能用于儿童（18岁以下），因为缺乏这方面的临床经验	0.9% NS、5% GS	500ml		只允许与等渗NS或5% GS混合，不能与含钙溶液混合静脉输注。本品应通过静脉滴注给药，用药时将药物加入等渗NS 500ml或5% GS 500ml中静脉滴注2小时	稀释后的静脉输注液2~8℃可稳定24小时，未用的溶液应丢弃
	表柔比星	注射用盐酸表柔比星	10mg	成人常规剂量为按体表面积一次60~120mg/m²，最高可达135mg/m²			终浓度不超过2mg/ml		
	博宁	注射用帕米膦酸二钠	15mg		只可用0.9% NS		最大浓度不得超过90mg/500ml		
	达伯舒	信迪利单抗注射液	10ml：100mg	本品采用静脉输注的方式给药，静脉输注的推荐剂量为200mg，每3周给药1次，直至出现疾病进展或产生不可耐受的毒性	只可用0.9% NS		终浓度范围为1.5~5.0mg/ml	输液时间在30~60分钟内	
D	多柔素	盐酸多柔比星脂质体注射液	10ml：20mg	本品应为每2~3周静脉内给药20mg/m²，给药间隔不宜少于10天，因为不能排除药物蓄积和毒性增强的可能。患者应持续治疗2~3个月以产生疗效	只可用5% GS		1. 剂量<90mg，用250ml 5%葡萄糖注射液稀释 2. 剂量≥90mg，用500ml 5%葡萄糖注射液稀释	静脉滴注30分钟以上	除5%葡萄糖注射液外的其他稀释剂或任何抑菌剂都可能使本品产生沉淀

续表

首字母	商品名	通用名	规格	用法用量	溶媒要求	溶媒量	浓度要求	滴注要求	备注
F	法玛新	注射用盐酸表柔比星	10mg				终浓度不超过2mg/ml		
	复达欣	注射用头孢他啶	1g				头孢他啶浓度为1~40mg/ml		
	海正力星	注射用替加环素	50mg				静脉输液中药物的最高浓度应为1mg/ml		
	和乐生	注射用异环磷酰胺	1g				应注意将用于人体的异环磷酰胺输注液的浓度不能超过4%		
H	荷普欣	注射用更昔洛韦钠	0.125g	1次最大剂量为6mg/kg			滴注浓度不能超过10mg/ml	滴注时间不得少于1小时	
	恒奥普康	注射用喷昔洛韦	0.25g				临用前，取本品1瓶（含喷昔洛韦0.25g），用氯化钠注射液使之溶解，再用氯化钠注射液至少100ml稀释，供静脉滴注用		
J	健择	注射用盐酸吉西他滨	0.2g		只可用0.9% NS	100ml	药物浓度不应超过40mg/ml	滴注30分钟，滴注时间越长毒性越大	如果浓度大于40mg/ml，可能会导致药物溶解不完全，应避免

续表

首字母	商品名	通用名	规格	用法用量	溶媒要求	溶媒量	浓度要求	滴注要求	备注
J	金纳多	银杏叶提取物注射液	5ml				稀释比例是1：10		
	俊特	注射用亚胺培南西司他丁钠	1g（按亚胺培南0.5g和西司他丁0.5g计）	由于本品有高度的抗菌作用，推荐的每天最高总剂量不超过50 mg/kg体重或4g，并择较低剂量使用。然而，在治疗肾功能正常的囊性纤维化患者情况下，本品的剂量可用至每天90 mg/kg体重，分次给药，但每天不超过4g			每瓶（1g）俊特至少用100ml溶媒稀释，否则药物溶解不完全，形成混悬液不能滴注		
K	开普拓	盐酸伊立替康注射液	2ml：40mg				终浓度为0.12~2.8mg/ml		
	科赛斯	注射用醋酸卡泊芬净	50mg；70mg		只可用0.9% NS		终浓度不超过0.5mg/ml		
	可瑞达	帕博利珠单抗注射液	100mg：4ml	帕博利珠单抗的推荐给药方案为2mg/kg剂量，静脉输注30分钟以上，每3周给药一次，直至出现疾病进展或不可接受的毒性	0.9% NS，5% GS		最终浓度范围为1~10mg/ml	静脉输注30分钟以上	

续表

首字母	商品名	通用名	规格	用法用量	溶媒要求	溶媒量	浓度要求	滴注要求	备注
K	克艾力	注射用紫杉醇（白蛋白结合型）	100mg		只可用0.9% NS	每100mg: 20ml 0.9NS	每瓶用0.9%氯化钠注射液20ml分散溶解		
	来可信	注射用盐酸万古霉素	0.5g（50万单位）	成人建议用量0.5万单位/ml，即5mg/ml，给药速度不高于1万单位/分钟，即10mg/min			对某些需要限制液体的患者，可采用最高不超过1万单位/ml，即10mg/ml的浓度	每次静滴应在60分钟以上，过速可导致红人综合征或心搏骤停	
	乐沙定	注射用奥沙利铂	50mg		只可用5% GS		用5%葡萄糖注射液稀释成0.2mg/ml及以上浓度的溶液	必须经过外周或中央静脉输注2~6小时	当奥沙利铂与5-氟尿嘧啶合用时，奥沙利铂应先于5-氟尿嘧啶使用
L	力太	丙氨酰谷氨酰胺注射液	100ml: 20g		必须与可配伍的氨基酸溶液或者含有氨基酸的输液相混合		1体积的本品应与至少5体积的载体溶液混合，混合液中本品的最大浓度不应超过3.5%	本品是一种高浓度溶液，不可直接输注	TNA中丙氨酰谷氨酰胺用量占比≤20%
	立幸	盐酸多柔比星脂质体注射液	10ml: 20mg	本品应为每2~3周静脉内给药20mg/m²，给药间隔不宜少于10天，因为不能排除药物蓄积和毒性增强的可能。患者应持续治疗2~3个月以产生疗效	只可用5% GS		1. 剂量<90mg，用250ml 5%葡萄糖注射液稀释 2. 剂量≥90mg，用500ml 5%葡萄糖注射液稀释	静脉滴注30分钟以上	除5%葡萄糖注射液外的其他稀释剂或任何抑菌剂都可能使本品产生沉淀

续表

首字母	商品名	通用名	规格	用法用量	溶媒要求	溶媒量	浓度要求	滴注要求	备注
L	丽福康	注射用伏立康唑	100mg				最终配成含量为0.5~5mg/ml的伏立康唑溶液		不可用氯化钠注射液稀释,因可产生溶解,可产生沉淀
	两性霉素B	注射用两性霉素B	25mg (2.5万单位)		只可用5% GS		滴注液的药物浓度不超过10mg/100ml	避光缓慢滴注,每次滴注需6小时以上	
	罗氏芬	注射用头孢曲松钠	1g	每天用量不超过4g			1g至少用20ml溶媒溶解		
	马斯平	注射用头孢吡肟	1g				药物浓度不应超过40mg/ml	经约30分钟滴注完毕	
M	美罗华	利妥昔单抗注射液	100mg:10ml		0.9% NS,5% GS		终浓度为1mg/ml		
N	诺维本	重酒石酸长春瑞滨注射液	1ml:10mg		0.9% NS,5% GS	20~50ml	建议本品在20~50ml的0.9%氯化钠注射液或5%葡萄糖注射液中稀释	稀释后于6~10分钟内静脉输入,给药后输入至少250ml等渗溶液冲洗静脉	
	氢化可的松(醇型)注射液	氢化可的松注射液	2ml:10mg				辅料含有50%乙醇,必须用至少25倍体积的溶媒稀释,浓度不超过0.2mg/ml		
Q	庆大霉素注射液	庆大霉素注射液	2ml:8万单位(80mg)				药物浓度不超过0.1%(100mg/100ml)		

续表

首字母	商品名	通用名	规格	用法用量	溶媒要求	溶媒量	浓度要求	滴注要求	备注
R	瑞甘	注射用门冬氨酸鸟氨酸	2.5g	急性肝炎，每天5~10g静脉滴注。慢性肝炎或肝硬化，每天10~20g静脉滴注。病情严重者可酌量增加，但根据目前的临床经验，每天不超过40g为宜	0.9% NS, 5% GS, 10% GS		按照500ml溶液最多只能加入30g门冬氨酸鸟氨酸比例计算		
S	赛德萨	注射用阿糖胞苷	100mg; 500mg				本品配置后的最高浓度为100mg/ml		
	赛美维	注射用更昔洛韦	0.5g				注射输液浓度建议不超过10mg/ml		
	泰阁	注射用替加环素	50mg				最高浓度为1mg/ml		
	泰能	注射用亚胺培南西司他丁钠	亚胺培南500mg和西司他丁500mg	由于本品有高度的抗菌作用，推荐的每天最高总剂量为每天50mg/kg体重或每天4g，并择较低剂量使用			每瓶泰能至少用100ml溶媒稀释，否则药物溶解不完全，形成混悬液不能滴注		
T	泰素	紫杉醇注射液	30mg: 5ml				终浓度为0.3~1.2mg/ml		
	泰索帝	多西他赛注射液	0.5ml: 20mg				最终浓度不超过0.74mg/ml		
	泰欣生	尼妥珠单抗注射液	10ml: 50mg	尚未有每次超过400mg剂量的安全数据	只可用0.9% NS	250ml		静脉输液给药，给药过程应持续60分钟以上	

续表

首字母	商品名	通用名	规格	用法用量	溶媒要求	溶媒量	浓度要求	滴注要求	备注
T	天解	注射用替加环素	50mg				最高浓度应为1mg/ml		
	威凡	注射用伏立康唑	200mg				最终配成含量为0.5~5mg/ml的伏立康唑溶液		
W	维乐福	蔗糖铁注射液	5ml:0.1g	输液时,如果临床需要,给药单剂量可增加到0.35ml本品/kg(体重)(=7mg铁/kg体重),最多不可超过25ml本品(5支),应稀释到500ml 0.9%生理盐水中,每周1次	只可用0.9% NS		每支维乐福(5ml)最多只能用100ml氯化钠稀释,按照5ml加入100ml氯化钠溶液的比例稀释,不得低于此浓度		
	稳可信	注射用盐酸万古霉素	0.5g				0.5g稳可信(1瓶)至少用100ml溶媒稀释	每次静滴应在60分钟以上,过速可导致红人综合征或心搏骤停	
	希舒美	注射用阿奇霉素	0.5g				滴注液浓度不得高于2.0mg/ml	本品的每次滴注时间不少于60分钟	
X	喜滴克	尿多酸肽注射液	100ml	与化疗联合应用,每次300ml,每天1次,干化疗前3~7天开始给药,再与化疗联合治疗2~3周,化疗疗程后结束本品使用的当天停用本品	0.9% NS,5% GS		尿多酸肽注射液或氯化钠注射液或5%葡萄糖注射液,按1:1稀释后静脉滴注	建议采用锁骨下静脉滴注或者使用PICC管,滴速以原药100ml/h为宜	

续表

首字母	商品名	通用名	规格	用法用量	溶媒要求	溶媒量	浓度要求	滴注要求	备注
X	欣坤畅	注射用丙氨酰谷氨酰胺	10g	用注射用水溶解后，至少加入5倍体积的溶媒稀释			稀释后的最大浓度不超过3.5%		
Y	雅博司	门冬氨酸鸟氨酸注射液	5g：10ml	急性肝炎，每天1~2安瓿，静脉滴注。慢性肝炎或肝硬化，每天2~4安瓿，静脉滴注。对于其他情况非医嘱特殊说明，每天用量为不超过4安瓿	0.9% NS、5% GS		按照500ml溶液最多只能加入30g门冬氨酸鸟氨酸比例计算		
	依托泊苷	依托泊苷注射液	100mg：5ml		只可用0.9% NS		最终稀释浓度不超过0.25mg/ml		
	悦康通	银杏叶提取物注射液	5ml				稀释体积比是1：10		
Z	紫杉醇（白蛋白结合型）	注射用紫杉醇（白蛋白结合型）	100mg		只可用0.9% NS	每100mg：20ml 0.9NS	每瓶用0.9%氯化钠注射液20ml分散溶解		

第四节 输液中钾浓度的要求

输液中常用换算关系如下。

A.质量（m）=物质的量（n）×摩尔质量（M），或：

$$物质的量（n）= \frac{质量（m）}{摩尔质量（M）}$$

B.物质的量（n）=微粒个数（N）/阿伏加德罗常数（NA）

括号里的是各个对应符号。

C.当质量单位是g时，摩尔质量单位是g/mol，物质的量单位是mol。

本身含有钾离子的输液，在计算钾浓度时应考虑。各种输液可加入含钾制剂详见表9。

表9 各种输液可加入含钾制剂汇总表

药品商品名	药品通用名	规格（ml）	本身含钾量（换算成10%氯化钾ml数）	可加入10%氯化钾（ml数）	可加入门冬氨酸钾（ml数）
卡文	脂肪乳氨基酸（17）葡萄糖（11%）注射液	1440	18	25.2	33.7
		1920	24	33.6	45.0
卡全	脂肪乳氨基酸（17）葡萄糖（19%）注射液	1026	18	12.7	17.1
田力	转化糖电解质注射液	250	4.6	2.8	3.8
新海能	混合糖电解质注射液	500	7.4	7.5	10.1
乐加	钠钾镁钙葡萄糖注射液	500	1.5	13.5	18.0
乳酸钠林格液	乳酸钠林格注射液	500	1.5	13.5	18.0
林格液	复方氯化钠注射液	500	1.5	13.5	18.0
NS/GS/GNS	氯化钠/葡萄糖/葡萄糖氯化钠注射液	100	0	3.0	4.0
NS/GS/GNS	氯化钠/葡萄糖/葡萄糖氯化钠注射液	250	0	7.5	10.0
NS/GS/GNS	氯化钠/葡萄糖/葡萄糖氯化钠注射液	500	0	15.0	20.1
NS/GS/GNS	氯化钠/葡萄糖/葡萄糖氯化钠注射液	1000	0	30.0	40.2

第五节　溶媒选择要求

表10　只可用氯化钠注射液（NS）做溶媒的药物汇总表

首字母	商品名	通用名	说明
A	艾速平	注射用艾司奥美拉唑钠	本品只能溶于0.9%氯化钠注射液中供静脉使用
	爱必妥	西妥昔单抗注射液	西妥昔单抗可通过输液泵、重力滴注或注射器泵给药，必须使用单独的输液管。滴注快结束时必须使用0.9%的无菌氯化钠溶液冲洗输液管。不得将西妥昔单抗与"操作指南"中未提到的其他静脉医用制剂混合，必须使用单独的输液管
	安维汀	贝伐珠单抗注射液	不能将贝伐珠单抗输注液与右旋糖或葡萄糖溶液同时混合给药
	奥先达	注射用奈达铂	本品只作静脉滴注，应避免漏于血管外。本品配制时，不可与其他抗肿瘤药混合滴注，也不宜使用氨基酸输液、pH 5以下的酸性输液（如电解质补液、5%葡萄糖输液或葡萄糖氯化钠输液等）。本品忌与含铝器皿接触，本品在存放及滴注时应避免直接日光照射
B	必存	依达拉奉注射液	本品原则上必须用NS稀释（与各种含有糖分的输液混合时，可使依达拉奉的浓度降低）
H	赫赛汀	注射用曲妥珠单抗	用250ml 0.9%氯化钠注射液稀释，不可使用5%葡萄糖注射液（因其可使蛋白聚集）
J	健择	注射用盐酸吉西他滨	浓度为0.9%的氯化钠注射液（不含防腐剂）是唯一被允许用于重新溶解吉西他滨无菌粉末的溶液。根据药物的溶解性，重新溶解后吉西他滨浓度不应超过40mg/ml。如果重新溶解溶液浓度大于40mg/ml，可能会导致药物溶解不完全，应避免
	捷佰立	注射用培美曲塞二钠	培美曲塞只建议用0.9%的氯化钠注射液（不含防腐剂）溶解稀释。培美曲塞不能溶于含有钙的稀释剂，包括林格乳酸盐注射液和林格注射液
K	科赛斯	注射用醋酸卡泊芬净	溶于0.9%氯化钠注射液
	克艾力	注射用紫杉醇（白蛋白结合型）	每瓶（100mg）用20ml NS溶解稀释

续表

首字母	商品名	通用名	说明
L	兰索拉唑	注射用兰索拉唑	本品仅用于静脉滴注，溶解后应尽快使用，勿保存，避免与0.9%氯化钠注射液以外的液体和其他药物混合静滴。只可用0.9%氯化钠注射液溶解
	力比泰	注射用培美曲塞二钠	本品只建议用0.9%的氯化钠注射液（不含防腐剂）再溶解和进一步稀释至静脉滴注溶液。本品不能溶于含有钙的稀释剂，包括美国药典林格乳酸盐注射液和美国药典林格注射液。其他稀释液和其他药物与本品能否混合尚未研究，因此不推荐使用
	硫辛酸注射液	硫辛酸注射液	配好的输液，用铝箔纸包裹避光，6小时内保持稳定。本品不能与葡萄糖溶液、林格溶液及所有可能与硫基或二硫键起反应的溶液配伍使用
	鲁贝	注射用奈达铂	本品配制时，不可与其他抗肿瘤药混合滴注，也不宜使用氨基酸输液、pH 5以下的酸性输液（如电解质补液、5%葡萄糖输液或葡萄糖氯化钠输液等）。本品忌与含铝器皿接触。本品在存放及滴注时应避免直接日光照射
N	耐信	注射用艾司奥美拉唑钠	配制溶液的降解对pH的依赖性很强，因此药品必须按照使用指导应用。本品只能溶于0.9%氯化钠中供静脉使用。配制的溶液不应与其他药物混合或在同一输液装置中合用
S	赛珍	注射用培美曲塞二钠	培美曲塞溶液配好后，应用0.9%氯化钠注射液稀释至100ml，静脉滴注超过10分钟。培美曲塞不能溶于含有钙的稀释剂，包括美国药典林格乳酸盐注射液和《美国药典》林格注射液。其他稀释液和其他药物与培美曲塞能否混合尚未确定，因此不推荐使用
T	泰欣生	尼妥珠单抗注射液	将尼妥珠单抗注射液稀释到250ml NS中，静脉输液给药，给药过程应持续60分钟以上
W	维乐福	蔗糖铁注射液	本品只能与NS混合使用。本品不能与其他的治疗药品混合使用
Y	依达拉奉	依达拉奉注射液	本品原则上必须用NS稀释（与各种含有糖分的输液混合时，可使依达拉奉的浓度降低）。不可和高能量输液、氨基酸制剂混合或由同一通道静滴（混合后可致依达拉奉的浓度降低）
	依托泊苷	依托泊苷注射液	静脉滴注，将本品需用量用氯化钠注射液稀释，浓度每1ml不超过0.25 mg，静脉滴注时间不少于30分钟

首字母	商品名	通用名	说明
Z	紫杉醇（白蛋白结合型）	注射用紫杉醇（白蛋白结合型）	每瓶（100mg）用 0.9％氯化钠注射液 20ml 分散溶解

表11 只可用葡萄糖（GS）做溶媒的药物汇总表

药品商品名	药品通用名	说明
奥铂	注射用奥沙利铂	用 5％葡萄糖稀释成 0.2mg/ml 及以上浓度的溶液
吡柔比星	注射用吡柔比星	用 5％葡萄糖注射液或注射用水溶解本品，以免 pH 的原因影响效价或混浊。溶解后药液，即时用完，室温下放置不得超过 6 小时
多美素	盐酸多柔比星脂质体注射液	剂量 <90mg，本品用 250ml 5％葡萄糖注射液稀释；剂量 ≥ 90mg，本品用 500ml 5％葡萄糖注射液稀释。除 5％葡萄糖注射液外的其他稀释剂或任何抑菌剂都可能使本品产生沉淀
多烯磷脂酰胆碱注射液	多烯磷脂酰胆碱注射液	
乐沙定	注射用奥沙利铂	用 5％葡萄糖稀释成 0.2mg/ml 及以上浓度的溶液
里葆多	盐酸多柔比星脂质体注射液	剂量 <90mg，本品用 250ml 5％葡萄糖注射液稀释；剂量 ≥ 90mg，本品用 500ml 5％葡萄糖注射液稀释
力扑素	注射用紫杉醇脂质体	本品只用 5％葡萄糖注射液溶解和稀释，不可用 NS 或其他溶液溶解、稀释，以免发生脂质体聚集。本品溶于 5％葡萄糖注射液后，在室温（25 ℃）和室内灯光下 24 小时内稳定
立幸	盐酸多柔比星脂质体注射液	剂量 <90mg，本品用 250ml 5％葡萄糖注射液稀释；剂量 ≥ 90mg，本品用 500ml 5％葡萄糖注射液稀释
两性霉素 B	注射用两性霉素 B	用 5％葡萄糖注射液稀释（不可用氯化钠注射液，因可产生沉淀），滴注液的药物浓度不超过 10 mg/100 ml，避光缓慢静滴，每次滴注时间需 6 小时以上，稀释用葡萄糖注射液的 pH 应在 4.2 以上
依比路	注射用吡柔比星	用 5％葡萄糖注射液或注射用水溶解本品，以免 pH 的原因影响效价或混浊。溶解后药液，即时用完，室温下放置不得超过 6 小时
易善复	多烯磷脂酰胆碱注射液	

表12 对复溶溶媒有特殊要求的药物汇总表

商品名	通用名	规格	复溶说明	调配要求	滴注要求	成品输液稳定性	厂家
艾瑞卡	注射用卡瑞利珠单抗	200mg	每瓶注射用卡瑞利珠单抗应采用5ml灭菌注射用水复溶	复溶时应避免直接将灭菌注射用水滴撒于药粉表面，而应将其沿瓶壁缓慢加入，并缓慢消退，旋使其溶解，静置至泡沫消退，切勿剧烈振荡西林瓶。复溶后药液应为无色或微黄色液体。如观察到可见微黄色颗粒，应丢弃药瓶。抽取5ml复溶后药液移到含有100ml 葡萄糖注射液(5%)或氯化钠注射液(0.9%)的输液袋中	1. 经由内置或外加一个结合的0.2μm过滤器的输液管进行静脉输注 2. 如稀释后药液在冷藏条件下贮存，使用前应恢复至室温。本品不得由同一输液器与其他药物同时给药	本品从冰箱取出后应立即复溶和稀释。稀释后药液至室温条件下，贮存不超过6小时（包含复溶时间）；在冷藏(2~8℃)条件下，贮存不超过24小时	苏州盛迪亚生物医药有限公司
晴唯可	注射用地西他滨	10mg	本品应当在无菌条件下用10ml灭菌注射用水重溶	重溶后溶液应立即再用0.9%氯化钠注射液、5%葡萄糖注射液、乳酸林格注射液进一步稀释成终浓度为0.1~1.0mg/ml的溶液中		贮存在2~8℃，最多不超过7小时	正大天晴药业集团股份有限公司
赫赛莱	注射用恩曲妥珠单抗	100mg/瓶; 160mg/瓶	使用无菌注射器，将5ml无菌注射用水缓慢注入100mg的赫赛莱西林瓶中，或将8ml无菌注射用水注入160mg的赫赛莱西林瓶中	轻轻旋转赫赛莱西林瓶直至完全溶解，切勿用力甩动	1. 如果使用0.9%氯化钠进行输注，则需要0.2或0.22μm的管内聚醚砜(PES)滤器 2. 起始剂量采用90分钟静脉输注，后续剂量可采用30分钟输注	一旦做好输注准备，则应立即给药。如果不立即使用，输注液可在2~8℃的冰箱中贮藏长达24小时。贮藏期间切勿冷冻或甩动输注液	Roche Pharma (Schweiz) AG

续表

商品名	通用名	规格	复溶说明	调配要求	滴注要求	成品输液稳定性	厂家
思福妥	注射用头孢他啶阿维巴坦钠	2.5g[本品为复方制剂，其组分为头孢他啶五水合物（相当于头孢他啶 $C_{22}H_{22}N_6O_5S_2$ 2.0g）和阿维巴坦钠（相当于阿维巴坦 $C_7H_{11}N_3O_6S$ 0.5g）]	1.本品必须用注射用水复溶，复溶后的浓缩溶液应立即稀释使用。2.每瓶（2.5g）用10ml无菌注射用水复溶	1.将注射器针头插入小瓶，并注射10ml无菌注射用水 2.抽出针头，并摇晃小瓶直至溶液澄清。3.在药品溶解前不要将针头插入小瓶以释放内部压力后再将针头插入小瓶直至溶液放气。溶解 4.立即将所配溶液（约12.0ml）全部转移至输液袋中。根据头孢他啶和阿维巴坦的含量分别为167.3mg/ml 和 41.8mg/ml，将适当体积的溶液转移至输液袋中可获得所求得低的剂量。6.0ml或4.5ml溶液可分别求得1.25g(1g/0.25g)或0.94g(0.75g/0.19g)的剂量注：为了保持药物的无菌性，药物溶解前不要将放气针插进瓶内，装有头孢他啶/阿维巴坦粉末的小瓶应用10ml无菌注射用水复溶，然后摇晃直至内容物溶解。开始复溶至无菌注射液配制完成之间的总时间间隔不应超过30分钟	静脉输注120分钟，输液体积为100ml	稀释后：使用中稳定性数据已证实在2~8℃中24小时，及在25℃以下12小时内的化学和物理稳定性。	Glaxo Smth Kline Manufacturing S.p.A
达卡巴嗪	注射用达卡巴嗪	100mg	用10~15ml 0.9%氯化钠注射液复溶，再转移到5%葡萄糖注射液250~500ml稀释		静脉滴注速度不宜太快	因本品对光和热极不稳定，遇光或遇热易变红，在水中不稳定，溶置后溶液变浅红色。需临时配制，溶解后立即注射并尽量避光	国药一心制药有限公司

说明：为保证操作流程准确，要求病区把复溶溶媒一起开到到输液医嘱里面。

第六节 药物配伍

药物配伍是在药物制造或临床用药过程中，将两种或两种以上药物混合在一起。在配伍时，若发生不利于质量或治疗的变化则称为配伍禁忌。配伍禁忌分为物理性、化学性和药理性三类。

一、配伍禁忌分类

1.物理性：物理性配伍禁忌是某些药物配合在一起会发生物理变化，即改变了原先药物的溶解度、外观形状等物理性状，给药物的应用造成了困难。物理性配伍禁忌常见的外观有4种，即分离、沉淀、潮解、液化。

（1）分离：常于水溶剂与油溶剂两种液体物质配合时出现，是由于两种溶剂比重不同而出现配伍时分层的现象，因此，在临床配伍用药时，应该注意药物的溶解特点，避免水溶剂与油溶剂的配伍。

（2）沉淀：常见于溶剂的改变与溶质的增多，如樟脑乙醇溶液和水混合，由于溶剂的改变，而使樟脑析出发生沉淀；又如，许多物质在超饱和状态下，溶质析出产生沉淀，这种现象既影响药物的剂量又影响药物的应用。

（3）潮解：含结晶水的药物，由于条件的改变使其中的结晶水被析出，而使固体药物变成半固体或成糊状，如碳酸钠与醋酸铅共同研磨，即发生此种变化。

（4）液化：两种固体物质混合时，由于熔点的降低而使固体药物变成液体状态，如将水含氯醛（熔点57℃）与樟脑（熔点171~176℃）等份共研时，形成了熔点低的热合物（熔点为-60℃），即产生此种现象。

2.化学性：化学性配伍禁忌即某些药物配合在一起会发生化学反应，不但改变了药物的性状，更重要的是使药物减效、失效或毒性增强，甚至引起燃烧或爆炸等。化学性配伍禁忌常见的外观现象有变色、产气、沉淀、水解、燃烧或爆炸等。

（1）变色：主要由于药物间发生化学变化或受光、空气影响而引起。变色可影响药效，甚至完全失效。易引起变色的药物有碱类、亚硝酸盐类和高铁盐类。如碱类药物可使芦荟产生绿色或红色荧光，使大黄变成深红色；碘及其制剂与鞣酸配合会发生脱色，与淀粉类药物配合则呈蓝色；高铁盐可使鞣酸变成蓝色。

（2）产气：指在配制过程中或配制后放出气体，产生的气体可冲开瓶塞使药物喷出、药效发生改变，甚至发生容器爆炸等。如碳酸氢钠与稀盐酸配伍，就会发生中和反应产生二氧化碳气体。

（3）沉淀：指由两种或两种以上药物溶液配伍时，产生一种或多种不溶性溶质。如氯化钙与碳酸氢钠溶液配伍，则形成难溶性碳酸钙而出现沉淀；

弱酸强碱与水杨酸钠溶液、磺胺嘧啶钠溶液等与盐酸配伍，则生成难溶于水的水杨酸和磺胺嘧啶而产生沉淀；如生物碱类的水溶液遇碱性药物、鞣酸类、重金属、磺化物与溴化物，也可产生沉淀等。

（4）水解：某些药物在水溶液中容易发生水解而失效。如青霉素在水中易水解为青霉二酸，其药效丧失。

（5）燃烧或爆炸：多由强氧化剂与强还原剂配伍所引起。如高锰酸钾与甘油、粮与氧化剂、甘油和硝酸混合或一起研磨时，均易发生不同程度的燃烧或爆炸。常用的强氧化剂有高锰酸钾、过氧化氢、漂白粉、氯化钾、浓硫酸、浓硝酸等；常用的还原剂有各种有机物、活性炭、硫化物、碘化物、磷、甘油、蔗糖等。

3.药理性：药理性配伍禁忌即两种或两种以上药物互相配伍后，由于药理作用相反，使药效降低，甚至抵消的现象。属于本类配伍禁忌的药物很多，如中枢神经兴奋药与中枢神经抑制药、氧化剂与还原剂、泻药与止泻药、胆碱药与抗胆碱药等。因此，只有正确掌握药物的药理作用，才能在临床用药时避免配伍禁忌的发生。另外，必须了解，本类药配伍禁忌也是根据临床用药的情况出现的，有时会出现转化，它们在发挥其防治作用时是配伍禁忌，而当某一药物中毒时应用药理作用相反的药物进行解救，即不属于配伍禁忌。

二、配伍禁忌表

表 13　常见配伍禁忌表

首字母	药物 A	药物 B	配伍结果	配伍说明	配伍信息	参考文献
A	阿拓莫兰（还原型谷胱甘肽）	维生素 K_3	忌配			唐镜波 .452 种注射剂安全应用与配伍（7 版）[M]. 郑州：河南科学技术出版社，2014
		维生素 B_{12}	忌配			唐镜波 .452 种注射剂安全应用与配伍（7 版）[M]. 郑州：河南科学技术出版社，2014
F	酚磺乙胺	氨基己酸	忌配		因为引起中毒	酚磺乙胺注射液说明书（国药集团容生制药有限公司）

续表

首字母	药物A	药物B	配伍结果	配伍说明	配伍信息	参考文献
G	果糖	氨基己酸	忌配	两药在体外配伍时不稳定，容易产生沉淀或发生理化性质改变，不推荐配伍	配伍结论：果糖不宜与氨基己酸配伍	果糖注射液说明书（四川科伦药业股份有限公司）
		硫辛酸	忌配	两药在体外配伍时可产生沉淀或药品理化性质发生改变，禁止配伍	配伍结论：硫辛酸与糖分子（如果糖）可形成难溶性复合物	硫辛酸注射液说明书（Hameln Pharmaceuticals GmbH）
P	葡萄糖酸钙	硫酸镁	忌配	葡萄糖酸钙禁与氧化剂、枸橼酸盐、可溶性碳酸盐、磷酸盐及硫酸盐配伍	配伍结论：葡萄糖酸钙禁与硫酸镁配伍	1.硫酸镁注射液说明书（国药集团容生制药有限公司）2.葡萄糖酸钙注射液说明书（河北天成药业股份有限公司）
	普通胰岛素	前列地尔	忌配	两药在体外配伍时可产生沉淀或药品理化性质发生改变，禁止配伍	配伍结论：虽然临床上有前列地尔与胰岛素联合用药的案例，但不建议两药配伍使用。前列地尔注射液制剂不能与输液以外的药品相混合使用	1.注射用前列地尔说明书（亚宝药业集团股份有限公司）2.陈亘卓，朱志良.胰岛素泵强化治疗结合前列地尔治疗糖尿病肾病的临床观察[J].中国社区医师（医学专业）.2011（36）
W	维生素C	安达美	忌配		不宜与碱性药物（如氨茶碱、碳酸氢钠、谷氨酸钠等）、核黄素、三氯叔丁醇、铜离子、铁离子（微量）的溶液配伍，以免影响疗效	维生素C注射液说明书（广州白云山天心制药股份有限公司）

续表

首字母	药物A	药物B	配伍结果	配伍说明	配伍信息	参考文献
W	维生素C	胞磷胆碱	忌配	两药在体外配伍时不稳定,容易产生沉淀或发生理化性质改变,不推荐配伍	配伍结论:胞磷胆碱与维生素C混合后出现混浊、沉淀、产气、变色或药物分解,不可在同一容器中混合给药	唐镜波.452种注射剂安全应用与配伍.(7版)[M].郑州:河南科学技术出版社,2014
		精氨酸	忌配	两药在体外配伍时不稳定,容易产生沉淀或发生理化性质改变,不推荐配伍	配伍结论:精氨酸与维生素C混合后出现混浊、沉淀、产气、变色或药物分解,不可在同一容器中混合给药	1.唐镜波.452种注射剂安全应用与配伍.(7版)[M].郑州:河南科学技术出版社,2014 2.沈建平,宗希乙.432种静脉注射剂配伍指南.(4版)[M].北京:人民军医出版社,2011 3.张石革,崔嵘.459种中西药注射剂配伍变化及临床应用检索表[M].北京:北京科学技术出版社,2010
		维生素K	忌配	两药在体外配伍时可产生沉淀或药品理化性质发生改变,禁止配伍	配伍结论:维生素C与维生素K_3配伍,因后者有氧化性,可产生氧化还原反应,使两者疗效减弱或消失	维生素C注射液说明书(广州白云山天心制药股份有限公司)

第七节 超说明书用药处理

药品原则上应严格按照说明书的用法用量要求使用,但由于说明书更新的延迟和临床特殊使用的需要，药品使用过程中避免不了超说明书使用的情况，这些超说明书用药原则上也都需要相关使用科室写申请备案。遇到药品超说明书使用的医嘱，首先，审方药师及时跟病区沟通，以确认确实是临床特殊使用需要而非开错医嘱；然后，医嘱审核小组会进行讨论并查阅相关资料文献，以知晓超说明书用药是否有据可依；最终，根据实际情况让主管医生对医嘱进行重签名，保存干预数据后再给予审核通过。

（廖定钦 何小敏）

下篇 临床常用静脉用药速查 →

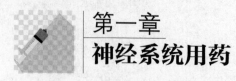

第一章
神经系统用药

第一节　抗癫痫药

注射用丙戊酸钠

【商品名】德巴金

【规格】0.4g

【适应证】用于治疗癫痫。

【给药途径】静脉滴注、静脉注射，不可肌内注射。

【用法用量】

1.用于临时替代时（例如等待手术时）：静脉注射剂按照之前接受的治疗剂量（通常平均剂量每天20~30mg/kg），末次口服给药4~6小时后静脉给药。或持续静脉滴注24小时。或每天分4次静脉滴注，每次时间需约1小时。

2.需要快速达到有效血药浓度并维持时：以15mg/kg剂量缓慢静脉推注，持续至少5分钟；然后以每小时1mg/kg的速度静滴，使血浆丙戊酸浓度达到75mg/L，并根据临床情况调整静滴速度。

3.一旦停止静滴，需要立刻口服给药，以补充有效成分。口服剂量可以用以前的剂量或调整后的剂量。或遵医嘱。

【禁忌】以下情况禁用本品。

1.对丙戊酸钠或本品中任何成分过敏者禁用。

2.急、慢性肝炎；个人或家族有严重肝炎史，尤其是与药物有关的严重肝炎史患者禁用。

3.肝卟啉病患者禁用。

4.禁忌合用甲氟喹。

【用量要求】最大剂量范围内（通常平均剂量每天20~30mg/kg）每天分4次静脉滴注。

【溶媒要求】0.9%氯化钠注射液、5%或10%葡萄糖注射液、乳酸林格注射液。

【配伍禁忌】依达拉奉。

【调配方法】将本药注射液溶于至少50ml稀释液即可配制本药静脉滴注液。

【成品输液】

颜色性状：无色、澄明溶液。

保存环境及稳定性：溶解后应在24小时内用完。

【滴注要求】每次时间需约1小时。

【药物相互作用】

1.本药有引起自杀想法和行为的风险，应监测患者是否存在相关征兆。

2.本药与圣约翰草提取物禁止合用。

3.本药可引起嗜睡（尤其与其他抗癫痫药、苯二氮䓬类药合用时），可能影响驾驶和机械操作。

4.本药停药时应逐渐减量，以防止癫痫复发。

5.育龄妇女用药期间应采取有效的避孕措施。

【生产企业】Sanofi-aventis S.p.A

【说明书修改日期】2017年05月05日

（陈雄斌 杨林青 廖定钦）

第二节 抗脑水肿及降颅压药

注射用尤瑞克林

【商品名】凯力康

【规格】0.15PNA单位/瓶

【适应证】轻-中度急性血栓性脑梗死。

【给药途径】静脉滴注。

【用法用量】应在起病48小时内开始用药。每次0.15PNA单位，溶于100ml氯化钠注射液中，静脉滴注时间不少于50分钟，可根据患者情况增加溶媒和（或）减慢滴速，每天一次，3周为一疗程。

【禁忌】脑出血及其他出血性疾病的急性期禁用。

【溶媒要求】氯化钠注射液。

【成品输液】

颜色性状：无色、无泡沫澄明溶液。

保存环境及稳定性：暂无资料。

【滴注要求】静脉滴注时间不少于50分钟。

【药物相互作用】

1.尤瑞克林与血管紧张素转化酶抑制剂（ACEI）类药物有协同降血压作用，合并用药可能导致血压急剧下降。

2.尤瑞克林与其他降压药物无协同降压作用。

【生产企业】广东天普生化医药股份有限公司

【说明书修改日期】2013年05月29日

（邓锐敏　廖定钦）

第三节　脑代谢功能促进剂

注射用脑蛋白水解物

【商品名】亿真慷

【规格】60mg

【适应证】用于颅脑外伤、脑血管病后遗症伴有记忆减退及注意力集中障碍的症状改善。

【给药途径】静脉滴注、皮下注射、肌内注射。

【用法用量】每一疗程最好连续给药，参考患者年龄、病情以决定疗程长短及剂量。

一般使用60~180mg（以总氮计）稀释于250ml 0.9％氯化钠注射液中缓慢滴注，每天1次，60~120分钟滴完，可连续使用10~14天为一个疗程。或遵医嘱。

【禁忌】以下情况禁用本品。

1.对本药任一成分过敏者。

2.癫痫持续状态。

3.癫痫大发作，此时用药可能增加发作频率。

4.严重肾功能不全者。

5.妊娠期妇女与哺乳期妇女。

【溶媒要求】0.9％氯化钠注射液。

【成品输液】

颜色性状：无色、澄明、易起泡溶液。

保存环境及稳定性：暂无资料。

【滴注要求】60~120分钟内滴完。

【药物相互作用】

1.注射用脑蛋白水解物不能与氨基酸注射液在同一瓶中输注，当同时应用氨基酸输液时，应注意可能出现氨基酸不平衡。

2.同用抗抑郁药治疗时可发生不良的相互作用，导致不适当的精神紧张。

此时建议减少抗抑郁药剂量。

3.与单胺氧化酶抑制剂有相加作用，应避免合用。

【生产企业】哈尔滨三联药业股份有限公司

【说明书修改日期】2007年03月01日

（黄淑仪　陈雄斌　廖定钦）

注射用小牛去蛋白提取物

【商品名】新欧瑞

【规格】200mg

【适应证】用于改善脑供血不足，颅脑外伤引起的神经功能缺损。

【给药途径】静脉滴注。

【用法用量】脑中风及脑外伤：一次0.8~1.2g总固体量溶于250ml 5%葡萄糖注射液或0.9%氯化钠注射液中，静脉缓慢滴注，每天1次，两周为一个疗程。

【禁忌】严重肾功能障碍者及其对同类药品过敏者禁用。

【溶媒要求】0.9%氯化钠注射液、5%葡萄糖注射液。

【成品输液】

颜色性状：微黄色澄明溶液。

保存环境及稳定性：暂无资料。

【滴注要求】滴注速度小于2ml/min。

【药物相互作用】未进行该项实验且无可靠参考文献。

【生产企业】黑龙江江世药业有限公司

【说明书修改日期】2014年01月13日

（余欣欣　吴　茹　廖定钦）

第四节　脑功能改善药（促智药）与抗记忆障碍药

奥拉西坦注射液

【商品名】欧兰同

【规格】5ml：1g

【适应证】用于脑损伤及其引起的神经功能缺失、记忆与智能障碍等症的治疗。

【给药途径】静脉滴注。

【用法用量】每天一次，每次4~6g，用前加入到5%葡萄糖注射液或0.9%氯化钠注射液100~250ml中，摇匀后静脉滴注，可酌情增减用量，用药疗程为2~3周。

【禁忌】以下情况禁用本品。

1.对本药过敏者。

2.严重肾功能损害者。

3.哺乳期、妊娠期妇女。

【用量要求】国外上市奥拉西坦注射液的用量范围是2~8g，但国内尚无低于4g、高于6g的用药经验。

【溶媒要求】0.9%氯化钠注射液、5%葡萄糖注射液。

【成品输液】

颜色性状：无色、透明、澄清溶液。

保存环境及稳定性：暂无资料。

【生产企业】哈尔滨三联药业股份有限公司

【说明书修改日期】2015年01月11日

（杨舒韵　张俊鹏　廖定钦）

胞磷胆碱钠注射液

【规格】2ml：0.25g

【适应证】急性颅脑外伤及脑手术后的意识障碍。

【给药途径】静脉滴注、静脉注射、肌内注射。

【用法用量】

1.静脉滴注：一日0.25~0.5g，每天1次，用5%或10%葡萄糖注射液稀释后缓缓滴注，5~10天为一个疗程。

2.静脉注射：每次0.1~0.2g。

3.肌内注射：一日0.1~0.3g，分1~2次注射。

【禁忌】对本品过敏者禁用。

【溶媒要求】0.9%氯化钠注射液、5%葡萄糖注射液、10%葡萄糖注射液。

【成品输液】

颜色性状：无色、澄明溶液。

保存环境及稳定性：暂无资料。

【滴注要求】缓慢滴注。

【药物相互作用】本品用于震颤麻痹患者时，不宜与左旋多巴合用，否则可引起肌僵直恶化。

【生产企业】华润双鹤利民药业（济南）有限公司

【说明书修改日期】2018年08月21日

（陈雄斌　杨林青　廖定钦）

单唾液酸四己糖神经节苷脂钠盐注射液

【商品名】申捷

【规格】2ml：20mg

【适应证】

1.血管性或外伤性中枢神经系统损伤。

2.帕金森病。

【给药途径】皮下注射、肌内注射、缓慢静脉滴注。

【用法用量】

1.每天20~40mg，遵医嘱一次或分次肌内注射或缓慢静脉滴注。

2.在病变急性期：每天100mg，静脉滴注；2~3周后改为维持量，每天20~40mg。

3.对帕金森病：首剂量500~1000mg，静脉滴注；第2天起每天200mg，皮下注射、肌内注射或静脉滴注。一般用至18周。

【禁忌】以下情况禁用本品。

1.对单唾液酸四己糖神经节苷脂钠过敏或其辅料过敏者。

2.遗传性糖脂代谢异常（神经节苷脂累积病，如家族性黑蒙性痴呆、视网膜变性病）患者。

3.急性炎症性脱髓鞘性多发性神经病（又称吉兰-巴雷综合征）患者。

【溶媒要求】0.9%氯化钠注射液、5%葡萄糖注射液。

【成品输液】

颜色性状：无色、透明、澄清、不易起泡溶液。

保存环境及稳定性：暂无资料。

【滴注要求】为减少不良反应，输液过程中应尽量减慢滴速。

【生产企业】齐鲁制药有限公司

【说明书修改日期】2017年01月07日

（曾康婵　邓锐敏　廖定钦）

马来酸桂哌齐特注射液

【商品名】安捷利

【规格】10ml：320mg

【适应证】

1.脑血管疾病：脑动脉硬化、一过性脑缺血发作、脑血栓形成、脑栓塞、脑出血后遗症和脑外伤后遗症。

2.心血管疾病：冠心病、心绞痛，如用于治疗心肌梗死，应配合有关药物综合治疗。

3.外周血管疾病：下肢动脉粥样硬化病、血栓闭塞性脉管炎、动脉炎、雷诺病等。

【给药途径】静脉滴注。

【用法用量】一次1支，溶于500ml 10％葡萄糖注射液或0.9％氯化钠注射液中，静脉滴注，速度为100ml/h；一日1次。

【禁忌】以下情况禁用本品。

1.脑内出血后止血不完全者（止血困难者）。

2.白细胞减少者。

3.服用本品造成白细胞减少史的患者。

4.对本品过敏者。

【溶媒要求】5％葡萄糖注射液、0.9％氯化钠注射液。

【成品输液】

颜色性状：无色、澄明、不易起泡溶液

保存环境及稳定性：暂无资料。

【滴注要求】速度为100ml/h。

【生产企业】北京四环制药有限公司

【说明书修改日期】2016年03月22日

（廖定钦　杨林青）

脑苷肌肽注射液

【规格】2ml

【适应证】

1.用于治疗脑卒中、老年性痴呆、新生儿缺氧缺血性脑病、颅脑损伤、脊髓损伤及其他原因引起的中枢神经损伤。

2.用于治疗创伤性周围神经损伤、糖尿病周围神经病变、压迫性神经病变等周围神经损伤。

【给药途径】肌内注射、静脉滴注。

【用法用量】

1.成人患者

（1）肌内注射：一次2~4ml，一日2次。或遵医嘱。

（2）静脉滴注：一次5~20ml，一日1次，2周为一疗程。

2.儿童患者

（1）肌内注射：儿童按体重一次0.04~0.08ml/kg，一日2次。或遵医嘱。

（2）静脉滴注：儿童按体重一次0.1~0.4ml/kg，加入0.9%氯化钠注射液或5%葡萄糖注射液250ml中，缓慢滴注，一日1次，两周为一疗程。或遵医嘱。

【禁忌】以下情况禁用本品。

1.对本药过敏者。

2.神经节苷脂累积病（如家族性黑蒙性痴呆）患者。

3.接受本品治疗的妇女不应哺乳。

【溶媒要求】0.9%氯化钠注射液、5%葡萄糖注射液。

【配伍禁忌】不宜与平衡氨基酸注射液同用。

【成品输液】

颜色性状：澄明或微黄透明液体。

保存环境及稳定性：暂无资料。

【滴注要求】缓慢滴注。

【药物相互作用】不宜与平衡氨基酸输液同用。

【生产企业】吉林四环制药有限公司

【说明书修改日期】2018年07月03日

（杨舒韵　张俊鹏　廖定钦）

注射用奥拉西坦

【商品名】欧来宁

【规格】1g

【适应证】用于脑损伤及其引起的神经功能缺失、记忆与智能障碍等症的治疗。

【给药途径】静脉滴注。

【用法用量】静脉滴注。每天1次，每次4~6g，用前溶入5%葡萄糖注射液或0.9%氯化钠注射液100~250ml中，摇匀后静脉滴注。可酌情增减用量。用药疗程为2~3周。

【禁忌】以下情况禁用本品。

1.对本药过敏者。

2.严重肾功能损害者。

3.哺乳期、妊娠期妇女。

【用量要求】国外上市奥拉西坦注射液的用量范围是2~8g，但国内尚无低于4g、高于6g的用药经验。

【溶媒要求】0.9%氯化钠注射液、5%葡萄糖注射液。

【成品输液】

颜色性状：无色、透明、澄清溶液。

保存环境及稳定性：暂无资料。

【生产企业】石药集团欧意药业有限公司

【说明书修改日期】2018年04月13日

（杨舒韵　张俊鹏　廖定钦）

第五节　脑血管病治疗药

一、脑血管舒张药

前列地尔注射液

【商品名】碧凯晴

【规格】2ml：10μg

【适应证】

1.治疗慢性动脉闭塞症（血栓闭塞性脉管炎、闭塞性动脉硬化症等）引起的四肢溃疡及微小血管循环障碍引起的四肢静息疼痛，改善心脑血管微循环障碍。

2.脏器移植术后抗栓治疗，用以抑制移植后血管内的血栓形成。

3.动脉导管依赖性先天性心脏病，用以缓解低氧血症，保持导管血流以等待时机手术治疗。

4.用于慢性肝炎的辅助治疗。

【给药途径】静脉滴注。

【用法用量】成人一日1次，1~2ml（前列地尔5~10μg）加10ml 0.9%氯化钠注射液（或5%的葡萄糖注射液）缓慢静注。

【禁忌】以下情况禁用本品。

1.严重心衰（心功能不全）患者禁用。

2.妊娠或可能妊娠的妇女禁用。

3.既往对本制剂有过敏史的患者禁用。

【用量要求】成人一日1次。

【溶媒要求】0.9%氯化钠注射液、5%葡萄糖注射液。

【配伍禁忌】林格液、乳酸钠林格液、普通胰岛素。

【成品输液】

颜色性状：乳白色、无泡沫乳状液体。

保存环境及稳定性：本制剂与输液混合后在2小时内使用。残液不能再使用。

【滴注要求】小儿先天性心脏病患者用药，推荐输注速度为每分钟5ng/kg。

【药物相互作用】避免与血浆增溶剂（右旋糖酐、明胶制剂等）混合。

【生产企业】海南碧凯药业有限公司

【说明书修改日期】2014年02月20日

（吴　茹　杨舒韵　廖定钦）

盐酸法舒地尔注射液

【商品名】川威

【规格】2ml：30mg

【适应证】改善和预防蛛网膜下腔出血术后的脑血管痉挛及引起的脑缺血症状。

【给药途径】仅静脉滴注。

【用法用量】

1.成人一日2~3次，每次30mg，以50~100ml的0.9%氯化钠注射液或葡萄糖注射液稀释后静脉点滴，每次静滴时间为30分钟。

2.本品给药应在蛛网膜下腔出血术后早期开始，连用2周。

3.本品的用药时间为2周，不可长期使用。

【禁忌】以下患者禁用本品。

1.出血患者：颅内出血。

2.可能发生颅内出血的患者：术中对出血的动脉瘤未能进行充分止血处置的患者。

3.低血压患者。

【溶媒要求】0.9%氯化钠注射液、5%葡萄糖注射液。

【配伍禁忌】脑蛋白水解物、头孢曲松。

【调配方法】以50~100ml的0.9%氯化钠注射液或葡萄糖注射液稀释后静脉点滴。

【成品输液】

颜色性状：无色、澄明溶液。

保存环境及稳定性：暂无资料。

【滴注要求】本品只可静脉点滴使用，不可采用其他途径给药，每次静滴时间为30分钟。

【生产企业】天津红日药业股份有限公司
【说明书修改日期】2007年05月25日

（陈雄斌　杨林青　廖定钦）

银杏叶提取物注射液

【商品名】金纳多
【规格】5ml：17.5mg
【适应证】主要用于脑部、周围血流循环障碍。

1.急慢性脑功能不全及其后遗症：脑卒中、注意力不集中、记忆力衰退、痴呆。

2.耳部血流及神经障碍：耳鸣、眩晕、听力减退、耳迷路综合征。

3.眼部血流及神经障碍：糖尿病引起的视网膜病变及神经障碍、老年黄斑变性、视力模糊、慢性青光眼。

4.周围循环障碍：各种周围动脉闭塞症、间歇性跛行症、手脚麻痹冰冷、四肢酸痛。

【给药途径】肌内注射、静脉注射、静脉滴注。

【用法用量】

1.注射治疗：每天或每隔一天深部肌内注射或缓慢静脉推注（患者平卧）5ml本品。

2.输液治疗：根据病情，通常一日1~2次，一次2~4支。若必要时可调整剂量至一次5支，一日2次。

3.高乳酸血症患者、甲醇中毒者、果糖山梨醇耐受性不佳者及1，6-二磷酸果糖酶缺乏者，给药剂量每次不可超过25ml。

【禁忌】以下情况禁用本品。

1.对本品或含有银杏叶（银杏叶提取物）制剂及成分中所列辅料过敏或有严重不良反应病史者禁用。

2.新生儿、婴幼儿禁用。

【用量要求】根据病情，通常一日1~2次，一次2~4支。若必要时可调整剂量至一次5支，一日2次。

【溶媒要求】0.9%氯化钠注射液、5%葡萄糖注射液。

【浓度要求】给药时可将本品溶于0.9%氯化钠注射液、葡萄糖输液或低分子右旋糖酐或羟乙基淀粉中，混合比例为1：10。

【配伍禁忌】严禁混合配伍，谨慎联合用药。本品应单独使用，禁忌与其他药品混合配伍使用。到目前为止，有报道银杏叶提取物注射液制剂不能与氨茶碱、阿昔洛韦、注射用奥美拉唑钠配伍使用。

【调配方法】给药时可将本品溶于0.9%氯化钠注射液、葡萄糖输液或低分子右旋糖酐或羟乙基淀粉中，混合比例为1:10。

【成品输液】

颜色性状：浅棕色、澄明、不易起泡溶液。

保存环境及稳定性：

1.药品与稀释液配药后，应坚持即配即用，不宜长时间放置。

2.0.9%氯化钠注射液、5%葡萄糖注射液、右旋糖酐-40中24小时内稳定。

【滴注要求】

建议滴速小于40滴/分，一般控制在15~30滴/分。

【药物相互作用】银杏叶提取物注射液应避免与小牛血提取物制剂混合使用。

【生产企业】中豪国际有限公司

【说明书修改日期】2014年12月11日

（杨林青　廖定钦）

长春西汀注射液

【商品名】开文通

【规格】2ml：10mg

【适应证】改善脑梗死后遗症、脑出血后遗症、脑动脉硬化症等诱发的各种症状。

【给药途径】静脉滴注。

【用法用量】开始剂量每天20mg，加入到适量的5%葡萄糖注射液或0.9%的氯化钠注射液中缓慢滴注，以后根据病情可增至每天30mg。或遵医嘱。

【禁忌】以下情况禁用本品。

1.已知对本品中任何成分过敏者禁用。

2.颅内出血急性期、颅内出血后尚未完全止血者禁用。

3.严重心脏缺血性疾病、严重心律失常者禁用。

4.儿童禁用。

5.妊娠、哺乳期妇女禁用。

【用量要求】根据文献报道，按每天1mg/kg给药是安全的。尚无高于此剂量的给药经验，故应予以避免。

【溶媒要求】0.9%氯化钠注射液、5%葡萄糖注射液。

【配伍禁忌】长春西汀不可用含氨基酸的输液稀释。

【成品输液】

颜色性状：无色、无泡沫澄明溶液。

保存环境及稳定性：配制好的输液须在3小时内使用。

【药物相互作用】

1.该注射液与肝素不相容，故建议不要在同一注射器中混合，但可以同时进行抗凝治疗。

2.长春西汀与甲基多巴合用，偶见对后者有轻微的协同作用，所以合用时建议监测血压。

【生产企业】匈牙利吉瑞大药厂

【说明书修改日期】2016年07月15日

（邓锐敏　廖定钦）

二、脑血管病用药及促智药

依达拉奉注射液

【商品名】必存

【规格】20ml：30mg

【适应证】改善急性脑梗死所致的神经症状、日常生活活动能力和功能障碍。

【给药途径】静脉滴注。

【用法用量】一次30mg，每天2次。加入适量0.9%氯化钠注射液中稀释后静脉滴注，30分钟内滴完，一个疗程为14天以内。尽可能在发病后24小时内开始给药。

【禁忌】以下情况禁用本品。

1.重度肾功能衰竭的患者。

2.妊娠、哺乳期妇女。

3.尚不能确定儿童用药的安全性。

4.既往对本品有过敏史的患者。

【溶媒要求】只可用0.9%氯化钠注射液。

【配伍禁忌】复方氨基酸、丙戊酸钠。

【成品输液】

颜色性状：无色、澄明溶液。

保存环境及稳定性：暂无资料。

【滴注要求】30分钟内滴完。

【药物相互作用】

1.与先锋唑啉钠、盐酸哌拉西林钠、头孢替安钠等抗生素合用时，有致肾功能衰竭加重的可能，因此，合并用药时需进行多次肾功能检测等观察。

2.本品原则上必须用0.9%氯化钠注射液稀释（与各种含有糖分的输液混合时，可使依达拉奉的浓度降低）。

3.不可和高能量输液、氨基酸制剂混合或由同一通道静滴（混合后可致依达拉奉的浓度降低）。

4.勿与抗癫痫药（地西泮、苯妥英钠等）混合（产生混浊）。

5.勿与坎利酸钾混合（产生混浊）。

【生产企业】南京先声东元制药有限公司

【说明书修改日期】2016年04月15日

（陈雄斌　杨林青　廖定钦）

第六节　其他神经系统药

硫辛酸注射液

【商品名】奥力宝

【规格】12ml：300mg

【适应证】糖尿病周围神经病变引起的感觉异常。

【给药途径】静脉注射、静脉滴注。

【用法用量】

1.本品可用于静脉注射。静脉注射应缓慢，最大速度为每分钟 50mg α-硫辛酸（相当于2ml本注射液）。本品也可加入0.9%氯化钠注射液静脉滴注，如250~500mg α-硫辛酸（相当于10~20ml本注射液）加入100~250ml 0.9%氯化钠注射液中，静脉滴注时间约30分钟。

2.对严重糖尿病周围神经病变引起的感觉异常的患者，可用静脉滴注给药，每天300~600mg（相当于12~24ml本注射液），2~4周为一个疗程。

【禁忌】以下情况禁用本品。

1.对本品过敏者禁用。

2.妊娠、哺乳期、儿童和青少年禁用。

【溶媒要求】只可用0.9%氯化钠注射液。

【成品输液】

颜色性状：淡黄绿色的澄明、不易起泡溶液。

保存环境及稳定性：由于本品对光敏感，应在使用前即配即用，用铝箔纸保护溶液以避光。避光保护后，溶液可以稳定大约6小时。

【滴注要求】静脉滴注时间约30分钟。

【药物相互作用】本品可能抑制顺铂的疗效。

【生产企业】德国史达德大药厂

【说明书修改日期】2007年05月26日

（廖定钦　杨林青）

第二章
麻醉药与麻醉辅助用药

盐酸利多卡因注射液

【规格】5ml：0.1g

【适应证】本品为局麻药及抗心律失常药。

【给药途径】静脉注射、静脉滴注。

【用法用量】

1.麻醉

（1）成人常用量

1）表面麻醉：2%~4%溶液一次不超过100mg（1支）。注射给药时一次量不超过4.5mg/kg（不用肾上腺素）或每7mg/kg（用1：200000浓度的肾上腺素）。

2）骶管阻滞用于分娩镇痛：用1.0%溶液，以200mg为限。

3）硬脊膜外阻滞：胸腰段用1.5%~2.0%溶液，250~300mg。

4）浸润麻醉或静注区域阻滞：用0.25%~0.5%溶液，50~300mg。

5）外周神经阻滞：臂丛（单侧）用1.5%溶液，250~300mg；牙科用2%溶液，20~100mg；肋间神经（每支）用1%溶液，30mg，300mg为限；宫颈旁浸润用0.5%~1.0%溶液，左右侧各100mg；椎旁脊神经阻滞（每支）用1.0%溶液，30~50mg，300mg为限；阴部神经用0.5%~1.0%溶液，左右侧各100mg。

6）交感神经节阻滞：颈星状神经用1.0%溶液，50mg；腰麻用1.0%溶液，50~100mg。

7）一次限量，不加肾上腺为200mg（4mg/kg），加肾上腺素为300~350mg（6mg/kg）；静注区域阻滞，极量4mg/kg；治疗用静注，第一次初量为1~2mg/kg，极量为4mg/kg，成人静滴每分钟以1mg为限；反复多次给药，间隔时间不得短于45~60分钟。

（2）小儿常用量：随个体而异，一次给药总量不得超过4.0~4.5mg/kg，常用0.25%~0.5%溶液，特殊情况才用1.0%溶液。

2.抗心律失常

（1）常用量

1）静脉注射：1~1.5mg/kg体重（一般用50~100mg）作首次负荷量静脉注射2~3分钟，必要时每5分钟后重复静脉注射1~2次，但1小时之内的总量不得超过300mg。

2）静脉滴注：一般以5％葡萄糖注射液配成1~4mg/ml药液滴注或用输液泵给药。在用负荷量后可继续以每分钟1~4mg速度静滴维持，或以每分钟0.015~0.03mg/kg体重速度静脉滴注。老年人、心力衰竭、心源性休克、肝血流量减少、肝功能或肾功能障碍时应减少用量，以每分钟0.5~1mg静滴，即可用本品0.1％溶液静脉滴注，每小时不超过100mg。

（2）极量：静脉注射1小时内最大负荷量为4.5mg/kg体重（或300mg），最大维持量为每分钟4mg。

【禁忌】以下情况禁用本品。

1.对局部麻醉药过敏者禁用。

2.阿-斯综合征（急性心源性脑缺血综合征）、预激综合征、严重心传导阻滞（包括窦房、房室及心室内传导阻滞）患者静脉禁用。

【用量要求】静脉注射1小时内最大负荷量4.5mg/kg体重或300mg（3支）。最大维持量为每分钟4mg。

【溶媒要求】0.9％氯化钠注射液、5％葡萄糖注射液、葡萄糖氯化钠注射液、乳酸钠林格注射液。

【配伍禁忌】苯巴比妥、硫喷妥钠、硝普钠、甘露醇、两性霉素B、氨苄西林、美索比妥、磺胺嘧啶钠、头孢呋辛钠、头孢唑林钠、脑蛋白水解物。

【成品输液】

颜色性状：无色、澄明溶液。

保存环境及稳定性：暂无资料。

【滴注要求】在用负荷量后可继续以每分钟1~4mg速度静滴维持，或以每分钟0.015~0.03mg/kg体重速度静脉滴注。老年人、心力衰竭、心源性休克、肝血流量减少、肝或肾功能障碍时应减少用量，以每分钟0.5~1mg静滴。

【药物相互作用】

1.与西咪替丁以及β受体阻断剂如普萘洛尔、美托洛尔、纳多洛尔合用，利多卡因经肝脏代谢受抑制，利多卡因血浓度增加，可发生心脏和神经系统不良反应，应调整利多卡因剂量，并应进行心电监护及监测利多卡因血药浓度。

2.巴比妥类药物可促进利多卡因代谢，两药合用可引起心动过缓、窦性停搏。

3.与普鲁卡因胺合用，可产生一过性谵妄及幻觉，但不影响本品血药浓度。

4.异丙基肾上腺素因增加肝血流量，可使本品的总清除率升高；去甲肾上腺素因减少肝血流量，可使本品总清除率下降。

【生产企业】山西晋新双鹤药业有限责任公司

【说明书修改日期】2010年10月01日

（李蓓蓓　陈雄斌　廖定钦）

盐酸普鲁卡因注射液

【规格】2ml：40mg

【适应证】用于浸润麻醉、阻滞麻醉、腰椎麻醉、硬膜外麻醉及封闭疗法等。

【给药途径】静脉注射。

【用法用量】

1.浸润麻醉：0.25%~0.5%水溶液，每小时不得超过1.5g。

2.阻滞麻醉：1%~2%水溶液，每小时不得超过1.0g。

3.硬膜外麻醉：2%水溶液，每小时不得超过0.75g。

【禁忌】心、肾功能不全，重症肌无力等患者禁用。

【用量要求】最大剂量不要超过1.0g。

【溶媒要求】

1.0.9%氯化钠注射液、注射用水、林格液。

2.不宜用葡萄糖注射液。

【浓度要求】0.25%~0.5%。

【配伍禁忌】碳酸氢钠、巴比妥类、氨茶碱、硫酸镁、肝素钠、硝普钠、甘露醇、甲基硫酸新斯的明、新斯的明等抗胆碱酯酶药物、氢化可的松、地塞米松。

【成品输液】

颜色性状：无色、澄明溶液。

保存环境及稳定性：暂无资料。

【滴注要求】

1.注射部位应避免接触碘，否则会引起普鲁卡因沉淀。

2.给药前必须作皮内敏感试验。

3.给予最大剂量后应休息1小时以上方准行动。

【药物相互作用】

1.本品可加强肌松药的作用，使肌松药作用时间延长，与肌松药合用宜减少肌松药的用量。

2.本品可削减磺胺类药物的药效，不宜同时应用磺胺类药物。

3.本品可增强洋地黄类药物的作用，合用可导致其毒性反应。

4.本品可加深麻醉性镇痛药对呼吸的抑制及致低血压的作用。

【生产企业】山东方明药业集团股份有限公司

【说明书修改日期】2015年12月01日

（吴　茹　杨舒韵　廖定钦）

第三章
心血管系统用药

第一节　血管活性药

盐酸多巴胺注射液

【规格】2ml：20mg

【适应证】适用于心肌梗死、创伤、内毒素败血症、心脏手术、肾功能衰竭、充血性心力衰竭等引起的休克综合征；补充血容量后休克仍不能纠正者，尤其有少尿及周围血管阻力正常或较低的休克。由于本品可增加心排血量，也用于洋地黄和利尿剂无效的心功能不全。

【给药途径】静脉滴注、静脉注射。

【用法用量】

1.成人常用量：①静脉注射，开始时每分钟按1~5μg/kg体重，10分钟内以每分钟1~4μg/kg速度递增，以达到最大疗效。②慢性顽固性心力衰竭，静滴开始时，每分钟按体重0.5~2μg/kg逐渐递增。多数患者按每分钟1~3μg/kg给予即可生效。③闭塞性血管病变患者，静滴开始时按每分钟1μg/kg，逐增至每分钟5~10μg/kg，直到每分钟20μg/kg，以达到最满意效应。

2.如危重病例，先按每分钟5μg/kg滴注，然后以每分钟5~10μg/kg递增至20~50μg/kg，以达到满意效应。或本品20mg加入5%葡萄糖注射液200~300ml中静滴，开始时按75~100μg/min滴入，以后根据血压情况，可加快速度和加大浓度，但最大剂量不超过每分钟500μg。

【禁忌】尚不明确。

【溶媒要求】0.9%氯化钠注射液、5%葡萄糖注射液。

【配伍禁忌】阿昔洛韦、氨茶碱、头孢曲松、两性霉素B、脑蛋白水解物。

【成品输液】

颜色性状：无色、澄明溶液。

保存环境及稳定性：暂无资料。

【滴注要求】最大剂量不超过每分钟500μg。

【药物相互作用】

1.与硝普钠、异丙肾上腺素、多巴酚丁胺合用，注意心排血量的改变，与单用本品时反应不同。

2.大剂量多巴胺与 α 受体阻断剂如酚苄明、酚妥拉明、妥拉唑林等同用，后者的扩血管效应可被本品的外周血管的收缩作用拮抗。

3.与全麻药（尤其是环丙烷或卤代碳氢化合物）合用由于后者可使心肌对多巴胺异常敏感，引起室性心律失常。

4.与 β 受体阻断剂同用，可拮抗多巴胺对心脏的 $β_1$ 受体作用。

5.与硝酸酯类同用，可减弱硝酸酯的抗心绞痛及多巴胺的升压效应。

6.与利尿药同用，一方面，由于本品作用于多巴胺受体扩张肾血管，使肾血流量增加，可增加利尿作用；另一方面，本品自身还有直接的利尿作用。

7.与胍乙啶同用时，可加强多巴胺的加压效应，使胍乙啶的降压作用减弱，导致高血压及心律失常。

8.与三环类抗抑郁药同时应用，可能增加多巴胺的心血管作用，引起心律失常、心动过速、高血压。

9.与单胺氧化酶抑制剂同用，可延长及加强多巴胺的效应；已知本品是通过单胺氧化酶代谢，在给多巴胺前2~3周曾接受单胺氧化酶抑制剂的患者，初量至少减到常用剂量的1/10。

10.与苯妥英钠同时静注可产生低血压与心动过缓。在用多巴胺时，如必须用苯妥英钠抗惊厥治疗时，则须考虑两药交替使用。

【生产企业】上海禾丰制药有限公司

【说明书修改日期】2019年12月09日

（陈雄斌　杨林青　廖定钦）

第二节　抗心绞痛及抗心肌缺血药

硝酸异山梨酯注射液

【商品名】异舒吉

【规格】10ml：10mg

【适应证】

1.与标准治疗联合用于不稳定型心绞痛的对症治疗，血管痉挛性心绞痛（变异型心绞痛）的长期治疗。

2.急性心肌梗死。

3.急性左心衰竭（伴有左心室功能降低的心肌机能不全）。

【给药途径】静脉滴注。

【用法用量】初始剂量可以从每小时1~2mg开始，然后根据患者个体需要进行调整剂量，最大剂量通常不超过每小时8~10mg。但当患者患有心衰时，可能需要调大剂量，达到每小时10mg，个别病例甚至可高达每小时50mg。

【禁忌】以下情况禁用本品。

1.已知对硝酸盐过敏的患者。

2.心源性休克（除非能够维持适当的舒张压）患者。

3.急性循环衰竭及严重低血压（收缩压低于90mmHg）的患者。

4.有明显贫血、头部创伤、脑出血、严重低血压或低血容量的患者。

5.合并使用西地那非、伐地那非或他达那非，会导致严重的低血压。

【溶媒要求】0.9%氯化钠注射液、5%葡萄糖注射液。

【成品输液】

颜色性状：无色、澄明溶液。

保存环境及稳定性：暂无资料。

【药物相互作用】

1.与其他降压药物合用（如β受体阻断剂、钙拮抗剂、血管扩张剂等）和（或）酒精可加强异舒吉的降压作用；与精神抑制药及三环类抗抑郁药合用也会同样。和治疗勃起功能障碍的西地那非合用会加强异舒吉的降压作用（见禁忌），将导致引起致命的心血管并发症，所以用异舒吉治疗的患者一定不能使用西地那非。

2.报告指出，同时服用异舒吉和双氢麦角胺，会增加血中双氢麦角胺的水平和它的升压作用。

【生产企业】UCB Pharma GmbH.德国

【说明书修改日期】2016年11月07日

（黄淑仪　陈雄斌　廖定钦）

曲克芦丁脑蛋白水解物注射液

【规格】2ml

【适应证】用于治疗脑血栓、脑出血、脑痉挛等急慢性脑血管疾病，以及颅脑外伤及脑血管疾病（脑供血不全、脑梗死、脑出血）所引起的脑功能障碍等后遗症；闭塞性周围血管疾病、血栓性静脉炎、毛细血管出血以及血管通透性升高引起的水肿。

【给药途径】肌内注射、静脉滴注。

【用法用量】

1.肌内注射：一次2~4ml，每天2次，或遵医嘱。

2.静脉滴注，一次10ml，每天1次，稀释于250~500ml 0.9%氯化钠注射液或5%葡萄糖注射液中使用。20天为一个疗程，可用1~3个疗程，每疗程间隔3~7天。或遵医嘱。

【禁忌】以下情况禁用本品。

1.对本品过敏或有严重不良反应病史者禁用。

2.严重肾功能不全者禁用。

3.癫痫持续状态或癫痫大发作患者禁用。

【溶媒要求】0.9%氯化钠注射液、5%葡萄糖注射液。

【配伍禁忌】氨基酸。

【成品输液】

颜色性状：黄色至浅棕黄色澄明液体。

保存环境及稳定性：暂无资料。

【滴注要求】本品不能与平衡氨基酸注射液在同一瓶中输注，当同时应用氨基酸输液时，应注意可能出现氨基酸不平衡。

【药物相互作用】

1.不宜与平衡氨基酸注射液同用。

2.同用抗抑郁药治疗可发生不良的相互作用，导致不适当的精神紧张。此时建议减少抗抑郁药剂量。

【生产企业】吉林四环制药有限公司

【说明书修改日期】2015年10月09日

（吴 茹 杨舒韵 廖定钦）

第三节 其他心血管系统用药

注射用磷酸肌酸钠

【商品名】莱博通

【规格】1g

【适应证】

1.心脏手术时加入心脏停搏液中保护心肌。

2.缺血状态下的心肌代谢异常。

【给药途径】静脉滴注。

【用法用量】

1.静脉滴注：每次1g，每天1~2次，在30~45分钟内静脉滴注。

2.心脏手术时加入心脏停搏液中保护心肌：心脏停搏液中的浓度为10mmol/l。

【禁忌】以下情况禁用本品。

1.对本品组分过敏者禁用。

2.慢性肾功能不全患者禁止大剂量（5~10g/d）使用本品。

【用量要求】5~10g/d。

【溶媒要求】0.9%氯化钠注射液、5%葡萄糖注射液。

【成品输液】

颜色性状：无色、无泡沫澄明溶液。

保存环境及稳定性：暂无资料。

【药物相互作用】本品不与其他药物发生相互作用。

【生产企业】哈尔滨莱博通药业有限公司

【说明书修改日期】2016年07月11日

（邓锐敏　廖定钦）

注射用七叶皂苷钠

【商品名】麦通纳

【规格】10mg

【适应证】用于脑水肿、创伤或手术所致肿胀，也用于静脉回流障碍性疾病。

【给药途径】静脉滴注、静脉注射。

【用法用量】静脉注射或静脉滴注。成人按每天0.1~0.4mg/kg体重或取本品5~10mg溶于10%葡萄糖注射液或0.9%氯化钠注射液250ml中供静脉滴注；也可取本品5~10mg溶于10~20ml 10%葡萄糖注射液或0.9%氯化钠注射液中供静脉推注。重症患者可多次给药，但一日总量不得超过20mg。疗程为7~10天。

【禁忌】以下情况禁用本品。

1.肾损伤、肾衰竭、肾功能不全患者禁用。

2.妊娠妇女禁用。

3.对本品成分过敏者禁用。

4.不宜用本品治疗儿童心脏手术后肿胀。

【用量要求】一日总量不得超过20mg。

【溶媒要求】0.9%氯化钠注射液、10%葡萄糖注射液。

【成品输液】

颜色性状：无色的澄明液体，有轻微泡沫。

保存环境及稳定性：暂无资料。

【药物相互作用】与下列各类药物联合使用时要谨慎。

1.与血清蛋白结合率高的药物。

2.能严重损害肾功能的药物。

3.皮质激素类药物。

4.含碱性基团的药物（配伍时可能发生沉淀）。

【生产企业】山东绿叶制药有限公司

【说明书修改日期】2014年02月26日

（王　韵　张俊鹏　廖定钦）

第四章
呼吸系统用药

第一节　祛痰药

盐酸氨溴索注射液

【商品名】沐舒坦

【规格】2ml：15mg

【适应证】

1.适用于伴有痰液分泌不正常及排痰功能不良的急性、慢性肺部疾病。例如慢性支气管炎急性加重、喘息型支气管炎及支气管哮喘的祛痰治疗。

2.手术后肺部并发症的预防性治疗。

3.早产儿及新生儿的婴儿呼吸窘迫综合征（IRDS）的治疗。

【给药途径】静脉滴注、静脉注射、肌内注射。

【用法用量】

1.预防治疗

（1）成人及12岁以上儿童：每天2~3次，每次1安瓿，慢速静脉输注；严重病例可以增至每次2安瓿。

（2）6~12岁儿童：每天2~3次，每次1安瓿。

（3）2~6岁儿童：每天3次，每次1/2安瓿。

（4）2岁以下儿童：每天2次，每次1/2安瓿。

以上均为慢速静脉输注。

2.婴儿呼吸窘迫综合征（IRDS）的治疗：每天用药总量以婴儿体重计算，30mg/kg，分4次给药。

【禁忌】

1.已知对盐酸氨溴索或其他配方成分过敏者不宜使用。

2.妊娠前三个月、哺乳期间不推荐应用本品。

【溶媒要求】0.9%氯化钠注射液、5%葡萄糖注射液、葡萄糖氯化钠注射液。

【配伍禁忌】

1.禁止本品与其他药物在同一容器内混合，注意配伍用药，应特别注意避免与头孢类抗生素、中药注射剂等配伍应用。

2.头孢哌酮钠-舒巴坦、头孢唑林钠忌配。

【成品输液】

颜色性状：无色、透明、澄清溶液。

保存环境及稳定性：研究已证实这些混合液在浓度范围0.03~0.34mg/ml内的稳定性，混合液可在室温条件下保存24小时，且必须在此期间使用。

【药物相互作用】本品与抗生素（阿莫西林、头孢呋辛、红霉素、多西环素）协同治疗可升高抗生素在痰液和支气管分泌物中的浓度，无与其他药物合用的临床相关不良反应的报道。

【生产企业】Boehringer Ingelheim Espana，S.A.

【说明书修改日期】2017年03月06日

（王　韵　张俊鹏　廖定钦）

注射用盐酸氨溴索

【商品名】开顺

【规格】30mg

【适应证】

1.伴有痰液分泌不正常及排痰功能不良的急性、慢性呼吸道疾病祛痰治疗。

2.术后肺部并发症的预防性治疗。

3.早产儿及新生儿婴儿呼吸窘迫综合征（IRDS）的治疗。

【给药途径】缓慢注射、静脉滴注。

【用法用量】

1.成人及12岁以上儿童：每天2~3次，每次15mg；严重病例可以增至每次30mg。

2.6~12岁儿童：每天2~3次，每次15mg。

3.2~6岁儿童：每天3次，每次7.5mg。

4.2岁以下儿童：每天2次，每次7.5mg。

以上均为缓慢静脉注射。

5.婴儿呼吸窘迫综合征（IRDS）的治疗：每天用药总量以婴儿体重计算30mg/kg，分4次给药，应使用注射泵给药，静脉注射时间至少5分钟。

【禁忌】已知对盐酸氨溴索或其他配方成分过敏者禁用。

【溶媒要求】0.9%氯化钠注射液、5%葡萄糖注射液。

【配伍禁忌】

1.避免与头孢类抗生素、中药注射剂等配伍应用。

2.氨茶碱、呋塞米、维生素C、复方水溶性维生素、甲强龙、碳酸氢钠。

【成品输液】

颜色性状：无色、无泡沫澄明溶液。

保存环境及稳定性：暂无资料。

【滴注要求】缓慢注射，若静脉用药时注射速度过快，极少数患者可能会出现头痛、疲劳、精疲力竭、下肢沉重等感觉。

【药物相互作用】本品与抗生素协同治疗（阿莫西林、头孢呋辛、红霉素、多西环素）可导致抗生素在肺组织浓度升高。

【生产企业】沈阳新马药业有限公司

【说明书修改日期】2017年12月18日

（邓锐敏　廖定钦）

第二节　平喘药

氨茶碱注射液

【规格】2ml：0.25g

【适应证】适用于支气管哮喘、慢性喘息性支气管炎、慢性阻塞性肺病等缓解喘息症状；也可用于心功能不全和心源性哮喘。

【给药途径】静脉滴注、静脉注射。

【用法用量】

1.成人常用量

（1）静脉注射：一次0.125~0.25g，一日0.5~1g，每次0.125~0.25g用50%葡萄糖注射液稀释至20~40ml，注射时间不得短于10分钟。

（2）静脉滴注：一次0.25~0.5g，一日0.5~1g，以5%~10%葡萄糖注射液稀释后缓慢滴注。

（3）注射给药：极量一次0.5g（一次2支），一日1g。

2.小儿常用量：静脉注射，一次按体重2~4mg/kg，以5%~25%葡萄糖注射液稀释后缓慢注射。

【禁忌】对本品过敏的患者，活动性消化溃疡和未经控制的惊厥性疾病患者禁用。本品2ml：0.25g规格中含苯甲醇，禁止用于儿童肌内注射。

【溶媒要求】0.9%氯化钠注射液、5%葡萄糖注射液、10%葡萄糖注射液。

【成品输液】

颜色性状：无色、澄明、不易起泡溶液

保存环境及稳定性：暂无资料。

【滴注要求】缓慢滴注。

【药物相互作用】

1. 地尔硫䓬、维拉帕米可干扰茶碱在肝内的代谢,与本品合用,增加本品血药浓度和毒性。

2. 西咪替丁可降低本品肝清除率,合用时可增加茶碱的血清浓度和(或)毒性。

3. 某些抗菌药物,如大环内酯类的红霉素、罗红霉素、克拉霉素;氟喹诺酮类的依诺沙星、环丙沙星、氧氟沙星、左氧氟沙星;克林霉素、林可霉素等可降低茶碱清除率,增高其血药浓度。其中尤以红霉素、依诺沙星为著,当茶碱与上述药物伍用时,应适当减量或监测茶碱血药浓度。

4. 苯巴比妥、苯妥英、利福平可诱导肝药酶,加快茶碱的肝清除率,使茶碱血清浓度降低;茶碱也干扰苯妥英的吸收,两者血浆浓度均下降,合用时应调整剂量,并监测血药浓度。

5. 与锂盐合用,可使锂的肾排泄增加。影响锂盐的作用。

6. 与美西律合用,可减低茶碱清除率,增加血浆中茶碱浓度,需调整剂量。

7. 与咖啡因或其他黄嘌呤类药并用,可增加其作用和毒性。

【生产企业】广州白云山制药有限公司

【说明书修改日期】2010年09月30日

（廖定钦　杨林青）

多索茶碱注射液

【商品名】枢维新

【规格】10ml：0.1g

【适应证】支气管哮喘、慢性喘息性支气管炎及其他支气管痉挛引起的呼吸困难。

【给药途径】静脉注射、静脉滴注。

【用法用量】

1. 每次200mg,12小时1次,缓慢静脉注射20分钟以上。

2. 300mg缓慢滴注,每天1次。

【禁忌】以下情况禁用本品。

1. 对多索茶碱或黄嘌呤衍生物类药物过敏者禁用。

2. 急性心肌梗死患者禁用。

3. 哺乳期妇女禁用。

【溶媒要求】5%葡萄糖注射液、0.9%氯化钠注射液。

【配伍禁忌】不得与其他黄嘌呤类药物同时使用。

【成品输液】

颜色性状：无色、透明、澄清、不易起泡溶液。

保存环境及稳定性：暂无资料。

【滴注要求】缓慢滴注。

【药物相互作用】

1.与氟喹酮类药物合用，宜减量。

2.与麻黄素或其他肾上腺素类药物同用时须慎重。

3.红霉素、醋竹桃霉素、林可霉素、克林霉素、别嘌醇、西咪替丁、普萘洛尔和流感疫苗等与本品同时使用时可能会引起血液浓度的增加。

【生产企业】福安药业集团宁波天衡制药有限公司

【说明书修改日期】2017年09月29日

（曾康婵　邓锐敏　廖定钦）

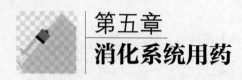

第五章
消化系统用药

第一节　抑酸药

注射用艾司奥美拉唑钠

【商品名】耐信

【规格】40mg

【适应证】

1.作为口服疗法不适用时胃食管反流病的替代疗法。

2.用于口服疗法不适用的急性胃或十二指肠溃疡出血的低危患者（胃镜下Forrest分级Ⅱc-Ⅲ）。

3.用于降低成人胃和十二指肠溃疡出血内镜治疗后再出血风险。

【给药途径】静脉注射、静脉滴注。

【用法用量】

1.对于不能口服用药的患者，推荐每天1次注射本品20~40mg。反流性食管炎患者应使用40mg，每天1次；对于反流疾病的症状治疗应使用20mg，每天1次。

2.给药方法

（1）注射用药：40mg和20mg配制的溶液均应在至少3分钟以上的时间内静脉注射。

（2）滴注用药：40mg和20mg配制的溶液均应在10~30分钟的时间内静脉滴注。

【禁忌】以下情况禁用本品。

1.已知对埃索美拉唑、其他苯并咪唑类化合物或本品的任何其他成分过敏者禁用。

2.埃索美拉唑像其他的质子泵抑制剂一样不应与阿扎那韦（atazanavir）合用。

3.哺乳期间妇女不应使用本品。

4.儿童不应使用埃索美拉唑，因没有相关的数据。

【溶媒要求】只可用0.9%氯化钠注射液。

【配伍禁忌】本品只能溶于0.9%氯化钠中供静脉使用。配制的溶液不应与其他药物混合或在同一输液装置中合用。

【调配方法】注射液的制备是通过加入5ml的0.9%氯化钠溶液至本品小瓶中供静脉使用。滴注液的制备是通过将本品1支溶解至0.9%氯化钠溶液100ml，供静脉使用。

【成品输液】颜色性状：无色至极微黄色的澄明溶液。

保存环境及稳定性：配置后的溶液应在12小时内使用，保存在30℃以下。从微生物学的角度考虑最好立即使用。

【滴注要求】40mg和20mg配制的溶液均应在10~30分钟的时间内静脉滴注。

【药物相互作用】

1.本品治疗期间，酮康唑和依曲康唑的吸收会降低。

2.不应与阿扎那韦同时服用。

3. CYP2C19是埃索美拉唑的主要代谢酶，故当本品与经CYP2C19代谢的药物（如地西泮、西酞普兰、丙米嗪、氯米帕明、苯妥英等）合用时，这些药物的血浆浓度可被升高，可能需要降低剂量。

4.在华法林或其他的香豆素衍生物治疗期间，当开始合用或停用本品时，建议监测华法林的血药浓度。

【生产企业】AstraZeneca AB

【说明书修改日期】2018年05月25日

（王　韵　张俊鹏　邓锐敏）

注射用奥美拉唑钠

【商品名】奥西康

【规格】40mg

【适应证】

1.消化性溃疡出血、吻合口溃疡出血。

2.应激状态时并发的急性胃黏膜损害，非甾体类抗炎药引起的急性胃黏膜损伤。

3.预防重症疾病（如脑出血、严重创伤等）应激状态及胃手术后引起的上消化道出血等。

4.作为当口服疗法不适用时下列疾病的替代疗法：十二指肠溃疡、胃溃疡、反流性食管炎及卓–艾综合征。

【给药途径】仅供静脉滴注。

【用法用量】

1.一次40mg，每天1~2次，临用前将10ml专用溶液注入冻干粉小瓶内，禁止用其他溶剂溶解。溶解后及时加入0.9%氯化钠注射液100ml稀释后进行静脉滴注，经稀释后的奥美拉唑溶液滴注时间不得少于20分钟。

2.卓-艾综合征患者每天剂量可能要求更高，剂量应个体化。推荐静脉滴注60mg作为起始量，每天1次，当每天剂量超过60mg时分两次给药。

【禁忌】以下情况禁用本品。

1.对本品过敏者禁用。

2.与其他质子泵抑制剂一样，本品不应与阿扎那韦合用。

【溶媒要求】0.9%氯化钠注射液。

【成品输液】

颜色性状：无色、澄明、不易起泡溶液。

保存环境及稳定性：本品溶解和稀释后必须在4小时内使用。

【滴注要求】40mg本品稀释后滴注时间不少于20分钟。

【药物相互作用】

1.本品或其他胃酸抑制剂/抗酸剂使胃液pH升高，可能影响其他药物的吸收。

2.本品会抑制CYP2C19酶，因此会增加其他通过该酶代谢药物（安定、华法林、苯妥英）的血浆浓度，需降低这些药物的使用剂量。

3.当本品与克拉霉素或红霉素合用时，奥美拉唑血浆浓度会增加。但本品与阿莫西林或甲硝唑合用时，奥美拉唑血浆浓度无影响。

4.所有质子泵抑制剂不应与阿扎那韦合用。

5.本品与他克莫司合用可能会增加后者血药浓度。在开始合用或停用本品时，建议监测他克莫司的血药浓度。

6.本品与抑制CYP2C19或CYP3A酶的药物（HIV蛋白酶抑制剂、酮康唑、伊曲康唑）合用可能会使奥美拉唑的血浆浓度升高。

【生产企业】江苏奥赛康药业股份有限公司

【说明书修改日期】2015年12月01日

（廖定钦　杨林青　邓锐敏）

注射用法莫替丁

【规格】20mg

【适应证】

1.消化性溃疡出血。

2.应激状态时并发的急性胃黏膜损害和非甾体类抗炎药引起的消化道出血。

【给药途径】肌内注射、静脉注射、静脉滴注。

【用法用量】

1.静脉注射：一次20mg，每天2次，用0.9％氯化钠注射液或葡萄糖注射液20ml进行溶解，缓慢静脉注射或与输液混合进行静脉点滴。

2.肌内注射：一次20mg，每天2次，用注射用水1~1.5ml溶解，肌内注射。

3.儿童：剂量一般为一次0.4mg/kg，每天2次。用法同上。

【禁忌】以下情况禁用本品。

1.对本品过敏者禁用。

2.与同类药物有交叉过敏现象，对H_2受体阻断药过敏者禁用。

3.严重肾功能不全者及妊娠、哺乳期妇女禁用。

【用量要求】一次20mg，每天2次。

【溶媒要求】0.9％氯化钠注射液、5％葡萄糖注射液。

【成品输液】

颜色性状：无色、澄明溶液。

保存环境及稳定性：暂无资料。

【药物相互作用】有报告本品对茶碱、华法林、安定和硝苯地平的药代动力学有轻度影响。

【生产企业】上海医药（集团）有限公司信谊制药总厂

【说明书修改日期】2019年12月09日

（张俊鹏　吴　茹　邓锐敏）

注射用兰索拉唑

【规格】30mg

【适应证】用于口服疗法不适用的伴有出血的胃、十二指肠溃疡，急性应激溃疡，急性胃黏膜损伤。

【给药途径】静脉滴注。

【用法用量】静脉滴注：通常成年人一次30mg，用0.9％氯化钠注射液100ml溶解后，每天2次，推荐静滴时间30分钟，疗程不超过7天。

【禁忌】以下情况禁用本品。

1.对兰索拉唑及处方中任一成分过敏的患者禁止使用本品。

2.正在使用硫酸阿扎那韦的患者禁止使用本品。

【溶媒要求】只可用0.9％氯化钠注射液。

【配伍禁忌】硫酸阿扎那韦：因本品的胃酸分泌抑制作用能够降低阿扎那韦的溶解度，使其血药浓度下降。有可能减弱硫酸阿扎那韦的药效。

【成品输液】

颜色性状：无色、无泡沫澄明溶液。

保存环境及稳定性：本品仅用于静脉滴注。溶解后应尽快应用，勿保存。

【滴注要求】

1.本品静滴使用时应配有孔径为1.2μm的过滤器，以便去除输液过程中可能产生的沉淀物。这些沉淀物有可能引起小血管栓塞而产生严重后果。

2.本品仅用于静脉滴注。溶解后应尽快使用，勿保存。

3.经本品治疗的前3天内达到止血效果的，应改用口服用药，不可无限制静脉给药。

【药物相互作用】

1.茶碱：茶碱的血药浓度下降。本品诱导肝脏药物代谢酶，可促进茶碱的代谢。

2.他克莫司：他克莫司的血药浓度升高。本品可竞争性阻断肝脏药物代谢酶对他克莫司的代谢。

3.地高辛、甲基地高辛：有增强药物作用的可能性。由于本品的胃酸分泌抑制作用，抑制地高辛水解，有使其血药浓度升高的可能性。

4.伊曲康唑、吉非替尼：有减弱药物作用的可能性。由于本品的胃酸分泌抑制作用，存在使药物的血药浓度下降的可能性。

5.苯妥英、地西泮：有报道同类药物奥美拉唑可延缓药物的代谢、排泄。

【生产企业】山东罗欣药业集团股份有限公司

【说明书修改日期】2016年10月08日

（邓锐敏　廖定钦）

注射用雷贝拉唑钠

【规格】20mg

【适应证】用于口服疗法不适用的胃、十二指肠溃疡出血。

【给药途径】静脉滴注。

【用法用量】每次20mg，每天1~2次，疗程不超过5天。一旦患者可以口服给药，应改为雷贝拉唑钠口服剂型给药。

【禁忌】已知对雷贝拉唑钠、苯并咪唑类或处方中任何一种成分过敏者禁用。

【溶媒要求】0.9%氯化钠注射液。

【成品输液】

颜色性状：无色、无泡沫澄明溶液。

保存环境及稳定性：本品溶解和稀释后2小时内使用。

【滴注要求】静滴时间要求15~30分钟内完成。

【药物相互作用】

1.雷贝拉唑钠主要经非酶途径代谢，CYP3A4和CYP2C19参与部分酶途径代谢。

2.在健康人体中，雷贝拉唑钠与其他经CYP450代谢的药物无临床显著性相互作用，如华法林、茶碱、地西泮、苯妥英等。雷贝拉唑与其他通过该酶系统代谢的药物间的相互作用尚未研究。

【生产企业】山东罗欣药业集团股份有限公司

【说明书修改日期】2015年08月13日

（邓锐敏 廖定钦）

注射用泮托拉唑钠

【商品名】潘妥洛克

【规格】40mg

【适应证】

1.十二指肠溃疡。

2.胃溃疡。

3.中、重度反流性食管炎。

4.十二指肠溃疡、胃溃疡、急性胃黏膜病变、复合性胃溃疡等引起的急性上消化道出血。

【给药途径】静脉滴注。

【用法用量】

本品仅短期（一般不超过7~10天）用于不宜口服药物的患者。一旦患者可以口服药物，则不可继续使用注射用泮托拉唑钠。

1.十二指肠溃疡、胃溃疡、急性胃黏膜病变、复合性胃溃疡等引起的急性上消化道出血：一次40mg~80mg，每天1~2次。临用前将10ml 0.9%氯化钠注射液注入冻干粉小瓶内，将溶解后的药液加入0.9%氯化钠注射液100~250ml中稀释后静脉滴注，15~60分钟内滴完。

2.十二指肠溃疡、胃溃疡及中、重度反流性食管炎：一次40mg，每天1次。临用前将10ml 0.9%氯化钠注射液注入冻干粉小瓶内，此液可直接输注，时间须超过2分钟；也可将溶解后的药液加入100ml 0.9%氯化钠注射液或5%葡萄糖注射液中稀释后静脉滴注，静脉滴注时间不应少于15分钟。

【禁忌】对本品成分过敏或取代苯并咪唑过敏的患者禁用。

【用量要求】患者使用高剂量（大于240mg）泮托拉唑的经验有限。

【溶媒要求】0.9%氯化钠注射液、5%葡萄糖注射液（本品不宜用上述之外的液体配制）。

【配伍禁忌】阿米卡星、地塞米松、甘露醇、肝素钠、克林霉素、两性霉素B、硫酸镁、葡萄糖酸钙。

【成品输液】

颜色性状：无色、澄明、不易起泡溶液。

保存环境及稳定性：配制液需在12小时内使用。

【药物相互作用】

1.不建议将质子泵抑制剂和阿扎那韦或奈非那韦联合使用

2.使用质子泵抑制剂并伴随华法林治疗的患者应临测凝血酶原时间、INR是否增加。

3.当使用允许剂量的泮托拉唑时，也不必调整氯吡格雷剂量。

4.可能会干扰以胃内pH为口服生物利用度的重要决定因素的其他药物的吸收，例如酮康唑、伊曲康唑、泊沙康唑等唑类抗真菌药物以及厄洛替尼、氨苄西林酯、铁盐等其他药物。

5.在需要使用高剂量甲氨蝶呤的情况下，如癌症和银屑病，可能需要考虑暂时停用泮托拉唑。

【生产企业】Takeda GmbH

【说明书修改日期】2017年08月30日

（杨舒韵　张俊鹏　邓锐敏）

附：注射用泮托拉唑钠（不同厂家）

【规格】80mg

【适应证】用于治疗十二指肠溃疡、胃溃疡、急性胃黏膜病变、复合性胃溃疡等引起的急性上消化道出血。

【给药途径】静脉滴注。

【用法用量】静脉滴注：一次40~80mg，每天1~2次。临用前将10ml 0.9%氯化钠注射液注入冻干粉小瓶内，将上述溶解后的药液加入0.9%氯化钠注射液100~250ml中稀释后供静脉滴注，15~60分钟内滴完。

【禁忌】以下情况禁用本品。

1.对本品过敏者禁用。

2.妊娠期和哺乳期妇女禁用。

【溶媒要求】只可用0.9%氯化钠注射液。

【配伍禁忌】阿米卡星、地塞米松、甘露醇、肝素钠、克林霉素、两性霉素B、硫酸镁、葡萄糖酸钙。

【成品输液】

颜色性状：无色、澄明、不易起泡溶液。

保存环境及稳定性：本品溶解和稀释后必须在4小时内用完。

【滴注要求】静滴时间要求15~30分钟内滴完。

【药物相互作用】本品与肝脏细胞色素P450酶的亲和力较低，并有Ⅱ期代谢的途径，因而与通过细胞色素P450酶系代谢的其他药物相互作用较奥美拉唑和兰索拉唑少。

【生产企业】河北智同生物制药有限公司

【说明书修改日期】2015年12月01日

（杨舒韵　张俊鹏　邓锐敏）

第二节　胃肠动力药

盐酸屈他维林注射液

【商品名】诺仕帕

【规格】2ml：40mg

【适应证】

1.胆道疾病（胆囊/胆管结石、胆囊/胆管炎等炎症）相关的平滑肌痉挛。

2.泌尿系统疾病（肾/输尿管结石，肾盂/膀胱炎等炎症）所致的平滑肌痉挛。

3.本品还可用作下列疾病的辅助治疗。

（1）胃肠道疾病（如胃和十二指肠溃疡、胃炎/肠炎/结肠炎等炎症）所致的平滑肌痉挛。

（2）痛经。

【给药途径】肌内注射、静脉注射。

【用法用量】

1.推荐成人常规用量：本品每天使用40~240mg（分1~3次使用），肌内注射。

2.急诊用药

（1）急性结石绞痛（肾性和（或）胆源性）：本品40~80mg，静脉内缓慢注射（大约30秒）。

（2）其他腹部痉挛性疼痛：本品40~80mg，肌内注射，必要时可重复使用，每天最多3次。

【禁忌】以下情况禁用本品。

1.对本品的有效成分或对任何附形剂过敏者禁用（例如大豆卵磷脂）。

2.对焦亚硫酸钠过敏者禁用。

3.严重肾衰竭或肝衰竭的患者禁用。

4.严重心功能不全者（低输出综合征）禁用。

5.儿童禁用。

6.分娩时禁用。

【用量要求】每天240mg。

【溶媒要求】0.9％氯化钠注射液、5％葡萄糖注射液。

【成品输液】

颜色性状：微黄绿色、透明、澄清溶液。

保存环境及稳定性：暂无资料。

【药物相互作用】

左旋多巴：合用可加重强直和震颤。

机制：本药为磷酸二酯酶抑制药，可减弱左旋多巴的抗震颤麻痹作用。

【生产企业】CHINOIN Pharmaceutical and Chemical Works Private Co. Ltd.

【说明书修改日期】2017年10月31日

（杨舒韵　张俊鹏　邓锐敏）

第三节　止吐药

甲磺酸多拉司琼注射液

【商品名】立必复

【规格】1ml：12.5mg

【适应证】

1.预防初次和重复使用致吐性肿瘤化疗（包括高剂量顺铂）引起的恶心和呕吐。

2.预防手术后恶心和呕吐。

3.治疗手术后恶心和（或）呕吐。

【给药途径】静脉注射、静脉滴注。

【用法用量】

1.成人：化疗前30分钟静注单剂量1.8mg/kg甲磺酸多拉司琼注射液；或者大多数患者可以使用固定剂量100mg，静注30秒以上。

2.儿童患者：2~16岁儿童患者建议在化疗前30分钟静注单剂量1.8mg/kg甲磺酸多拉司琼注射液，最大量不超过100mg。2岁以下儿童用药的安全性和疗效尚未确立。

【禁忌】对本品过敏患者禁用。

【溶媒要求】0.9％氯化钠注射液、5％葡萄糖注射液。

【配伍禁忌】不得与其他药物混合使用。

【调配方法】用相容的注射溶媒稀释至50ml输注15分钟以上。

【成品输液】

颜色性状：无色、澄明溶液。

保存环境及稳定性：稀释后的溶液在正常光照条件下室温24小时或冷藏48小时内稳定。

【滴注要求】输注15分钟以上，输注前后要冲洗输液通道。

【药物相互作用】因为氢化多拉司琼可通过多种途径消除，多拉司琼和氢化多拉司琼与化疗或外科常用药物之间出现临床意义的药物相互作用可能性小。一般与其他药物可能的相互作用是延长QTc间期。多拉司琼与西咪替丁（细胞色素P450非选择性抑制剂）合用7天时，氢化多拉司琼的血浓度升高24%，而与利福平（细胞色素P450有效诱导剂）合用7天时，氢化多拉司琼的血浓度则降低28%。

当甲磺酸多拉司琼与阿替洛尔一起静注时，氢化多拉司琼的清除率降低约27%。

【生产企业】辽宁海思科制药有限公司

【说明书修改日期】2017年11月20日

（余靖雯　陈雄斌　邓锐敏）

甲磺酸托烷司琼注射液

【商品名】舒欧亭

【规格】2ml：4.48mg

【适应证】预防和治疗癌症化疗引起的恶心和呕吐。

【给药途径】静脉注射、静脉滴注。

【用法用量】

1.儿童：2岁以上儿童0.2mg/kg，一天最高可达4.48mg。

2.成人：一次4.48mg，每天一次，疗程为6天。

3.肝功能或肾功能不全患者的应用：肝硬化或肾功能不全患者的血浆药物浓度则较正常的健康志愿者高约50%，如果采用一天4.48mg，共6天的给药方案，则不必减量。

【禁忌】孕妇禁用。

【溶媒要求】0.9%氯化钠注射液、林格液、5%葡萄糖。

【成品输液】

颜色性状：无色、透明、澄清、不易起泡溶液。

保存环境及稳定性：暂无资料。

【滴注要求】化疗前快速静脉滴注或缓慢静脉注射。

【药物相互作用】甲磺酸托烷司琼若与利福平或其他肝酶诱导药物同时使用，则可导致甲磺酸托烷司琼的血浆浓度降低，因此代谢正常者需增加剂量（代谢不良者不需增加）。

【生产企业】北京华素制药股份有限公司

【说明书修改日期】2015年03月23日

（曾康婵　邓锐敏）

盐酸帕洛诺司琼注射液

【规格】5ml：0.25mg

【适应证】

1.预防高度致吐性化疗引起的急性期恶心、呕吐和中度致吐性化疗引起的急性期和迟发期的恶心、呕吐。

2.预防手术后24小时内的手术后恶心、呕吐。

【给药途径】静脉注射。

【用法用量】

1.预防化疗引起的恶心、呕吐：推荐剂量为化疗前约30分钟，单剂量静脉注射帕洛诺司琼0.25mg，注射时间超过30秒钟。

2.预防手术后恶心、呕吐：推荐剂量为诱导麻醉前立即单剂量静脉注射帕洛诺司琼0.075mg，注射时间超过10秒钟。

【禁忌】禁用于已知对该药物或药物中任何组分过敏的患者。

【溶媒要求】0.9%氯化钠注射液、5%葡萄糖注射液。

【成品输液】

颜色性状：无色、透明、澄清溶液。

保存环境及稳定性：暂无资料。

【生产企业】杭州九源基因工程有限公司

【说明书修改日期】2015年10月23日

（杨舒韵　张俊鹏　邓锐敏）

盐酸托烷司琼注射液

【商品名】欣贝

【规格】1ml：5mg

【适应证】预防癌症化疗引起的恶心和呕吐；治疗手术后的恶心和呕吐。

【给药途径】静脉注射、静脉滴注。

【用法用量】

1.成人：推荐剂量为5mg/d，每天1次，疗程为6天。

2.儿童：在2岁以上的儿童剂量为0.2mg/kg，最高可达5mg/d。

【禁忌】以下情况禁用本品。

1.对盐酸托烷司琼过敏者禁用。

2.孕妇禁用。

【用量要求】

1.在任何化疗周期中，本品最多应用6天。

2.在2岁以上的儿童剂量0.2mg/kg，最高可达5mg/d。

【溶媒要求】0.9%氯化钠注射液、5%葡萄糖注射液、林格液。

【成品输液】

颜色性状：无色、澄明溶液。

保存环境及稳定性：暂无资料。

【滴注要求】静脉滴注15分钟以上。

【药物相互作用】

1.盐酸托烷司琼若与利福平或其他肝酶诱导药物（如苯巴比妥）同时使用，则可导致盐酸托烷司琼的血浆浓度降低，因此代谢正常者需增加剂量（代谢不良者不需增加）。

2.细胞色素P450酶抑制剂如西咪替丁，对盐酸托烷司琼的血浆浓度的影响，在正常使用的情况下无需调整剂量。

3.接受静脉高剂量（80mg）盐酸托烷司琼注射液的患者中观察到临床无意义的QTc延长，因此，当与其他可能会导致QTc延长的药物合用时应非常注意。

4.有心率或传导异常疾病的患者以及同时服用抗心律失常药物或β受体阻断药的患者应用盐酸托烷司琼注射液应谨慎。

【生产企业】齐鲁制药有限公司

【说明书修改日期】2016年06月08日

（余欣欣　吴　茹　邓锐敏）

第四节　泻药和止泻药

硫酸镁注射液

【规格】10ml：2.5g

【适应证】本品可作为抗惊厥药，用于妊娠高血压，用以降低血压，治疗先兆子痫和子痫。

【给药途径】静脉注射、静脉滴注。

【用法用量】首次负荷剂量为2.5~4g，用25％葡萄糖注射液稀释至20ml后，5分钟内缓慢静脉注射，以后每小时1~2g静脉滴注维持。

【禁忌】以下情况禁用本品。

1.哺乳期妇女禁用。

2.有心肌损害、心脏传导阻滞者禁用。

【用量要求】24小时用药总量不应超过30g。

【溶媒要求】0.9％氯化钠注射液、5％葡萄糖注射液、葡萄糖氯化钠注射液、乳酸钠林格注射液。

【浓度要求】控制抽搐理想的血清镁浓度为6mg/100ml。

【配伍禁忌】阿昔洛韦、吗啡、盐酸左氧氟沙星、硫酸多黏菌素B、硫酸链霉素、葡萄糖酸钙、盐酸多巴酚丁胺、盐酸普鲁卡因、四环素、青霉素和萘夫西林。

【成品输液】

颜色性状：无色、澄明溶液。

保存环境及稳定性：暂无资料。

【滴注要求】每小时1~2g静脉滴注维持。

【药物相互作用】

1.与硫酸镁配伍禁忌的药物有硫酸多黏菌素B、硫酸链霉素、葡萄糖酸钙、盐酸多巴酚丁胺、盐酸普鲁卡因、四环素、青霉素和萘夫西林（乙氧萘青霉素）。

2.硫酸镁与含下列成分的溶液合用时，可能形成沉淀：酒精（高浓度）、重金属、碱碳酸盐和碳酸氢盐、氢化可的松琥珀酸钠、碱金属氢氧化物、磷酸钠、砷酸盐、硫酸多黏菌素B盐、钡盐、盐酸普鲁卡因、钙盐、水杨酸盐、克林霉素磷酸酯、锶盐、酒石酸盐。

3.硫酸镁应慎用于接受洋地黄治疗的患者，因为如果要求给予钙剂治疗镁中毒，则可能发生导致心传导阻滞的严重心传导变化。

4.中枢神经系统（CNS）抑制剂如巴比妥类药物、麻醉药或其他安眠药（或全身麻醉药）或其他CNS抑制剂与镁剂同时使用时，应该谨慎调整剂量，由于镁剂可增加对CNS的抑制作用。钙可拮抗镁剂产生CNS的抑制作用和外周传输缺陷。

【生产企业】河北天成药业股份有限公司

【说明书修改日期】2015年12月01日

（李蓓蓓　陈雄斌　邓锐敏）

第五节　肝胆疾病用药

多烯磷脂酰胆碱注射液

【规格】5ml

【适应证】各种类型的肝病，如肝炎、慢性肝炎、肝坏死、肝硬化、肝昏迷（包括前驱肝昏迷）；脂肪肝（也见于糖尿患者）；胆汁阻塞；中毒。预防胆结石复发；手术前后的治疗，尤其是肝胆手术；妊娠中毒，包括呕吐；银屑病，神经性皮炎，放射综合征。

【给药途径】静脉注射、静脉滴注。

【用法用量】

1.成人和青少年一般每天缓慢静注1~2安瓿，严重病例每天注射2~4安瓿。一次可同时注射2安瓿的量。

2.除了医生处方外，严重病例每天输注2~4安瓿。如需要，每天剂量可增加至6~8安瓿。

【禁忌】由于本品含有苯甲醇，新生儿和早产儿禁用。

【用量要求】如需要，每天剂量可增加至30~40ml。

【溶媒要求】只可用不含电解质的葡萄糖注射液。

【配伍禁忌】不可与其他任何注射液混合注射。

【成品输液】

颜色性状：黄色澄明溶液。

保存环境及稳定性：暂无资料。

【药物相互作用】迄今为止无药物相互作用的报道。本品严禁用电解质溶液稀释。

【生产企业】成都天台山制药

【说明书修改日期】2015年08月11日

（张俊鹏　吴　茹　邓锐敏）

复方甘草酸苷注射液

【商品名】美能

【规格】40mg：20ml

【适应证】

1.治疗慢性肝病，改善肝功能异常。

2.可用于治疗湿疹、皮肤炎、荨麻疹。

【给药途径】静脉滴注、静脉注射。

【用法用量】

1.成人通常每天1次，5~20ml静脉注射。可依年龄、症状适当增减。

2.慢性肝病每天1次，40~60ml静脉注射或者静脉滴注。可依年龄、症状适当增减。

3.增量时用药剂量限度为每天100ml（5支）。

【禁忌】以下情况禁用本品。

1.对本品既往有过敏史患者禁用。

2.醛固酮症患者、肌病患者、低钾血症患者禁用（可加重低钾血症和高血压症）。

【用量要求】用药剂量限度为每天100ml。

【溶媒要求】0.9%氯化钠注射液、5%葡萄糖注射液。

【成品输液】

颜色性状：无色的澄明液体。

保存环境及稳定性：暂无资料。

【药物相互作用】

1.与祥利尿剂、依他尼酸、呋塞米等苄噻嗪类及其类似降压利尿剂三氯甲噻嗪、氯噻酮等合用，可能出现低钾血症（乏力感、肌力低下等），需充分注意观察血清钾值。

2.与盐酸莫西沙星合用，可能引起室性心动过速（含尖端扭转型室性心动过速），Q-T间期延长。

【生产企业】日本米诺发源制药株式会社

【说明书修改日期】2018年04月19日

（王　韵　张俊鹏　邓锐敏）

甘草酸二铵注射液

【商品名】甘利欣

【规格】10ml：50mg

【适应证】本品适用于伴有谷丙转氨酶（丙氨酸氨基转移酶）升高的急、慢性病毒性肝炎的治疗。

【给药途径】静脉滴注。

【用法用量】静脉滴注，一次150mg（一次3支），以5%~10%葡萄糖注射液250ml稀释后缓慢滴注，每天1次。

【禁忌】严重低钾血症、高钠血症、高血压、心衰、肾衰竭患者禁用。

【用量要求】一次150mg（一次3支），每天1次。

【溶媒要求】5%~10%葡萄糖注射液。

【浓度要求】一次150mg（一次3支），以5%~10%葡萄糖注射液250ml稀释后缓慢滴注。

【配伍禁忌】庆大霉素。

【调配方法】以5%~10%葡萄糖注射液250ml稀释。

【成品输液】

颜色性状：无色、澄明、不易起泡溶液。

保存环境及稳定性：暂无资料。

【滴注要求】一次150mg（一次3支），以5%~10%葡萄糖注射液250ml稀释后缓慢滴注。针剂未经稀释不得进行注射。

【药物相互作用】与依他尼酸、呋塞米、乙噻嗪、三氯甲噻嗪等利尿剂并用时，其利尿作用可增强本品中所含甘草酸二胺的排钾作用，易导致血清钾浓度的下降，应特别注意观察血清钾浓度的测定等。

【生产企业】江苏正大天晴股份有限公司

【说明书修改日期】2019年12月09日

（杨林青 廖定钦 邓锐敏）

精氨酸注射液

【规格】20ml：5g

【适应证】用于肝性脑病，适用于忌钠的患者，也适用于其他原因引起血氨增高所致的精神症状治疗。

【给药途径】静脉滴注。

【用法用量】临用前，用5%葡萄糖注射液500~1000ml稀释后应用。静脉滴注一次15~20g（3~4支）于4小时内滴完。

【禁忌】高氯性酸中毒、肾功能不全及无尿患者禁用。

【用量要求】一次15~20g（3~4支）。

【溶媒要求】0.9%氯化钠注射液、5%葡萄糖注射液、葡萄糖氯化钠注射液。

【配伍禁忌】阿糖胞苷（盐酸盐）、苯海拉明（盐酸盐）、长春新碱（硫酸盐）、地塞米松（磷酸盐）、对氨基水杨酸钠、多黏菌素B（硫酸盐）、呋塞米、磺胺嘧啶钠、克林霉素（磷酸盐）、两性霉素B、硫喷妥钠、氯苯那敏、氯化铵（2%）、吗啡（盐酸盐）、青霉素钾、青霉素钠、碳酸氢钠（5%）、维生素C、依他尼酸钠。

【成品输液】

颜色性状：无色、澄明、不易起泡溶液。

保存环境及稳定性：4小时内滴完。

【滴注要求】4小时内滴完。

【药物相互作用】未进行该项实验且无可靠参考文献。

【生产企业】上海信谊金朱药业有限公司

【说明书修改日期】2017年05月02日

（杨林青　廖定钦　邓锐敏）

门冬氨酸鸟氨酸注射液

【商品名】雅博司（Hepa-Merz）

【规格】10ml：5g（门冬氨酸鸟氨酸5g）

【适应证】因急、慢性肝病引发的血氨升高及治疗肝性脑病，如伴发或继发于肝脏解毒功能受损的潜在性或发作期肝性脑病，尤其适用于治疗肝昏迷早期或肝昏迷的意识模糊状态。

【给药途径】静脉滴注。

【用法用量】

1.急性肝炎，每天1~2安瓿，静脉滴注。慢性肝炎或肝硬化，每天2~4安瓿，静脉滴注。

2.对于其他情况除非医嘱特殊说明，每天用量为不超过4安瓿。

3.对于肝昏迷早期或肝昏迷出现意识模糊状态的患者，应该根据病情的严重程度，在24小时内给予不超过8安瓿本品。

【禁忌】以下情况禁用本品。

1.对于本品中任何成分过敏者禁用。

2.严重肾功能不全的患者（诊断标准是血清中肌酐水平超过3mg/100ml）禁用。

3.妊娠期妇女与哺乳期妇女建议避免使用本品。

【用量要求】24小时内给予不超过8安瓿本品。

【溶媒要求】0.9%氯化钠注射液、5%葡萄糖注射液。

【浓度要求】每500ml输液溶解量不得超过6安瓿本品。

【成品输液】

颜色性状：无色至米黄色澄清溶液。

保存环境及稳定性：暂无资料。

【滴注要求】

输液速度最大不要超过每小时5g门冬氨酸鸟氨酸（相当于1安瓿本品）。

【生产企业】Merz Pharmaceuticals GmbH

【说明书修改日期】2017年02月10日

（黄淑仪　陈雄斌　邓锐敏）

异甘草酸镁注射液

【商品名】天晴甘美

【规格】10ml：50mg

【适应证】本品适用于慢性病毒性肝炎和急性药物性肝损伤。改善肝功能异常。

【给药途径】静脉滴注。

【用法用量】慢性病毒性肝炎每天1次，一次0.1~0.2g，以10%葡萄糖注射液、5%葡萄糖注射液或0.9%氯化钠注射液250ml或100ml稀释后静脉滴注，4周为一疗程或遵医嘱；急性药物性肝损伤每天1次，1次0.2g，以10%葡萄糖注射液或5%葡萄糖注射液或0.9%氯化钠注射液250ml或100ml稀释后静脉滴注，2周为一疗程或遵医嘱。

【禁忌】严重低钾血症、高钠血症、心力衰竭、肾功能衰竭和未能控制的重度高血压患者禁用。

【用量要求】临床研究中每天最大用量为0.2g（40ml）。

【溶媒要求】0.9%氯化钠注射液、5%葡萄糖注射液、10%葡萄糖注射液。

【成品输液】

颜色性状：无色、易起泡、澄明溶液。

保存环境及稳定性：暂无资料。

【药物相互作用】与依他尼酸、呋塞米等噻嗪类及三氯甲噻嗪、氯噻酮等降压利尿剂并用时，其利尿作用可增强本品的排钾作用，易导致血清钾浓度的下降，应注意观察血清钾浓度的测定等。

【生产企业】正大天晴药业集团股份有限公司

【说明书修改日期】2014年10月29日

（余欣欣 吴茹 邓锐敏）

注射用丁二磺酸腺苷蛋氨酸

【商品名】思美泰

【规格】0.5g

【适应证】

1.肝硬化前和肝硬化所致的肝内胆汁淤积。

2.妊娠期肝内胆汁淤积。

【给药途径】肌内注射、静脉注射。

【用法用量】

1.成人：每天500~1000mg，共2周。

2.儿童：每次30~60mg/kg，总量不超过1000mg。

【禁忌】腺苷蛋氨酸禁用于有影响蛋氨酸循环和（或）引起高胱氨酸尿和（或）高同型半胱氨酸血症的遗传缺陷的患者。

【溶媒要求】0.9％氯化钠注射液、5％葡萄糖注射液。

【配伍禁忌】不应与碱性溶液或含钙溶液混合。

【成品输液】

颜色性状：微黄色、透明、澄清、不易起泡溶液。

保存环境及稳定性：暂无资料。

【滴注要求】静脉注射必须非常缓慢。

【生产企业】ABBOTT LABORATORIES DE MEXICO，S.A. DE C.V.

【说明书修改日期】2017年09月27日

（曾康婵　邓锐敏）

注射用复合辅酶

【规格】辅酶A 200单位

【适应证】用于急、慢性肝炎，原发性血小板减少性紫癜，化、放疗所引起的白细胞和血小板降低；对冠状动脉硬化、慢性动脉炎、心肌梗死、肾功能不全引起的少尿、尿毒症等有一定的辅助治疗作用。

【给药途径】肌内注射、静脉滴注。

【用法用量】

1.肌内注射：每次1~2支，用1~2ml 0.9％氯化钠注射液溶解后肌内注射。

2.静脉滴注：每次1~2支，加入5％葡萄糖注射液内稀释后静脉滴注。一日1~2次或隔日1次，严重消耗性疾病、肿瘤患者遵医嘱酌情加量。

【禁忌】以下情况禁用本品。

1.对本品过敏者禁用。

2.孕妇禁用。

3.脑出血初期患者禁用。

4.房室传导阻滞患者禁用。

【用量要求】一次1~2支，严重消耗性疾病、肿瘤患者遵医嘱酌情加量。

【溶媒要求】0.9％氯化钠注射液、5％葡萄糖注射液。

【调配方法】一次1~2支，加入5％葡萄糖注射液内稀释后静脉滴注。

【成品输液】

颜色性状：微黄、澄明、不易起泡溶液。

保存环境及稳定性：配制后的溶液不稳定，宜于临用前溶解，随配随用。

【滴注要求】一次1~2支，加入5％葡萄糖注射液内稀释后静脉滴注。

【药物相互作用】尚不明确。

【生产企业】北京双鹭药业股份有限公司

【说明书修改日期】2014年03月03日

（杨林青　廖定钦　邓锐敏）

注射用还原性谷胱甘肽

【商品名】阿拓莫兰

【规格】1.8g

【适应证】

1.化疗患者，尤其是大剂量化疗时。

2.放射治疗患者。

3.各种低氧血症。

4.肝脏疾病。

5.亦可用于有机磷、氨基或硝基化合物中毒的辅助治疗。

6.解药物毒性。

【给药途径】静脉注射、肌内注射、静脉滴注。

【用法用量】

1.化疗患者：给化疗药物前15分钟内将$1.5g/m^2$溶解，于15分钟内静脉输注，第2~5天每天肌内注射本品600mg。用顺氯铵铂化疗时，建议本品的用量不宜超过35mg/mg顺氯铵铂，以免影响化疗效果。

2.肝脏疾病的辅助治疗。①病毒性肝炎：1.2g，每天1次，静脉注射，30天；②重症肝炎：1.2~2.4g，每天1次，静脉注射，30天；③活动性肝炎：1.2g，每天1次，静脉注射，30天；④脂肪肝：1.8g，每天1次，静脉注射，30天；⑤酒精性肝炎：1.8g，每天1次，静脉注射，14~30天；⑥药物性肝炎：1.2~1.8g，每天1次，静脉注射，14~30天。滴注时间为1~2小时。

3.用于放疗辅助用药，照射后给药，剂量$1.5g/m^2$，或遵医嘱。

4.其他疾病：如低氧血症，将$1.5g/m^2$本品溶解后静脉输注，病情好转后每天肌内注射300~600mg维持。

5.疗程：肝脏疾病一般30天为一疗程，其他情况根据病情决定。

【禁忌】对本品有过敏反应者禁用。

【溶媒要求】0.9%氯化钠注射液、5%葡萄糖注射液。

【调配方法】难溶解，需振荡。

【成品输液】

颜色性状：无色、澄明、不易起泡溶液

保存环境及稳定性：暂无资料。

【药物相互作用】本品不得与维生素B_{12}、维生素K_3、甲萘醌、泛酸钙、乳清酸、抗组胺制剂、磺胺药及四环素等混合使用。

【生产企业】重庆药友制药有限责任公司

【说明书修改日期】2018年11月01日

（廖定钦　杨林青　邓锐敏）

注射用门冬氨酸鸟氨酸

【商品名】瑞甘

【规格】2.5g

【适应证】治疗因急、慢性肝病（如肝硬化、脂肪肝、肝炎）所致的高血氨症，特别适用于因肝脏疾患引起的中枢神经系统症状的解除及肝昏迷的抢救。

【给药途径】静脉滴注。

【用法用量】

1.急性肝炎，每天5~10g，静脉滴注。

2.慢性肝炎或肝硬化，每天10~20g，静脉滴注（病情严重者可酌量增加）

3.肝昏迷治疗可以参考以下方案：第一天的第一个6小时内用20g，第二个6小时内分两次给药，每次10g，静脉滴注。

【禁忌】对氨基酸类药物过敏者及严重的肾功能衰竭（血清肌酐>3mg/100ml）患者禁用。

【用量要求】每天不超过40g为宜。

【溶媒要求】0.9%氯化钠注射液、5%或10%葡萄糖注射液。

【浓度要求】门冬氨酸鸟氨酸的浓度不超过2%。

【成品输液】

颜色性状：无色、澄明溶液。

保存环境及稳定性：暂无资料。

【滴注要求】缓慢滴注。

【生产企业】武汉启瑞药业有限公司

【说明书修改日期】2015年01月11日

（吴　茹　杨舒韵　邓锐敏）

第六章
泌尿系统用药

一、利尿药

呋塞米注射液

【规格】2ml：20mg

【适应证】

1.水肿性疾病。

2.高血压。

3.预防急性肾功能衰竭。

4.高钾血症及高钙血症。

5.稀释性低钠血症。

6.抗利尿激素分泌过多症（SIADH）。

7.急性药物毒物中毒。

【给药途径】静脉注射、静脉滴注。

【用法用量】

1.成人

（1）治疗水肿性疾病。紧急情况或不能口服者，可静脉注射，开始20~40mg，必要时每2小时追加剂量，直至出现满意疗效。维持用药阶段可分次给药。

（2）治疗急性左心衰竭时，起始40mg静脉注射，必要时每小时追加80mg，直至出现满意疗效。

（3）治疗急性肾功能衰竭时，可用200~400mg加于氯化钠注射液100ml内静脉滴注，滴注速度每分钟不超过4mg。有效者可按原剂量重复应用或酌情调整剂量，每日总剂量不超过1g。利尿效果差时不宜再增加剂量，以免出现肾毒性，对急性肾衰竭功能恢复不利，治疗慢性肾功能不全时，一般每天剂量40~120mg。

（4）治疗高血压危象时，起始40~80mg静注，伴急性左心衰竭或急性肾功能衰竭时，可酌情增加剂量。

（5）治疗高钙血症时，可静脉注射，一次20~80mg。

2.小儿：治疗水肿性疾病，起始按1mg/kg静脉注射，必要时每隔2小时追加1mg/kg。最大剂量可达每天6mg/kg。新生儿应延长用药间隔。

【禁忌】尚不明确。

【用量要求】每日总剂量不超过1g。

【溶媒要求】0.9%氯化钠注射液、5%葡萄糖注射液、10%葡萄糖注射液、葡萄糖氯化钠注射液、林格液。

【成品输液】

颜色性状：无色、澄明溶液。

保存环境及稳定性：暂无资料。

【滴注要求】滴注速度每分钟不超过4mg。

【药物相互作用】

1.肾上腺糖、盐皮质激素，促肾上腺皮质激素及雌激素能降低本药的利尿作用，并增加电解质紊乱尤其是低钾血症的发生机会。

2.非甾体类消炎镇痛药能降低本药的利尿作用，肾损害机会也增加，这与前者抑制前列腺素合成，减少肾血流量有关。

3.与拟交感神经药物及抗惊厥药物合用，利尿作用减弱。

4.与氯贝丁酯（安妥明）合用，两药的作用均增强，并可出现肌肉酸痛、强直。

5.与多巴胺合用，利尿作用加强。

6.饮酒及含酒精制剂和可引起血压下降的药物能增强本药的利尿和降压作用；与巴比妥类药物、麻醉药合用，易引起体位性低血压。

7.本药可使尿酸排泄减少，血尿酸升高，故与治疗痛风的药物合用时，后者的剂量应做适当调整。

8.降低降血糖药的疗效。

9.降低抗凝药物和抗纤溶药物的作用，主要是利尿后血容量下降，致血中凝血因子浓度升高，以及利尿使肝血液供应改善、肝脏合成凝血因子增多有关。

10.本药加强非去极化肌松药的作用，与血钾浓度下降有关。

11.与两性霉素、头孢霉素、氨基糖苷类等抗生素合用，肾毒性和耳毒性增加，尤其是原有肾损害时。

12.与抗组胺药物合用时耳毒性增加，易出现耳鸣、头晕、眩晕。

13.与锂合用肾毒性明显增加，应尽量避免。

14.服用水合氯醛后静脉注射本药可致出汗、面色潮红和血压升高，此与甲状腺素由结合状态转为游离状态增多，导致分解代谢加强有关。

15.与碳酸氢钠合用发生低氯性碱中毒机会增加。

【生产企业】天津金耀集团湖北天药药业股份有限公司

【说明书修改日期】2015年12月01日

（张俊鹏　吴　茹　邓锐敏）

托拉塞米注射液

【商品名】丽泉

【规格】2ml：10mg

【适应证】

本品适用于需要迅速利尿或不能口服利尿剂的充血性心力衰竭、肝硬化腹水、肾脏疾病所致的水肿患者。

【给药途径】静脉注射、静脉滴注。

【用法用量】

1.充血性心力衰竭所致的水肿、肝硬化腹水：一般初始剂量为5mg或10mg，每天1次，缓慢静脉注射，也可以用5％葡萄糖溶液或0.9％氯化钠注射液稀释后进行静脉输注；如疗效不满意可增加剂量至20mg，每天1次，每天最大剂量为40mg，疗程不超过1周。

2.肾脏疾病所致的水肿，初始剂量20mg，每天1次，以后根据需要可逐渐增加剂量至最大剂量每天100mg，疗程不超过1周。

【禁忌】以下患者禁用本品。

1.肾功能衰竭无尿患者。

2.肝昏迷前期或肝昏迷患者。

3.对本品或磺酰脲类过敏患者。

4.低血压、低血容量、低钾或低钠血症患者。

5.严重排尿困难（如前列腺肥大）患者。

【用量要求】最大剂量每日100mg（10支），疗程不超过1周。

【溶媒要求】0.9％氯化钠注射液、5％葡萄糖注射液。

【配伍禁忌】脑蛋白水解物、脑蛋白水解物氯化钠。

【成品输液】

颜色性状：无色、澄明溶液。

保存环境及稳定性：暂无资料。

【药物相互作用】

1.本品引起的低钾血症可加重强心苷类的不良反应。

2.本品可加强盐和糖皮质类固醇和轻泻剂的钾消耗作用。

3.非甾体类抗炎药（如吲哚美辛）和丙磺舒可降低本品的利尿和降压作用。

4.本品可加强抗高血压药物的作用。

5.本品连续用药或开始与一种血管紧张素转化酶抑制剂合并用药可能会使血压过度降低。

6.本品可降低抗糖尿病药物的作用。

7.在高剂量使用时可能会加重氨基糖苷类抗生素（如卡那霉素、庆大霉素、妥布霉素）、顺铂类制剂和头孢类的耳毒性与肾毒性。

8.本品可加强箭毒样肌松药和茶碱类药物的作用。

9.本品可降低去甲肾上腺素和肾上腺素的作用。

10.当患者使用大剂量水杨酸盐类时本品可增加水杨酸盐类的毒性。

【生产企业】浙江诚意药业股份有限公司

【说明书修改日期】2013年07月09日

（李蓓蓓　陈雄斌　邓锐敏）

二、脱水药

甘露醇注射液

【规格】250ml：50g

【适应证】

1.作为组织脱水药，用于治疗各种原因引起的脑水肿，降低颅内压，防止脑疝。

2.降低眼内压。可有效降低眼内压，应用于其他降眼内压药无效时或眼内手术前准备。

3.作为渗透性利尿药，用于鉴别肾前性因素或急性肾功能衰竭引起的少尿。亦可应用于预防各种原因引起的急性肾小管坏死。

4.作为辅助性利尿措施治疗肾病综合征、肝硬化腹水，尤其是当伴有低蛋白血症时。

5.对某些药物逾量或毒物中毒（如巴比妥类药物、锂、水杨酸盐和溴化物等），本药可促进上述物质的排泄，并防止肾毒性。

6.作为冲洗剂，应用于经尿道内作前列腺切除术。

7.术前肠道准备。

【给药途径】静脉输注。

【用法用量】

1.利尿：常用量为按体重1~2g/kg，一般用20%溶液250ml静脉滴注。

2.治疗脑水肿、颅内高压和青光眼：按体重0.25~2g/kg。

3.鉴别肾前性少尿和肾性少尿：按体重0.2g/kg。

4.预防急性肾小管坏死：先给予12.5~25g。

5.治疗药物、毒物中毒：50g以20%溶液静滴。

6.肠道准备：术前4~8小时，10%溶液1000ml于30分钟内口服完毕。

【禁忌】请勿用于以下患者。

1.已确诊为急性肾小管坏死及重度肾脏疾病所致的无尿患者，包括对试用甘露醇无反应者，因甘露醇积聚引起血容量增多，加重心脏负担。

2.严重失水者。

3.颅内活动性出血者（因扩容加重出血），但颅内手术时除外。

4.急性肺水肿或严重肺淤血。

5.甘露醇治疗开始后出现进行性肾损伤或功能障碍，包括少尿加重和氮质血症。

6.原有血浆高渗血症。

7.甘露醇治疗开始后出现进行性心力衰竭或肺充血。

8.原有重度肺血管充血或肺水肿。

9.已知对甘露醇存在超敏反应。

【溶媒要求】本品应避免与无机盐类药物（如氯化钠、氯化钾等）配伍，以免降低疗效或引起甘露醇结晶析出；静脉注入时漏出血管外可引起组织肿胀或坏死。

【配伍禁忌】复方醋酸钠、林格液、氯化钙、氯化钾、氯化钠、氯化筒箭毒碱、葡萄糖氯化钠、葡萄糖酸钙、碳酸氢钠、头孢匹林。

【调配方法】静脉滴注，20%注射液应直接静滴，勿稀释，以免影响其高渗作用。

【成品输液】

颜色性状：无色、澄明、不易起泡溶液。

保存环境及稳定性：暂无资料。

【滴注要求】

1.特定甘露醇浓度的选择、用量及输液速率取决于患者的年龄、体重和临床状况及合并治疗。

2.必须只经静脉输注，采用无菌、无热源装置给予甘露醇注射液。高渗性甘露醇注射液可能引起静脉损伤。请经中央静脉给药。

3.20%注射液应直接静滴，勿稀释，以免影响其高渗作用。

4.本品应快速输注，忌配其他应缓滴的药物及无机盐类，以免降低脱水效果。

【药物相互作用】

1.可增加洋地黄毒性作用，与低钾血症有关。

2.增加利尿药及碳酸酐酶抑制剂的利尿和降眼内压作用，与这些药物合并时应调整剂量。

【生产企业】上海百特医疗用品有限公司

【说明书修改日期】2019年12月09日

（杨林青　廖定钦　邓锐敏）

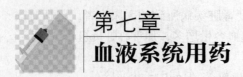

第七章
血液系统用药

第一节 升血细胞药

蔗糖铁注射液

【商品名】维乐福

【规格】5ml：0.1g

【适应证】本品适用于口服铁剂效果不好而需要静脉铁剂治疗的患者，如口服铁剂不能耐受的患者、口服铁剂吸收不好的患者。

【给药途径】静脉注射、静脉滴注。

【用法用量】

1.常用剂量

（1）成人和老年人：根据血红蛋白水平每周用药2~3次，每次5~10ml（100~200mg铁）。

（2）儿童：根据血红蛋白水平每周用药2~3次，每次0.15ml/kg体重本品（相当于3mg铁/kg体重）。

2.最大耐受单剂量：成年人和老年人，注射时，用至少10分钟注射给予本品10ml（200mg铁）。输液时，如果临床需要，给药单剂量可增加到0.35ml本品/kg体重（7mg铁/kg体重），最多不可超过25ml本品（500mg铁），应稀释到500ml 0.9%（w/v）0.9%氯化钠注射液中，至少滴注3.5小时，每周1次。

【禁忌】本品禁止用于以下患者。

1.非缺铁性贫血者。

2.铁过量或铁利用障碍者。

3.已知对单糖或二糖铁复合物过敏者。

【溶媒要求】只可用0.9%氯化钠注射液。

【浓度要求】1ml本品最多只能稀释到20ml 0.9%氯化钠注射液。

【成品输液】

颜色性状：深褐色溶液。

保存环境及稳定性：如果在日光中在4~25℃的温度下贮存，稀释后的本品应在12小时内使用。

【滴注要求】100mg铁滴注至少15分钟；200mg至少滴注30分钟；300mg至少滴注1.5小时；400mg至少滴注2.5小时；500mg至少滴注3.5小时。

【药物相互作用】和所有的非肠道铁剂一样，本品会减少口服铁剂的吸收。所以本品不能与口服铁剂同时使用。因此口服铁剂的治疗应在注射完本品的5天之后开始使用。

【生产企业】瑞士维福国际公司

【说明书修改日期】2017年08月11日

（余欣欣　吴　茹　邓锐敏）

第二节　抗纤维蛋白溶解药

氨甲苯酸注射液

【规格】10ml：100mg

【适应证】本品主要用于因原发性纤维蛋白溶解过度所引起的出血。

【给药途径】静脉注射、静脉滴注。

【用法用量】静脉注射或滴注：一次0.1~0.3g，一天不超过0.6g。

【禁忌】未进行该项实验且无可靠参考文献。

【用量要求】一次0.1~0.3g，一天不超过0.6g。

【溶媒要求】0.9%氯化钠注射液、5%葡萄糖注射液。

【配伍禁忌】青霉素、尿激酶等溶栓剂。

【成品输液】

颜色性状：无色、澄明、不易起泡溶液。

保存环境及稳定性：暂无资料。

【药物相互作用】口服避孕药、雌激素或凝血酶原复合物浓缩剂与本品合用，有增加血栓形成的危险。

【生产企业】上海信谊金朱药业有限公司

【说明书修改日期】2019年12月09日

（廖定钦　杨林青　邓锐敏）

酚磺乙胺注射液

【规格】2ml：0.5g

【适应证】用于防治各种手术前后的出血，也可用于血小板功能不良、血管脆性增加而引起的出血，亦可用于呕血、尿血等。

【给药途径】肌内注射、静脉注射、静脉滴注。

【用法用量】

1.肌内注射或静脉注射：一次0.25~0.5g，一日0.5~1.5g。静脉滴注：一次0.25~0.75g，一日2~3次，稀释后滴注。

2.预防手术后出血：术前15~30分钟静脉滴注或肌内注射0.25~0.5g，必要时2小时后再注射0.25g。

【禁忌】未进行该项实验且无可靠参考文献。

【溶媒要求】0.9%氯化钠注射液、5%葡萄糖注射液。

【配伍禁忌】不可与氨基己酸注射液混合使用。

【成品输液】

颜色性状：无色、澄明溶液。

保存环境及稳定性：药液易氧化变色，碱性环境、光照、与空气接触时间过长等均可加速氧化和变色。

【药物相互作用】右旋糖酐抑制血小板聚集，延长出血及凝血时间，理论上与本品呈拮抗作用。

【生产企业】上海上药第一生化药业有限公司

【说明书修改日期】2007年05月08日

（张俊鹏　吴　茹　邓锐敏）

第三节　抗凝药、抗血小板药及溶栓药

一、抗凝药

肝素钠注射液

【规格】2ml：1.25万单位

【适应证】用于防治血栓形成或栓塞性疾病（如心肌梗死、血栓性静脉炎、肺栓塞等）；各种原因引起的弥散性血管内凝血（DIC）；也用于血液透析、体外循环、导管术、微血管手术等操作中及某些血液标本或器械的抗凝处理。

【给药途径】皮下注射、静脉注射、静脉滴注。

【用法用量】

1.深部皮下注射：首次5000~10000单位，以后每8小时8000~10000单位或每12小时15000~20000单位；每24小时总量30000~40000单位，一般均能达到满意的效果。

2.静脉注射：首次5000~10000单位之后，或按体重每4小时100单位/kg，用氯化钠注射液稀释后应用。

3.静脉滴注：每天20000~40000单位，加至氯化钠注射液1000ml中持续滴注。滴注前可先静脉注射5000单位作为初始剂量。

4.预防性治疗：高危血栓形成患者，大多是用于腹部手术之后，以防止深部静脉血栓。在外科手术前2小时先给5000单位肝素皮下注射，但麻醉方式应避免硬膜外麻醉，然后每隔8~12小时5000单位，共约7天。

【禁忌】对肝素过敏者、有自发出血倾向者、血液凝固迟缓者（如血友病、紫癜、血小板减少）、溃疡病者、创伤者、产后出血者及严重肝功能不全者禁用。

【溶媒要求】0.9%氯化钠注射液。

【配伍禁忌】阿米卡星（硫酸盐）、阿糖胞苷（盐酸盐）、阿替普酶、氨苄西林、苯磺酸阿曲库铵、苯海拉明（盐酸盐）、长春新碱（硫酸盐）、多柔比星（盐酸盐）、多黏菌素B（硫酸盐）、呋塞米、复方醋酸钠、红霉素（乳糖酸盐）、磺胺异噁唑（二醇胺盐）、肼屈嗪（盐酸盐）、卡那霉素（硫酸盐）、利舍平、链霉素（硫酸盐）、氯苯那敏、氯丙嗪（盐酸盐）、氯霉素、吗啡（盐酸盐）、哌替啶（盐酸盐）、葡萄糖氯化钠、葡萄糖酸钙（10%）、普鲁卡因（盐酸盐）、青霉素钾、青霉素钠、氢化可的松琥珀酸钠、庆大霉素（硫酸盐）、四环素（盐酸盐）、透明质酸、头孢噻啶、头孢噻吩钠、万古霉素（盐酸盐）、新生霉素、盐酸柔红霉素、盐酸表阿霉素、依他尼酸钠、异丙嗪（盐酸盐）、左啡诺酒石酸盐。

【成品输液】
颜色性状：无色、透明、澄清溶液。
保存环境及稳定性：暂无资料。

【药物相互作用】
1.本品与下列药物合用，可加重出血危险。
（1）香豆素及其衍生物，可导致严重的因子IX缺乏而致出血。
（2）阿司匹林及非甾体消炎镇痛药，包括甲芬那酸、水杨酸等，均能抑制血小板功能，并能诱发胃肠道溃疡出血。
（3）双嘧达莫、右旋糖酐等可能抑制血小板功能。
（4）肾上腺皮质激素、促肾上腺皮质激素等易诱发胃肠溃疡出血。
（5）其他尚有依他尼酸、组织纤溶酶原激活物（t-PA）、尿激酶、链激酶等。
2.肝素并用碳酸氢钠、乳酸钠等纠正酸中毒的药物可促进肝素的抗凝作用。

3.肝素与透明质酸酶混合注射,既能减轻肌注痛,又可促进肝素吸收。但肝素可抑制透明质酸酶活性,故两者应临时配伍使用,药物混合后不宜久置。

4.肝素可与胰岛素受体作用,从而改变胰岛素的结合和作用。已有肝素致低血糖的报道。

5.甲巯咪唑、丙硫氧嘧啶与本品有协同作用。

【生产企业】天津生物化学制药有限公司

【说明书修改日期】2016年01月31日

(杨林青　廖定钦　邓锐敏)

二、抗血小板药

注射用前列地尔

【商品名】保达新

【规格】20μg

【适应证】用于治疗第Ⅲ、Ⅳ期慢性阻塞性动脉疾病(Fontaine分类)。

【给药途径】静脉滴注、静脉注射。

【用法用量】

1.静脉注射:将2安瓿本品(40μg前列地尔)溶于50~250ml 0.9%氯化钠注射液中,将此溶液作静脉滴注,2小时滴完,每天2次。或将3安瓿本品(60μg前列地尔)溶于50~250ml 0.9%氯化钠注射液中进行静脉滴注,3小时滴完,每次1次。

2.动脉内注射:将1安瓿本品(相当于20μg前列地尔)溶于50ml 0.9%氯化钠注射液。基于目前的资料,下列剂量方案适合于动脉内输注治疗。除非另有说明,半安瓿本品(10μg前列地尔)由输注泵于60~120分钟内经动脉输完。如有必要,特别是如果存在坏死,只要可以耐受,剂量可增加至1安瓿(20μg前列地尔)。通常每天输注1次。如动脉内输注是通过一个导管给予,根据耐受性和症状的严重程度,建议剂量为每分钟0.1~0.6ng/kg体重,用输液泵输注12小时以上。

【禁忌】以下情况禁用本品。

1.对本品及其中辅料过敏者禁用。

2.心功能不良的患者,如纽约心脏病协会(NYHA)心衰分级Ⅲ级和Ⅳ级、血流动力学相关的心律失常、未经充分治疗的冠心病、二尖瓣和(或)主动脉瓣狭窄和(或)关闭不全,及最近6个月内有心肌梗死病史患者禁用。

3.有急性肝功能损害症状(氨基转移酶转氨酶或γ-谷氨酰转移酶升高)

或已知有严重肝脏疾病功能损害（包括有其中一项病史）的患者禁用。

4.妊娠和哺乳期妇女禁用。

5.最近6个月内有脑血管意外病史的患者、严重低血压者禁用。

6.出血倾向，如急性糜烂性或出血性胃和十二指肠溃疡患者禁用。

7.急性肺水肿或有肺水肿病史的心衰患者，严重慢性阻塞性肺病（COPD）或肺静脉闭塞病（PVOD）患者，弥散性肺浸润患者禁用。

8.用于儿童的有效性和安全性尚未确立。

【用量要求】尚无每天剂量超过120μg的文献。

【溶媒要求】0.9%氯化钠注射液、5%葡萄糖注射液。

【配伍禁忌】普通胰岛素、脑蛋白水解物、头孢曲松。

【成品输液】

颜色性状：无色、澄明溶液。

保存环境及稳定性：稀释后必须在2小时内使用，24小时内用完。

【滴注要求】2安瓿溶解后静脉输注持续2小时，3安瓿溶解后静脉输注持续3小时。

【药物相互作用】

1.本品治疗期间可增强降血压药物（降压药）和血管扩张物质（血管扩张剂）的作用，也可增强冠心病治疗药物的作用，与这些药物同时使用应密切监视心血管功能。

2.同时使用延迟血液凝固的药物（抗凝剂、血小板聚集抑制剂）可增加这些患者的出血倾向。

【生产企业】UCB Pharma GmbH.德国

【说明书修改日期】2016年05月05日

（陈雄斌　杨林青　邓锐敏）

三、溶栓药

注射用尿激酶

【规格】10万单位

【适应证】

1.用于血栓栓塞性疾病的溶栓治疗，包括急性广泛性肺栓塞、冠状动脉栓塞（胸痛6~12小时内）、急性心肌梗死、急性脑血管栓塞（发病3~6小时内）、视网膜动脉栓塞、严重髂-股静脉血栓形成及其他外周动脉栓塞症状。

2.用于预防人工心脏瓣膜替换术后的血栓形成，保持血管插管、胸腔及心包腔引流管的通畅。

【给药途径】静脉滴注、眼科冲洗。

【用法用量】

1.肺栓塞：初次剂量按4400单位/kg体重，以0.9%氯化钠溶液或5%葡萄糖溶液配制，以90ml/h速度在10分钟内滴完；其后以每小时4400单位的给药速度，连续静脉滴注2小时或12小时。肺栓塞时，也可按15000单位/kg体重用0.9%氯化钠溶液配制后肺动脉内注入；必要时，可根据情况调整剂量，间隔24小时重复一次，最多使用3次。

2.心肌梗死：建议以0.9%氯化钠溶液配制后，按6000单位/分钟速度冠状动脉内连续滴注2小时，滴注前应先行静脉给予肝素2500~10000单位。也可将本品200万~300万单位配制后静脉滴注，45~90分钟滴完。

3.外周动脉血栓：以0.9%氯化钠溶液配制本品（浓度2500单位/毫升），以4000单位/分速度经导管注入血凝块。每2小时夹闭导管1次；可调整滴入速度为1000单位/分钟，直至血块溶解。

4.防治心脏瓣膜替换术后的血栓形成：可用本品按4400单位/kg体重，0.9%氯化钠溶液配制后10~15分钟滴完。然后以每小时4400单位/kg体重的速度静脉滴注维持。当瓣膜功能正常后即停止用药；如用药24小时仍无效或发生严重出血倾向应停药。

5.脓胸或心包积脓：常用抗生素和脓液引流术治疗。可胸腔或心包腔内注入灭菌注射用水配制的本品（浓度5000单位/毫升）1万~25万单位。

6.眼科应用：常用量为5000单位用2ml 0.9%氯化钠溶液配制冲洗前房。

【禁忌】以下情况禁用本品。

1.急性内脏或颅内出血患者禁用。

2.陈旧性脑梗死患者禁用。

3.颅内肿瘤、动静脉畸形、动脉瘤患者禁用。

4.近2个月内接受过颅内或脊髓手术患者禁用。

5.血液凝固异常患者禁用。

6.严重难控制的高血压患者禁用。

7.相对禁忌证包括延长的心肺复苏术、严重高血压、近4周内的外伤、3周内手术或组织穿刺、妊娠、分娩后10天、活跃性溃疡病及重症肝脏疾患。

【用量要求】成人总用药量不超过300万单位。

【溶媒要求】

1.宜用0.9%氯化钠注射液、5%葡萄糖注射液。

2.本品不得用酸性溶液稀释，以免药效下降。

【配伍禁忌】氨甲苯酸、头孢唑林钠、复方氨基酸、酚磺乙胺、呋塞米、氨茶碱、氨基己酸、氨甲环酸、胞磷胆碱。

【成品输液】

颜色性状：无色、透明、澄清溶液。

保存环境及稳定性：水溶液不稳定，需新鲜配制。已配制的药液置于室温（25℃）下不能超过8小时，低温（2~5℃）不可超过48小时。

【滴注要求】

1.肺栓塞：以90ml/h速度在10分钟内滴完；其后以每小时4400单位的给药速度，连续静脉滴注2小时或12小时。

2.心肌梗死：按6000单位/分钟速度冠状动脉内连续滴注2小时，滴注前应先行静脉给予肝素2500~10000单位。也可将本品200万~300万单位配制后静脉滴注，45~90分钟滴完。

3.外周动脉血栓：以0.9%氯化钠溶液配制本品（浓度2500单位/毫升）4000单位/分钟速度经导管注入血凝块。每2小时夹闭导管1次；可调整滴入速度为1000单位/分钟，直至血块溶解。

4.防治心脏瓣膜替换术后的血栓形成：0.9%氯化钠溶液配制后10~15分钟滴完。然后以每小时4400单位/kg体重的速度静脉滴注维持。

【药物相互作用】本品与其他药物的相互作用尚无报道。鉴于本品为溶栓药，因此，影响血小板功能的药物，如阿司匹林、吲哚美辛、保太松等，不宜合用。肝素和口服抗凝血药不宜与大剂量本品同时使用，以免增加出血危险。

【生产企业】南京南大药业有限责任公司

【说明书修改日期】2015年12月01日

（杨舒韵　张俊鹏　邓锐敏）

第四节　纤维蛋白溶解药

注射用纤溶酶

【规格】100单位

【适应证】用于脑梗死、高凝血状态及血栓性脉管炎等外周血管疾病。

【给药途径】静脉滴注。

【用法用量】

1.预防用：治疗高凝血状态时，一次100单位（1支），一日1次。14天为一个疗程。

2.治疗用：若患者一般状况较好，除第一次使用100单位（1支）外，以后可每日使用1次，每次用200~300单位（2~3支），加到500ml 0.9%氯化钠注射液或5%葡萄糖注射液中稀释进行静脉滴注，7~10天为一个疗程。若患者一般状况较差，除第一次使用100单位（1支）外，以后可隔日用200单位（2支）进行静脉滴注，一个疗程仍为7~10天。

3.血小板<80×10⁹/L应停药观察。严重高血压应控制在180/110mmHg以下才能应用，若舒张压偏高应使用5%葡萄糖溶液作稀释液，而不用0.9%氯化钠注射液。糖尿病患者则应用0.9%氯化钠注射液作稀释液，而不用5%葡萄糖溶液。

【禁忌】以下患者禁用本品。

1.有凝血机制障碍、出血倾向患者禁用。

2.严重肝肾功能损伤、活动性肺结核空洞及消化性溃疡患者禁用。

3.皮试阳性反应者应禁用。

4.孕妇及哺乳期妇女禁用。

【用量要求】本品静脉给予药量一次不宜超过300单位。

【溶媒要求】0.9%氯化钠注射液、5%葡萄糖注射液。

【成品输液】

颜色性状：无色、微起泡、澄明溶液。

保存环境及稳定性：暂无资料。

【滴注要求】治疗高凝血状态时，以每分钟45~50滴的速度进行静脉滴注。

【药物相互作用】未进行该项实验且无可靠参考文献。

【生产企业】北京赛升药业股份有限公司

【说明书修改日期】2011年08月29日

（余欣欣　吴　茹　邓锐敏）

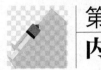

第八章
内分泌系统用药

第一节　下丘脑－垂体激素与相关药物

一、抗利尿药

醋酸去氨加压素注射液

【规格】1ml：4μg

【适应证】

1.在介入性治疗或诊断性手术前，使延长的出血时间缩短或恢复正常；适用于先天性或药物诱发的血小板机能障碍、尿毒症、肝硬化及不明原因而引起的出血时间延长的患者。使延长的出血时间缩短或恢复正常。

2.对本品试验剂量呈阳性反应的轻度甲型血友病及血管性血友病的患者，可用于控制及预防小型手术时的出血。在个别情况下，本品甚至会对中度病情的患者产生疗效。禁用于ⅡB型血管性血友病患者。

3.中枢性尿崩症。

4.肾尿液浓缩功能试验。

【给药途径】静脉滴注、肌内注射、皮下注射。

【用法用量】

1.控制出血或手术前预防出血：按体重0.3μg/kg的剂量，用0.9%氯化钠注射液稀释至50~100ml，在15~30分钟内静脉滴注；若效果显著，可间隔时间为6~12小时重复给药1~2次；若再次重复给药可能会降低疗效。

2.中枢型尿崩症：当鼻腔给药不适合时可使用本品注射液，根据患者的尿量和尿渗透压而调整剂量。静脉注射的常用剂量如下。

（1）成人每天1~2次，每次1~4μg；一岁以上儿童每天1~2次，每次0.1~1μg。

（2）由于1岁以下儿童的用药经验有限，建议首剂量为0.05μg，然后根据患者的尿量和电解质状态进行滴注。

3.肾尿液浓缩功能试验

（1）成人肌内或皮下注射的常用剂量为4μg（1ml）。

（2）一岁以上儿童每天1~2μg。

（3）一岁以下的婴儿剂量为0.4μg。

（4）建议对儿童首先使用鼻腔给药的制剂。

【禁忌】以下患者禁用本品。

1.习惯性及精神性烦渴症患者禁用。

2.不稳定型心绞痛患者禁用。

3.代偿失调的心功能不全患者禁用。

4.ⅡB型血管性血友病的患者禁用。

5.需要用利尿剂的其他疾病患者禁用。

6.运动员慎用。

【溶媒要求】0.9%氯化钠注射液。

【配伍禁忌】50-50混合人胰岛素、精蛋白锌重组人胰岛素、门冬胰岛素、重组人胰岛素。

【成品输液】

颜色性状：无色、澄明溶液。

保存环境及稳定性：暂无资料。

【滴注要求】控制出血或手术前预防出血：在15~30分钟内静脉滴注。

【药物相互作用】一些可引起释放抗利尿激素的药物，如三环类抗抑郁剂、氯丙嗪、卡马西平等，可增加抗利尿作用和增加水潴留的危险。

【生产企业】深圳翰宇药业股份有限公司

【说明书修改日期】2015年11月30日

（吴　茹　杨舒韵　邓锐敏）

二、生长激素

注射用生长抑素

【商品名】思他宁

【规格】3mg

【适应证】

1.严重急性食道静脉曲张出血。

2.严重急性胃、十二指肠溃疡出血，或并发急性糜烂性胃炎或出血性胃炎。

3.胰、胆和肠瘘的辅助治疗。

4.胰腺术后并发症的预防和治疗。

5.糖尿病酮症酸中毒的辅助治疗。

【给药途径】静脉注射、静脉滴注。

【用法用量】

1.慢速冲击注射：（3~5分钟）250μg或以每小时250μg的速度连续滴注（约相当于每kg体重，每小时3.5μg）给药。

2.连续滴注给药：须用1支3mg的本品配制足够使用12小时的药液，输液量应调节为每小时250μg，并建议使用输液注射器。

【禁忌】孕妇不得使用本品，除非无其他安全替代措施。

【溶媒要求】0.9%氯化钠注射液、5%葡萄糖注射液。

【浓度要求】配制足够使用12小时的药液。

【成品输液】

颜色性状：无色、透明、澄清、不易起泡溶液。

保存环境及稳定性：暂无资料。

【滴注要求】

1.每小时250μg。

2.酮症酸中毒的患者，以每小时100~500μg的速度静脉点滴。

【药物相互作用】本品可延长环己烯巴比妥引起的睡眠时间，而且加剧戊烯四唑的作用，所以不应与这类药物或产生同样作用的药物同时使用。

【生产企业】Merck Serono SA Aubome Branch

【说明书修改日期】2016年05月13日

（曾康婵　邓锐敏）

三、生长激素释放抑制激素类药物

醋酸奥曲肽注射液

【商品名】善宁

【规格】1ml：0.1mg

【适应证】

1.控制手术治疗或放射治疗不能充分控制病情的肢端肥大症患者的症状并降低患者的生长激素（GH）和胰岛素样生长因子-1（IGF-1）血浆水平。善宁也可治疗不能或不愿手术的肢端肥大症患者，或者治疗放射治疗尚未生效的间歇期肢端肥大症患者。

2.缓解与功能性胃肠胰腺（GEP）内分泌肿瘤有关的症状，如具有类癌综合征表现的类癌瘤。

3.预防胰腺手术后并发症。

4.肝硬化患者胃-食管静脉曲张所致出血的急治疗，止血和预防再出血，善宁应与内窥镜硬化剂等特殊治疗联用。

【给药途径】皮下注射、静脉滴注。

【用法用量】

1.肢端肥大症：开始每8小时皮下注射一次，每次0.05~0.1mg，然后每月依循环GH、IGF-1水平和临床反应及耐受性做相应调整（目标：GH<2.5ng/ml，IGF正常范围）。多数患者每天最适剂量为0.2~0.3mg。对长期接受同一剂量治疗的患者每6个月测定一次GH浓度。

每天不得超过1.5mg的最大剂量，通过监测血浆GH水平，治疗数月后可酌情减量。

如果用药1个月后仍无GH水平的降低和无临床反应，应考虑停药。

2.胃肠胰内分泌肿瘤：最初皮下注射每天一到两次，每次0.05mg，依耐受性和疗效（临床反应，肿瘤分泌的激素浓度）渐增至每次0.2mg，每天3次。个别病例可能需要更高的剂量。维持剂量因个体差异而定。用药后临床症状和实验室检查未改善时，奥曲肽用药不能超过一周。

3.预防胰腺手术后并发症：皮下注射每天3次，每次0.1mg，连续7天，第一次用药至少在术前1小时进行。

4.食管-胃静脉曲张出血：连续静脉滴注0.025mg/h，最多治疗5天。

5.肝功能不全：肝硬化患者的药物半衰期延长，所以需要改变维持剂量。对肝硬化患者食管-胃静脉曲张出血，持续静脉滴注剂量可达0.05mg/h，5天以上，患者耐受良好。

【禁忌】以下患者禁用本品。

1.对奥曲肽或任一赋形剂过敏者禁用。

2.妊娠期和哺乳期妇女禁用。

【用量要求】每天不得超过1.5mg。

【溶媒要求】0.9%氯化钠注射液。

【调配方法】多剂药瓶不应穿刺超过10次。

【成品输液】

颜色性状：无色、澄明溶液。

保存环境及稳定性：重新配制药液、用溶媒稀释、冰箱保存（2~8℃）直至用药结束时间不应超过24小时。

【滴注要求】

1.避免同一部位短期多次注射。

2.使用前药液需达到室温。

【药物相互作用】

1.在与善宁联合给药时，可能需要对药物如β受体阻断剂、钙通道阻滞剂或控制液体和电解质平衡的药物进行剂量调整。

2.善宁能够降低环孢素的肠吸收和延迟西咪替丁的肠吸收。

3.奥曲肽与溴隐亭联合给药可以增加溴隐亭的生物利用度。

4.与其他主要通过CYP3A4代谢且治疗指数低的药物（如奎尼丁、特非那定）合用时应小心。

【生产企业】Novartis Pharma Schweiz AG，Switzerland

【说明书修改日期】2015年10月22日

（吴 茹 杨舒韵 邓锐敏）

第二节 治疗糖尿病药

重组人胰岛素注射液

【商品名】甘舒霖®R

【规格】10ml：400IU

【适应证】1型或2型糖尿病。

【给药途径】皮下注射、肌内注射、静脉注射。

【用法用量】

1.使用方法

（1）胰岛素的使用应根据医生的指示选择适当剂型、剂量和注射时间。本品通常用皮下注射的方式给药，也可采用肌内注射或静脉注射的方式给药。

（2）本品为无色澄明液体，一般于早晚餐前15分钟左右皮下注射，但需由医生根据每位患者的病情决定适宜的注射时间。

（3）准备胰岛素的方法：①按照胰岛素注射笔的使用方法，将笔芯正确装入笔芯架后，再安装好东宝针。②转动剂量调节旋钮，调整到所需的剂量。③取下针帽，排尽气泡后，即可注射，注意在使用过程中切勿使针头接触任何物品，以防污染。

（4）注射部位的选择：应选择皮肤较松的部位，如上臂、大腿、臀部及腹部等，注射部位要轮流交替，两周内同一部位不能连续注射两次，每次注射部位应与上次注射部位间隔1cm左右。

（5）正确注射方法：选好注射部位后，用酒精棉球消毒皮肤，1~2分钟挥发后，用手捏起或按平以固定注射部位的皮肤，将注射器针头与皮肤形成约45°角，刺入皮肤，注射胰岛素，抽出针头后用消毒棉球轻压注射部位数秒钟，但不要按摩注射部位，以免损伤皮下组织和造成胰岛素渗出。

2.使用剂量：因每位糖尿病患者的具体情况不同，使用胰岛素的剂型、剂量、注射时间也不同，另外胰岛素的用量也受食物、从事的工作或运动量的影响，所以必须在医生的指导下用药。

【禁忌】以下患者禁用本品。

1.低血糖者禁用。

2.有胰岛素过敏史者禁用。

【用量要求】因每位糖尿病患者的具体情况不同，使用胰岛素的剂型、剂量、注射时间也不同，另外，胰岛素的用量也受食物、从事的工作或运动量的影响，所以必须在医生的指导下用药。通常平均一日剂量为0.3~1U/kg。

【溶媒要求】0.9%氯化钠注射液、5%葡萄糖注射液。

【成品输液】

颜色性状：无色、透明、澄清溶液。

保存环境及稳定性：暂无资料。

【药物相互作用】

1.口服避孕药、肾上腺皮质激素、甲状腺激素替代治疗等会引起血糖增高，同时应用时应增加胰岛素的剂量。口服降糖药、水杨酸制剂、磺胺类药物和某些抗忧郁药会引起血糖下降。同时使用应减少胰岛素的剂量。

2.避免饮用含酒精的饮料。

【生产企业】通化东宝药业

【说明书修改日期】2016年05月19日

（杨林青　廖定钦　邓锐敏）

第三节　肾上腺皮质激素

地塞米松磷酸钠注射液

【规格】2mg；5mg。

【适应证】主要用于过敏性与自身免疫性炎症性疾病。

【给药途径】静脉滴注、静脉注射、肌内注射、鞘内注射、关节腔内注射。

【用法用量】一般剂量静脉注射每次2~20mg；静脉滴注时，应以5%葡萄糖注射液稀释，可2~6小时重复给药至病情稳定，但大剂量连续给药一般不超过72小时。

【禁忌】以下情况禁用或慎用本品。

1.对本品过敏者禁用，对肾上腺皮质激素类药物有过敏史的患者慎用。

2.以下疾病患者一般情况下不宜使用，在特殊情况下权衡利弊使用，且应注意病情恶化的可能：高血压、血栓症、心肌梗死、胃与十二指肠溃疡、内脏手术、精神病、电解质代谢异常、青光眼。

【溶媒要求】0.9%氯化钠注射液、5%葡萄糖注射液。

【配伍禁忌】柔红霉素、普鲁卡因。

【成品输液】

颜色性状：无色、澄明溶液。

保存环境及稳定性：暂无资料。

【药物相互作用】药物相互作用如下。

1.与巴比妥类、苯妥英、利福平同服，本品代谢促进作用减弱。

2.与水杨酸类药合用，增加其毒性。

3.可减弱抗凝血剂、口服降糖药作用，应调整剂量。

【生产企业】贵州天地药业有限责任公司

【说明书修改日期】2015年12月01日

（陈雄斌 杨林青 邓锐敏）

氢化可的松注射液

【规格】2ml：10mg

【适应证】用于抢救危重患者如中毒性感染、过敏性休克、严重的肾上腺皮质功能减退症、结缔组织病、严重的支气管哮喘等过敏性疾病，并可用于预防和治疗移植物急性排斥反应。

【给药途径】静脉滴注。

【用法用量】

1.肌内注射：一次20~40mg。

2.静脉滴注：一次50~100mg，用生理氯化钠注射液或5%葡萄糖注射液500ml混合均匀后静滴。

3.用于治疗成人肾上腺皮质功能减退及垂体前叶功能减退危象，严重过敏反应，哮喘持续状态、休克，每次游离型100mg或氢化可的松琥珀酸钠135mg静脉滴注，可用至每天300mg，疗程不超过3~5天。

【禁忌】对本品及其他甾体激素过敏者禁用。

【用量要求】可用至每天300mg，疗程不超过3~5天。

【溶媒要求】0.9%氯化钠注射液、5%葡萄糖注射液、葡萄糖氯化钠注射液。

【浓度要求】不超过0.2mg/ml。

【配伍禁忌】普鲁卡因、肝素钠。

【成品输液】

颜色性状：无色、澄明溶液。

保存环境及稳定性：暂无资料。

【药物相互作用】

1.非甾体消炎镇痛药可加强本品致消化道溃疡作用。

2.可增强对乙酰氨基酚的肝毒性。

3.与两性霉素B或碳酸酐酶抑制剂合用，可加重低钾血症，长期与碳酸酐酶抑制剂合用，易发生低钙血症和骨质疏松。

4.与蛋白质同化激素合用，可增加水肿的发生率，使痤疮加重。

5.与抗胆碱能药（如阿托品）长期合用，可致眼压增高。

6.三环类抗抑郁药可使本品引起的精神症状加重。

7.与降糖药如胰岛素合用时，因本品可使糖尿病患者血糖升高，应适当调整降糖药剂量。

8.甲状腺激素可使本品代谢清除率增加，故与甲状腺激素或抗甲状腺药合用，应适当调整后者的剂量。

9.与避孕药或雌激素制剂合用，可加强本品治疗作用和不良反应。

10.与强心苷合用，可增加洋地黄毒性及心律失常的发生。

11.与排钾利尿药合用，可致严重低钾血症，并由于水钠潴留而减弱利尿药的排钠利尿效应。

12.与麻黄碱合用，可增强其代谢清除。

13.与免疫抑制剂合用，可增加感染的危险性，并可能诱发淋巴瘤或其他淋巴细胞增生性疾病。

14.可增加异烟肼在肝脏代谢和排泄，降低异烟肼的血药浓度和疗效。

15.可促进美西律在体内代谢，降低血药浓度。

16.与水杨酸盐合用，可减少血浆水杨酸盐的浓度。

17.与生长激素合用，可抑制后者的促生长作用。

【生产企业】华中药业股份有限公司

【说明书修改日期】2013年08月12日

（吴　茹　杨舒韵　邓锐敏）

氢化泼尼松注射液

【规格】2ml：10mg

【适应证】

1.具有影响糖代谢、抗炎、抗过敏、抗毒等作用。

2.用于肾上腺皮质功能减退症，活动性风湿/类风湿性关节炎、全身性红斑狼疮等结缔组织病，严重的支气管哮喘，皮炎，过敏性疾病，急性白血病及感染性休克等。

【给药途径】静脉滴注、静脉注射。

【用法用量】

1.静脉滴注：一次10~20mg，加入5%葡萄糖注射液500ml中滴注。

2.静脉注射：用于危重患者，一次10~20mg，必要时可重复。

【禁忌】以下患者禁用本品。

1.对本品及其他甾体激素过敏者禁用。

2.孕妇及哺乳期妇女禁用。

【溶媒要求】0.9%氯化钠注射液、5%葡萄糖注射液。

【配伍禁忌】甲氨蝶呤。

【成品输液】

颜色性状：无色、澄明溶液。

保存环境及稳定性：暂无资料。

【药物相互作用】

1.非甾体消炎镇痛药可加强其致溃疡作用。

2.可增强对乙酰氨基酚的肝毒性。

3.与两性霉素B或碳酸酐酶抑制剂合用，可加重低钾血症，长期与碳酸酐酶抑制剂合用，易发生低钙血症和骨质疏松症。

4.与蛋白质同化激素合用，可增加水肿的发生率，使痤疮加重。

5.与抗胆碱药（如阿托品）长期合用，可致眼压增高。

6.三环类抗抑郁药可使其引起的精神症状加重。

7.与降糖药合用时，因可使糖尿病患者血糖升高，应适当调整降糖药剂量。

8.甲状腺激素可使其代谢清除率增加，故甲状腺激素或抗甲状腺药与其合用，应适当调整本药的剂量。

9.与避孕药或雌激素制剂合用，可加强其治疗作用和不良反应。

10.与强心苷合用，可增加洋地黄毒性及心律失常的发生。

11.与排钾利尿药合用，可致严重低钾血症，并由于水钠潴留而减弱利尿药的排钠利尿效应。

12.与麻黄碱合用，可增强其代谢清除。

13.与免疫抑制剂合用，可增加感染的危险性，并可能诱发淋巴瘤或其他淋巴细胞增生性疾病。

14.可增加异烟肼在肝脏的代谢和排泄，降低异烟肼的血药浓度和疗效。

15.促进美西律在体内代谢，降低血药浓度。

16.与水杨酸盐合用，可减少血浆水杨酸盐的浓度。

17.与生长激素合用，可抑制后者的促生长作用。

【生产企业】江西国药有限责任公司

【说明书修改日期】2007年04月26日

（吴　茹　杨舒韵　邓锐敏）

注射用甲泼尼龙琥珀酸钠

【商品名】甲强龙

【规格】40mg；500mg。

【适应证】除非用于某些内分泌疾病的替代治疗，糖皮质激素仅仅是一种对症治疗的药物。

1.抗炎治疗。

2.免疫抑制治疗。

（1）器官移植。

（2）血液疾病。

（3）肿瘤：用于下列疾病的姑息治疗。

1）成人白血病和淋巴瘤。

2）儿童急性白血病。

3.治疗休克。

4.其他

（1）神经系统疾病。

（2）与适当的抗结核化疗法合用，用于伴有蛛网膜下腔阻塞或趋于阻塞的结核性脑膜炎。

（3）累及神经或心肌的旋毛虫病。

（4）预防癌症化疗引起的恶心、呕吐。

5.治疗内分泌失调。

6.肾功能不全者：无需调整剂量。

7.肝功能不全者：肝硬化可能增强皮质类固醇的作用，长期用药可造成体液潴留，应慎用。

【给药途径】静脉注射、肌内注射、静脉滴注。

【用法用量】作为对生命构成威胁的情况的辅助药物时，推荐剂量为30mg/kg，应至少用30分钟静脉注射。根据临床需要，此剂量可在医院内于48小时内每隔4~6小时重复一次，

【禁忌】

1.在下列情况下禁止使用甲泼尼龙琥珀酸钠。

（1）全身性霉菌感染的患者。

（2）已知对甲泼尼龙或者配方中的任何成分过敏的患者。

（3）鞘内注射途径给药的使用。

（4）硬脑膜外途径给药的使用。

2.禁止对正在接受皮质类固醇类免疫抑制剂量治疗的患者使用活疫苗或减毒活疫苗。

【用量要求】初始剂量从10~500mg不等，亦可用大剂量。

【溶媒要求】0.9%氯化钠注射液、5%葡萄糖注射液、5%葡萄糖与0.45%氯化钠的混合液。

【配伍禁忌】阿糖胞苷（易变化）、氨茶碱（易变化）、吡咯糖、胞磷胆碱、苯巴比妥钠、苯妥英钠、大观霉素、丁卡因、毒毛花苷K、多巴酚丁胺、多柔比星、二氮嗪、呋塞米、肝素钠、格隆溴铵、华法林、环磷酰胺、磺胺嘧啶钠、间羟胺、两性霉素B（易变化）、氯丙嗪、氯氮草、氯霉素、毛花苷C、萘夫西林、葡萄糖酸钙、普鲁卡因、青霉素G钠、去乙酰毛花苷、四环素、妥拉唑林、硝普钠、依他尼酸钠、胰岛素、异丙嗪、鱼精蛋白、黏菌素。

【调配方法】首先按指示制备溶液。起始治疗方法可能是用至少5分钟（剂量小于或等于250mg）至少30分钟（剂量大于250mg）静脉注射甲泼尼龙；下一剂量可能减少并用同样方法给药。如果需要，该药物可稀释后给药，方法为将已溶解的药品与5%葡萄糖水溶液、0.9%氯化钠注射液或5%葡萄糖与0.45%氯化钠的混合液混合。双室瓶包装配制后的溶液在48小时内物理和化学性质保持稳定，小瓶包装配制后的溶液应立即使用。

【成品输液】

颜色性状：无色、澄明、少量泡沫溶液。

保存环境及稳定性：暂无资料。

【药物相互作用】

1.甲泼尼龙是细胞色素P450酶（CYP）的底物，其主要经CYP3A4酶代谢。CYP3A4是成人肝脏内最丰富的CYP亚家族中占主导地位的酶，它催化类固醇的6β-羟基化，这是内源性和合成的皮质类固醇基本的第一阶段代谢。许多其他化合物也是CYP3A4的底物，通过CYP3A4酶的诱导（上调）或者抑制，其中一些（以及其他药物）显示能够改变糖皮质激素的代谢。

2.CYP3A4抑制剂：抑制CYP3A4活性的药物，通常降低肝脏清除，并增加CYP3A4底物药物的血浆浓度，例如甲泼尼龙。由于CYP3A4抑制剂的存在，可能需要调整甲泼尼龙的剂量，以避免类固醇毒性。

3.CYP3A4诱导剂：诱导CYP3A4活性的药物通常增加肝脏清除，导致CYP3A4底物药物的血浆浓度降低。同时服用可能需要增加甲泼尼龙的剂量，以达到预期的效果。

4.CYP3A4底物：由于另一个CYP3A4底物的存在，甲泼尼龙的肝脏清除可能受到抑制或者诱导，需要调整相应的剂量。使用任一种药物引起的不良反应可能在两种药物同时使用时更容易发生。

【生产企业】Pfizer Manufactring Belgium NV

【说明书修改日期】2017年12月05日

（杨林青　廖定钦　邓锐敏）

第四节　钙、磷代谢调节药

伊班膦酸注射液

【商品名】邦罗力

【规格】6ml：6mg

【适应证】肿瘤引起的病理性（异常）血钙升高（高钙血症）。

【给药途径】静脉滴注。

【用法用量】单次4mg的剂量是足够的。对中度高钙血症（白蛋白纠正的血清钙浓度小于3mmol/L或小于12mg/dl），单次2mg有效。临床试验中的最高单次剂量为6mg。

【禁忌】以下情况禁用本品。

1.低钙血症者禁用。

2.已知对伊班膦酸或任何一种辅料过敏者禁用。

3.妊娠、哺乳期妇女禁用。

4.儿童禁用。

5.有严重肾脏疾病（如肾功能不全，血肌酐大于5mg/dl，或大于442μmol/L）者慎用。

【用量要求】临床试验中的最高单次剂量为6mg。

【溶媒要求】0.9%氯化钠注射液、5%葡萄糖注射液500ml，不能与含钙溶液混合静脉输注。

【配伍禁忌】钙剂。

【调配方法】用药时将药物加入0.9%氯化钠溶液500ml或5%的葡萄糖溶液500ml中。

【成品输液】

颜色性状：无色、澄明溶液。

保存环境及稳定性：稀释后的静脉注射液2~8℃可稳定24小时。

【滴注要求】不推荐本品经动脉给药。静脉滴注2小时。

【药物相互作用】

1.邦罗力不应当与含钙溶液混合。

2.建议双磷酸盐与氨基糖甙类药物并用时应当谨慎，因为两者均可导致延迟性血钙降低。

【生产企业】上海罗氏制药有限公司

【说明书修改日期】2015年02月13日

（陈雄斌　杨林青　邓锐敏）

注射用帕米膦酸二钠

【商品名】博宁

【规格】15mg

【适应证】恶性肿瘤并发的高钙血症和溶骨性骨转移引起的骨痛。

【给药途径】静脉滴注。

【用法用量】

1.本品严禁静脉推注。

2.临用前，以灭菌注射用水充分溶解后，稀释于不含钙离子的0.9%氯化钠注射液或5%葡萄糖输液中静脉缓慢滴注。通常情况下，90mg剂量应稀释于500ml 0.9%氯化钠注射液或5%葡萄糖输液中，静脉缓慢滴注4小时以上，最大浓度不得超过90mg/500ml。滴速不得大于30mg/h。为减少注射部位局部反应，注射针头应小心插入相对较粗的静脉中。

3.治疗骨转移性骨痛：推荐剂量一般每次用药30~90mg，通常4周滴注一次。对3周接受一次化疗的骨转移患者，本品也可按90mg剂量每3周给药一次。

【禁忌】以下情况禁用本品。

1.已知对本品或其他双磷酸盐或本品任何组分过敏者。

2.妊娠、哺乳期妇女。

【用量要求】每疗程最大剂量为90mg。

【溶媒要求】0.9%氯化钠注射液、5%葡萄糖注射液（不应加入含钙静脉注射溶液中）。

【浓度要求】最大浓度不得超过90mg/500ml。

【配伍禁忌】钙剂。

【调配方法】稀释于不含钙离子的0.9%氯化钠注射液或5%葡萄糖输液中静脉缓慢滴注。

【成品输液】

颜色性状：无色、澄明溶液。

保存环境及稳定性：暂无资料。

【滴注要求】静脉缓慢滴注4小时以上，滴速不得大于30mg/h。

【药物相互作用】

1.本品与降钙素联合应用治疗严重高钙血症患者时，可产生协同作用，导致血清钙浓度降低更为迅速。

2.本品与其他潜在肾毒性药物合用时应予以注意。当本品与沙利度胺合用治疗多发性骨髓瘤时，发生肾功能恶化风险增加。

3.由于与二价阳离子形成复合物，因此，帕米膦酸二钠不应加入含钙静脉注射溶液中。

4.因该药与骨结合，故本品干扰骨同位素扫描图像。

【生产企业】深圳海王药业有限公司

【说明书修改日期】2015年11月30日

（陈雄斌　杨林青　邓锐敏）

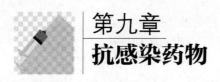

第九章
抗感染药物

第一节　头孢菌素类

一、第一代头孢菌素类

注射用头孢唑林钠

【规格】0.5g

【适应证】适用于治疗敏感细菌所致的支气管炎及肺炎等呼吸道感染、尿路感染、皮肤软组织感染、骨和关节感染、败血症、感染性心内膜炎、肝胆系统感染及眼、耳、鼻、喉等感染。本品也可作为外科手术前的预防用药。对慢性尿路感染，尤其伴有尿路解剖异常者的疗效较差。本品不宜用于治疗淋病和梅毒、中枢神经系统感染。

【给药途径】肌内注射、静脉注射、静脉滴注。

【用法用量】

1.成人常用剂量：一次0.5~1g，一日2~4次，严重感染可增加至一日6g，分2~4次静脉给予。

2.儿童常用剂量：一日50~100mg/kg，分2~3次静脉缓慢推注，静脉滴注或肌内注射。

3.肾功能减退者的肌酐清除率大于50ml/min时，仍可按正常剂量给药。肌酐清除率为20~50ml/min时，每8小时0.5g；肌酐清除率为11~34ml/min时，每12小时0.25g；肌酐清除率小于10ml/min时，每18~24小时0.25g。所有不同程度肾功能减退者的首次剂量为0.5g。小儿肾功能减退者应用头孢唑林时，先给予12.5mg/kg，继以维持量，肌酐清除率在70ml/min以上时，仍可按正常剂量给予；肌酐清除率为40~70ml/min时，每12小时按体重12.5~30mg/kg；肌酐清除率为20~40ml/min时，每12小时按体重3.1~12.5mg/kg；肌酐清除率为5~20ml/min时，每24小时按体重2.5~10mg/kg。本品用于预防外科手术后感染时，一般为术前0.5~1小时肌注或静脉给药1g，手术时间超过6小时者术中加用0.5~1g，术后每6~8小时0.5~1g，至手术后24小时止。

【禁忌】对头孢菌素过敏者及有青霉素过敏性休克或即刻反应史者禁用本品。

【溶媒要求】0.9%氯化钠注射液、5%葡萄糖注射液。

【配伍禁忌】本品与下列药物有配伍禁忌：硫酸阿米卡星、庆大霉素、卡那霉素、妥布霉素、新霉素、盐酸金霉素、盐酸四环素、盐酸土霉素、黏菌素甲磺酸钠、硫酸多黏菌素B、葡萄糖酸红霉素、乳糖酸红霉素、林可霉素、磺胺异噁唑、氨茶碱、可溶性巴比妥类、氯化钙、葡萄糖酸钙、盐酸苯海拉明和其他抗组胺药、利多卡因、去甲肾上腺素、间羟胺、哌甲酯、琥珀胆碱等。偶亦可能与下列药品发生配伍禁忌：青霉素，甲氧西林，琥珀酸氢化可的松钠、苯妥英钠、丙氯拉嗪、B族维生素和维生素C、水解蛋白。

【调配方法】临用前加灭菌注射用水或氯化钠注射液溶解后使用。也可用适量5%盐酸利多卡因注射液2~3ml溶解。静脉注射：临用前加适量注射用水完全溶解后于3~5分钟静脉缓慢推注。

【成品输液】

颜色性状：无色或微黄色、澄明溶液。

保存环境及稳定性：本品配制后请避光保存，室温保存不超过48小时。

【药物相互作用】

1.呋塞米、依他尼酸、布美他尼等强利尿药，卡莫司汀、链佐星等抗肿瘤药以及氨基糖苷类抗生素与本品合用有增加肾毒性的可能。

2.棒酸可增强本品对某些因产生 β－内酰胺酶而对之耐药的革兰阴性杆菌的抗菌活性。

【生产企业】悦康药业集团有限公司

【说明书修改日期】2010年10月11日

（余欣欣　吴　茹　张俊鹏）

注射用五水头孢唑林钠

【商品名】新泰林

【规格】1g

【适应证】适用于治疗敏感细菌所致的支气管炎及肺炎等呼吸道感染、尿路感染、皮肤软组织感染、骨和关节感染、败血症、感染性心内膜炎、肝胆系统感染及眼、耳、鼻、喉等感染。本品也可作为外科手术前的预防用药。对慢性尿路感染，尤其伴有尿路解剖异常者的疗效较差。本品不宜用于治疗淋病和梅毒、中枢神经系统感染。

【给药途径】肌内注射、静脉注射、静脉滴注。

【用法用量】

1.成人常用剂量：一次0.5~1g，一日2~4次，严重感染可增加至一日6g，分2~4次静脉给予。

2.儿童常用剂量：一日50~100mg/kg，分2~3次静脉缓慢推注，静脉滴注或肌内注射。

3.早产儿及1个月以内的新生儿不推荐应用本品。

【禁忌】对头孢菌素过敏者及有青霉素过敏性休克或即刻反应史者禁用本品。

【溶媒要求】0.9%氯化钠注射液、5%葡萄糖注射液。

【配伍禁忌】本品与下列药物有配伍禁忌：硫酸阿米卡星、庆大霉素、卡那霉素、妥布霉素、新霉素、盐酸金霉素、盐酸四环素、盐酸土霉素、黏菌素甲磺酸钠、硫酸多黏菌素B、葡萄糖酸红霉素、乳糖酸红霉素、林可霉素、磺胺异噁唑、氨茶碱、可溶性巴比妥类、氯化钙、葡萄糖酸钙、盐酸苯海拉明和其他抗组胺药、利多卡因、去甲肾上腺素、间羟胺、哌甲酯、琥珀胆碱等。偶亦可能与下列药品发生配伍禁忌：青霉素、甲氧西林、琥珀酸氢化可的松钠、苯妥英钠、丙氯拉嗪、B族维生素和维生素C、水解蛋白。

【调配方法】将本品用灭菌注射用水、0.9%氯化钠注射液或葡萄糖注射液溶解后使用，当静脉滴注体积超过100ml时不要用注射用水。

【成品输液】

颜色性状：无色或微黄色、澄明溶液。

保存环境及稳定性：本品配置后未及时使用请避光保存，室温保存不得超过24小时。

【药物相互作用】

1.呋塞米、依他尼酸、布美他尼等强利尿药，卡莫司汀、链佐星等抗肿瘤药以氨基糖苷类抗生素与本品合用有增加肾毒性的可能。

2.棒酸等β-内酰胺酶抑制剂可增强本品对某些因产生β-内酰胺酶而对之耐药的革兰阴性杆菌的抗菌活性。

【生产企业】深圳华润九新药业有限公司

【说明书修改日期】2014年07月10日

（余欣欣　吴　茹　张俊鹏）

二、第二代头孢菌素类

注射用头孢呋辛钠

【商品名】西力欣

【规格】0.75g

【适应证】

1.呼吸道感染。

2.耳鼻喉感染。

3.泌尿系感染。

4.皮肤和软组织感染。

5.败血症。

6.脑膜炎。

7.淋病。

8.骨和关节感染。

9.产褥期和妇科感染。

【给药途径】肌内注射、静脉注射。

【用法用量】

1.成人：大多数感染可肌内注射或静脉注射，每次750mg，每天3次；对于较严重的感染，剂量应增至每次1.5g，每天难3次，静脉注射给药；肌内注射或静脉注射的间隔时间可增至每6小时一次，每天总剂量为3~6g。

2.婴儿与儿童：每天剂量为按体重30~100mg/kg，分3~4次给药。对于大多数感染，每天剂量按体重60mg/kg较为适合。

【禁忌】对头孢菌素类抗生素过敏者禁用。

【溶媒要求】0.9%氯化钠注射液、5%葡萄糖注射液、葡萄糖氯化钠注射液。

【成品输液】

颜色性状：微黄色澄明溶液。

保存环境及稳定性：本品配成溶液后，应在2~8℃以下保存不超过24小时。

【药物相互作用】

1.和其他抗菌药物一样，本品可能影响肠道菌群，导致雌激素重吸收减少并降低合并使用口服避孕药的疗效。

2.对于合并用强效利尿剂（如呋塞米或氨基糖苷类抗生素）进行治疗的患者，给予大剂量的头孢菌素类抗生素时应特别注意，因为曾有合并治疗引起肾功能损害的报告。临床经验表明，在推荐剂量范围内用药，不会产生上述问题。

3.头孢呋辛并不干扰检验糖尿的酶基试验，对铜还原法（本尼迪特氏试验、费林试验及尿糖制剂片试验）可有轻微的干扰，不过它不会像其他头孢菌素那样造成假阳性结果。

4.建议用葡萄糖氧化酶方法及己糖激酶方法检验使用头孢呋辛患者的血液/血浆中葡萄糖浓度。此药不影响碱性苦味酸盐方法测定肌酐。

【生产企业】GLAXOSMITHKLINE MANUFACTURING S.p.A

【说明书修改日期】2016年11月07日

（余欣欣 吴 茹 张俊鹏）

三、第三代头孢菌素类

注射用头孢哌酮钠舒巴坦钠

【商品名】舒普深

【规格】1.5g（以头孢哌酮计1.0g与以舒巴坦计0.5g）

【适应证】治疗由敏感菌所引起的感染。

【给药途径】肌内注射、静脉注射、静脉滴注。

【用法用量】

1.成人：1.5g~3g/次，一日2次，在治疗严重感染或难治性感染时，每天剂量可增加到12g。

2.肝功能障碍患者：仅在严重肝功能障碍合并肾功能障碍时才需要调整剂量。

3.肾功能障碍患者

（1）肌酐清除率15~<30ml/min：每天最高剂量6g，3g/次，一日2次。

（2）肌酐清除率<15ml/min：每天最高剂量3g，1.5g/次，一日2次。遇严重感染，必要时可单独增加头孢哌酮的用量。

4.儿童：30~60mg/kg，分等量，每6~12小时一次。在严重感染或难治性感染时，增加到每天240mg/kg，分等量，每天给药2~4次。

5.新生儿：每天最高剂量240mg/kg，每12小时给药一次。

【禁忌】以下情况禁用本品。

1.对青霉素类、舒巴坦、头孢哌酮及其他头孢菌素类抗生素过敏或对本品成分有休克史者禁用。

2.对本品成分或头孢类药品有超敏史的患者，一般情况下，禁止使用舒普深。如果确实需要使用，应谨慎给药。

【用量要求】

1.成人：每天最大剂量12g（即舒巴坦4g）。

2.儿童：每天最大剂量240mg/kg。

【溶媒要求】0.9%氯化钠注射液、5%葡萄糖注射液，不能作为最初溶解时的溶媒包括利多卡因、乳酸钠林格注射液。

【配伍禁忌】氨基糖苷类抗生素、乳酸钠林格注射液（可作为稀释溶媒）、利多卡因（可作为稀释溶媒）。

【成品输液】

颜色性状：微黄色、透明、澄清、不易起泡溶液。

保存环境及稳定性：本品宜新鲜配制，溶解后置于冷处可保存24小时。

【滴注要求】静脉滴注时间应至少为15~60分钟；静脉推注时间至少应超过3分钟。

【药物相互作用】

1.患者使用本品时，应避免给予含有酒精成分的液体。

2.使用Bennedict溶液或Fehling试剂检查尿糖时，可出现假阳性反应。

【生产企业】辉瑞制药有限公司

【说明书修改日期】2016年07月22日

（曾康婵 邓锐敏 张俊鹏）

注射用头孢曲松钠

【商品名】罗氏芬

【规格】1g

【适应证】对本品敏感的致病菌引起的感染，如：脓毒血症；脑膜炎；播散性莱姆病（早、晚期）；腹部感染（腹膜炎、胆道及胃肠道感染）；骨、关节、软组织、皮肤及伤口感染；免疫机制低下患者之感染；肾脏及泌尿道感染；呼吸道感染，尤其是肺炎、耳鼻喉感染；生殖系统感染，包括淋病；术前预防感染。

【给药途径】肌内注射、静脉注射、静脉滴注。

【用法用量】

1.标准剂量：成人及12岁以上儿童通常剂量是1~2g，每天一次。

2.危重病例或由中度敏感菌引起之感染，剂量可增至4g，每天一次。

【禁忌】以下情况禁用本品。

1.过敏反应：已知对头孢曲松、其任何辅料或其他任何头孢菌素类药物过敏者禁用。

2.使用利多卡因溶液作为溶剂时，在肌内注射头孢曲松之前，必须排除利多卡因禁忌证。

3.禁用于矫正胎龄不足41周（孕周+实际年龄）的早产儿。

4.不得用于新生儿高胆红素血症的治疗。

5.如果新生儿（≤28天）需要（或预期需要）使用含钙的静脉输液，包括含钙的静脉滴注营养液治疗如肠外营养，则禁止使用本品。

【用量要求】最大剂量可至4g，每天一次。

【溶媒要求】0.9%氯化钠注射液、5%葡萄糖注射液、10%葡萄糖注射液。

【配伍禁忌】阿昔洛韦、头孢拉定、阿米卡星、奥硝唑、表柔比星、氯化钙、前列地尔、头孢呋辛钠、盐酸多柔比星、维生素B$_6$、复方氯化钠。

【成品输液】

颜色性状：淡黄色至琥珀色、澄明溶液。

保存环境及稳定性：新配制的溶液能在室温下保持其物理及化学稳定性达6小时，或在2~8℃冰箱里保持24小时，但按一般原则，配制后的溶液应立刻使用。

【滴注要求】静脉滴注时间至少要30分钟。本品在同一根输液管中与含钙溶液混合时也可能产生头孢曲松–钙沉淀物。本品不应与含钙的静脉输液包括通过Y形接口连续滴注的含钙注射液（如胃肠外营养液）同时给药。但是，除了新生儿，其他患者可进行本品和含钙输液的序贯给药，在两次输液之间必须用相容液体充分冲洗输液管。

【药物相互作用】

1.目前为止，尚未发现以大剂量本品和强效利尿剂（如呋塞米）同时使用所导致的肾功能损伤。

2.氨基糖苷类与头孢菌素类合用时，有关氨基糖苷类的肾毒性可能增加的证据相互矛盾。在这些情况下，应严格遵循推荐的在临床实践中监测氨基糖苷类血药浓度及肾功能。

3.尚未发现罗氏芬给药后饮酒者发生类双硫仑样副作用。因为头孢曲松不含N–甲基硫代四唑基团，而该基团可能会引起不耐乙醇和某些头孢菌素类抗生素的出血性问题。

4.本品的清除不受丙磺舒的影响。一项体外试验发现氯霉素与头孢曲松合用会产生拮抗作用。

5.勿用含钙的稀释液如林格液或哈特曼氏液复溶本品或对复溶液进一步稀释后进行静脉给药，因为这样可能产生沉淀物。使用成年人血浆和新生儿脐带血浆进行的体外研究证明，新生儿产生头孢曲松–钙沉淀物的风险更高。

6.头孢曲松与维生素K拮抗剂伴随使用可能增加出血风险。在头孢曲松治疗期间及之后，应频繁监测凝血功能指标，并相应调整抗凝剂剂量。

7.亦观察到在静脉给药时，本品与安吖啶、万古霉素和氟康唑具有化学不相容性。

【生产企业】上海罗氏制药有限公司

【说明书修改日期】2016年09月29日

（李蓓蓓　陈雄斌　张俊鹏）

注射用头孢他啶

【商品名】复达欣

【规格】1g

【适应证】本品适用于治疗敏感微生物引起的单一或多重感染。

【给药途径】肌内注射、静脉注射、静脉滴注。

【用法用量】

1.成人：头孢他啶的剂量范围是每天1~6g，分每8小时或每12小时作静脉注射或肌内注射给药。

2.老年患者：鉴于急性患病老年人的头孢他啶的清除率有所减低，尤其在年龄大于80岁的患者，其每天的剂量一般不能超过3g。

3.囊肿纤维化症：对于肾功能正常而患有假单胞菌类肺部感染的纤维囊性成年患者，应使用按体重每天100~150mg/kg的高剂量，分3次给药。对于肾功能正常的成年人，每天剂量可达9g。

4.婴儿及儿童

（1）对于2个月以上的儿童，一般的剂量范围是按体重每天30~100mg/kg，分2~3次给药。

（2）对于免疫受抑制或患有纤维化囊肿的感染患儿或患有脑膜炎的儿童，可给予剂量高至按体重每天150mg/kg（最高剂量每天6g），分3次给药。

【禁忌】以下患者禁用本品。

1.禁用于对头孢菌素类抗生素过敏的患者。

2.禁用于对头孢他啶五水合物或本注射剂任一辅料过敏的患者。

【用量要求】

1.头孢他啶的成人剂量范围是每天1~6g。

2.囊肿纤维化症：对于肾功能正常的成年人，每天剂量可达9g。

【溶媒要求】0.9%氯化钠注射液、5%葡萄糖注射液、10%葡萄糖注射液。

【浓度要求】头孢他啶浓度为1~40mg/ml。

【调配方法】

1.将注射器针头插入药瓶封口，注入推荐剂量的稀释液，真空将使得稀释液进入瓶中，拔出针头。

2.摇动至溶解，释放出二氧化碳，1~2分钟后成澄清的溶液。

3.将瓶倒置，把注射器针芯推到头后，将针头插入药瓶封口，全部的溶液就被吸入注射器（瓶中的压力会促使溶液吸入），保持针头在溶液内。溶液中的细小二氧化碳气泡可不予理会。

【成品输液】

颜色性状：无色或微黄色、澄明溶液。

保存环境及稳定性：存放在2~8℃冰箱中保存24小时可保持药效。

【药物相互作用】

和其他抗菌药物一样，本品可能影响肠道菌群，导致雌激素重吸收降低并降低合并使用口服避孕药的疗效。

【生产企业】GLAXOSMITHKLINE MANUFACTURING S.p.A

【说明书修改日期】2016年11月08日

（张俊鹏　吴　茹　张俊鹏）

四、第四代头孢菌素类

注射用头孢吡肟

【商品名】马斯平

【规格】0.5g；1.0g。

【适应证】本品可用于治疗成人和2月龄至16岁儿童述敏感细菌引起的中至重度感染。

1. 下呼吸道感染（肺炎和支气管炎）。

2. 单纯性和复杂性尿路感染（包括肾盂肾炎）。

3. 非复杂性皮肤和皮肤软组织感染。

4. 复杂性腹腔内感染（包括腹膜炎和胆道感染）。

5. 妇产科感染。

6. 败血症。

7. 中性粒细胞减少症伴发热患者的经验治疗。

8. 腹腔手术的患者的预防性用药。

9. 儿童细菌性脑脊髓膜炎。

【给药途径】静脉滴注、肌内注射。

【用法用量】

1. 成人和16岁以上儿童或体重为40kg或40kg以上儿童患者，可根据病情，每次1~2g，每12小时一次，静脉滴注，疗程7~10天；对于严重感染并危及生命时，可以每8小时2g静脉滴注；用于中性粒细胞减少伴发热的经验治疗，每次2g，每8小时一次静脉滴注，疗程7~10天或至中性粒细胞减少缓解。

2. 2月龄至12岁儿童，最大剂量不可超过成人剂量（即每次2g剂量）。体重超过40kg的儿童的剂量，可使用成人剂量。

【禁忌】本品禁用于对头孢吡肟或L-精氨酸、头孢菌素类药物、青霉素或其他β-内酰胺类抗生素有即刻过敏反应的患者。

【用量要求】2月龄至12岁儿童，最大剂量不可超过成人剂量（即每次2g剂量）。

【溶媒要求】0.9%氯化钠注射液、5%葡萄糖注射液、葡萄糖氯化钠注射液。

【浓度要求】滴注浓度不应超过40mg/ml。

【调配方法】静脉注射给药时，应先使用灭菌注射用水、5%的葡萄糖注射液或0.9%的氯化钠注射液将本品溶解。

【成品输液】

颜色性状：淡黄色的澄明溶液。

保存环境及稳定性：在室温下避光贮存。配置好的溶液呈无色到琥珀色，在室温下24小时或冷藏7天内保持稳定。

【滴注要求】经约30分钟滴注完毕。

【药物相互作用】

1.和多数β-内酰胺抗生素一样，由于药物的相互作用，头孢吡肟溶液不可加至甲硝唑、万古霉素、庆大霉素、妥布霉素或硫酸奈替米星、氨茶碱溶液中。头孢吡肟浓度超过40mg/ml时，不可加至氨苄西林溶液中。如有与头孢吡肟合用的指征，这些抗生素应与头孢吡肟分开使用。

2.头孢吡肟可引起尿糖试验假阳性反应。建议使用本品治疗期间，使用葡萄糖氧化酶反应检测方法。

【生产企业】Corden Plarma Latina S.P.A

【说明书修改日期】2016年12月01日

（王　韵　张俊鹏）

第二节　其他 β - 内酰胺类

注射用氨曲南

【商品名】氨曲南

【规格】2g

【适应证】本品适用于治疗敏感需氧革兰阴性菌所致的各种感染，如：尿路感染、下呼吸道感染、败血症、腹腔内感染、妇科感染、术后伤口及烧伤、溃疡等皮肤软组织感染等。亦用于治疗医院内感染中的上述类型感染（如免疫缺陷患者的医院内感染）。

【给药途径】静脉滴注、静脉推注、肌内注射。

【用法用量】

1.用法

（1）静脉滴注：每1g氨曲南至少用注射用水3ml溶解，再用适当输液（0.9%氯化钠注射液、5%或10%葡萄糖注射液、林格注射液）稀释，氨曲南浓度不得超过2%，滴注时间20~60分钟。

（2）静脉推注：每瓶用注射用水6~10ml溶解，于3~5分钟内缓慢注入静脉。

（3）肌内注射：每1g氨曲南至少用注射用水或0.9%氯化钠注射液3ml溶解，深部肌内注射。

2.用量

感染类型	剂量（g）	间隔时间（小时）
尿路感染	0.5 或 1	8 或 12
全身中重度感染	1 或 2	8 或 12
全身严重感染或危及生命感染	2	6 或 8

患者单次剂量大于1g或患败血症、其他全身严重感染或危及生命的感染应静脉给药，最高剂量每天8g。

患者有短暂或持续肾功能减退时，宜根据肾功能情况，酌情减量。对肌酐清除率小于每分钟10~30ml/1.73m^{2}的肾功能损害者，首次用量1g或2g，以后用量减半；对肌酐清除率小于每分钟10ml/1.73m^2，如依靠血液透析的肾功能严重衰竭者，首次用量0.5g、1g或2g，维持量为首次剂量的1/4，间隔时间为6、8或12小时；对严重或危及生命的感染者，每次血液透析后，在原有的维持量上增加首次用量的1/8。

【禁忌】对氨曲南有过敏史者禁用。

【用量要求】最高剂量每天8g。

【溶媒要求】0.9%氯化钠注射液、5%或10%葡萄糖注射液、林格注射液。

【浓度要求】氨曲南浓度不得超过2%。

【配伍禁忌】萘夫西林、头孢拉定、甲硝唑。

【成品输液】

颜色性状：淡黄色、澄明、不易起泡溶液

保存环境及稳定性：暂无资料。

【滴注要求】静脉滴注时间20~60分钟。

【药物相互作用】

1.本品与氨基糖苷类（庆大霉素、妥布霉素、阿米卡星等）联合，对铜绿假单胞菌、不动杆菌、沙雷杆菌、克雷伯杆菌、普罗威登菌、肠杆菌属、大肠埃希菌、摩根杆菌等起协同抗菌作用。

2.本品与头孢西丁，在体外与体内起拮抗作用；与萘夫西林、氯唑西林、红霉素、万古霉素等在药效方面不起相互干扰作用。

【生产企业】福安药业集团庆余堂制药有限公司

【说明书修改日期】2017年04月10日

（廖定钦 张俊鹏）

注射用拉氧头孢钠

【商品名】噻吗灵

【规格】0.25g；0.5g。

【适应证】用于治疗敏感菌所致的感染。

【给药途径】静脉注射、静脉滴注。

【用法用量】

1.成人1天1~2g，分2次。

2.小儿1天40~80mg/kg，分2~4次，并依年龄、体重、症状适当增减。

3.难治性或严重感染时，成人增加至1天4g，小儿1天150mg/kg，分2~4次给药。

4.静注时，本品0.5g，以4ml以上的灭菌注射用水，5%葡萄糖注射液或0.9%氯化钠注射液充分摇匀，使之完全溶解。

5.肌注时，以0.5%利多卡因注射液2~3ml充分摇匀，使完全溶解。

【禁忌】对本品及头孢菌素类有过敏反应史者禁用。

【用量要求】成人一天4g，小儿一天150mg/kg。

【溶媒要求】0.9%氯化钠注射液、5%葡萄糖注射液。

【配伍禁忌】阿米卡星、表柔比星、多柔比星、庆大霉素。

【成品输液】

颜色性状：微黄、澄明溶液。

保存环境及稳定性：溶解后，尽快使用，需保存时，冰箱内保存于72小时以内，室温下保存于24小时以内使用。

【滴注要求】静脉内大量注射，应选择合适部位，缓慢注射，以减轻对管壁的刺激及减少静脉炎的发生。

【药物相互作用】

1.本品与抗凝血药物如肝素等以及影响血小板聚集药物如阿司匹林、二氟尼柳（diflunisal）等合用可增加出血倾向。

2.本品不宜与强效利尿剂同时应用，以免增加肾毒性。

【生产企业】海南海灵化学制药有限公司

【说明书修改日期】2015年12月01日

（吴　茹　杨舒韵　张俊鹏）

注射用美罗培南

【商品名】美平

【规格】0.5g

【适应证】

1.美罗培南适用于成人和儿童由单一或多种对美罗培南敏感的细菌引起的感染：肺炎（包括院内获得性肺炎）、尿路感染、腹腔内感染、妇科感染（例如子宫内膜炎和盆腔炎）、皮肤软组织感染、脑膜炎、败血症。

2.经验性治疗，对成人粒细胞减少症伴发热患者，可单独应用本品或联合抗病毒或真菌药使用。

3.美罗培南单用或其他抗微生物制剂联合使用可用于治疗多重感染。

4.对于中性粒细胞减低或原发性、继发性免疫功能缺陷的婴儿患者，目前尚无本品的使用经验。

【给药途径】静脉滴注、静脉注射。

【用法用量】推荐日剂量如下。

1.肺炎、尿路感染、妇科感染（如子宫内膜炎）、皮肤或软组织感染：每8小时给药一次，每次500mg，静脉滴注。

2.院内获得性肺炎、腹膜炎、中性粒细胞减少患者的合并感染、败血症的治疗，每8小时给药一次，每次1g，静脉滴注。

3.脑膜炎患者，推荐每8小时给药一次，每次2g，静脉滴注或推注。

4.肾功能不全成人的剂量需调整。

【禁忌】以下情况禁用或慎用本品。

1.对本品成分及其他碳青霉烯类抗生素过敏者禁用。

2.使用丙戊酸的患者禁用。

3.年龄3个月以下婴幼儿，本品疗效和耐受性尚不清楚，因此，年龄在3个月以下的婴幼儿，不推荐使用美罗培南，肝、肾功能异常儿童未使用过美罗培南进行治疗。

4.孕妇、哺乳期妇女不推荐使用本品，除非证实使用该药对胎儿、乳儿的影响利大于弊。（有报道称本品可从乳汁中分泌。）

【溶媒要求】0.9%氯化钠注射液、5%葡萄糖注射液、葡萄糖氯化钠注射液。

【成品输液】

颜色性状：淡黄色的澄明溶液。

保存环境及稳定性：如有特殊情况需放置，仅能用0.9%氯化钠注射液溶解，室温下应于6小时内使用（本药溶液不可冷冻）。

【滴注要求】静脉推注的时间应大于5分钟，静脉滴注时间大于15~30分钟。

【药物相互作用】美罗培南和具有潜在肾毒性的药物联用时，应注意以下几点。

1.丙磺舒和美罗培南合用可竞争性激活肾小管分泌，抑制肾脏排泄，导致美罗培南清除半衰期延长，血药浓度增加，因此不推荐美罗培南与丙磺舒联用。

2.本品与丙戊酸同时应用时，会使丙戊酸的血药浓度降低，而导致癫痫再发作。

3.美罗培南不能与戊酸甘油酯等同时应用。

4.美罗培南不应与其他药物混合使用。

【生产企业】Snmitomo Dainippon Pharma Co., Ltd.

【说明书修改日期】2017年02月24日

（王　韵　张俊鹏）

注射用帕尼培南倍他米隆

【商品名】克倍宁

【规格】0.5g（每支含帕尼培南0.5g及倍他米隆0.5g）

【适应证】用于治疗由下列敏感菌：葡萄球菌属、链球菌属、肺炎链球菌、肠球菌属、黏膜炎莫拉菌、大肠埃希菌、枸橼酸杆菌属、克雷伯杆菌属、肠杆菌属、沙雷菌属、变形杆菌属、摩氏摩根菌属、普罗威登斯菌属、流感嗜血杆菌、假单胞菌属、铜绿假单胞菌、洋葱伯克霍尔德氏菌、消化链球菌属、拟杆菌属、普雷沃菌属所引起的下列感染症。

【给药途径】静脉滴注。

【用法用量】

1.成人：通常每天1g（效价，按帕尼培南计），分2次给药，每次静脉滴注30分钟以上。

2.儿童：通常每天30~60mg（效价，按帕尼培南计）/kg体重，分3次给药，每次静脉滴注时间应在30分钟以上。

【禁忌】以下患者禁用本品。

1.对本品所含成分有休克史的患者。

2.正在使用丙戊酸钠的患者。

【用量要求】每天2g。

【溶媒要求】0.9%氯化钠注射液、5%葡萄糖注射液，不能使用蒸馏水。

【配伍禁忌】

1. β-内酰胺类抗生素：两者的抗菌活性将相互影响而减弱。

2.硫酸妥布霉素、小诺米星：混合可导致相互失活，需联合应用时必须分瓶滴注。

3.头孢类。

【成品输液】

颜色性状：微黄色、无泡沫、澄明溶液，颜色的深浅对本品的疗效无影响。

保存环境及稳定性：本品在溶解后室温下贮存6小时之内使用。

【滴注要求】每1g（效价，按帕尼培南计）应静脉滴注30分钟以上。

【药物相互作用】与丙戊酸钠同时使用时会使血液中丙戊酸钠的血药浓度下降，有时会引起癫痫再发作。作用机制和危险因素：考虑系本品在肝脏使丙戊酸钠的葡萄糖醛酸结合代谢增加所致。

【生产企业】DAITCHI SANKYO CO.LTD.

【说明书修改日期】2007年10月10日

（邓锐敏　廖定钦　张俊鹏）

注射用哌拉西林钠他唑巴坦钠（4∶1）

【商品名】联邦他唑仙

【规格】2.5g

【适应证】本品用于治疗下列由已检出或疑为敏感细菌所致的全身和（或）局部细菌感染。

1.下呼吸道感染。

2.泌尿道感染（混合感染或单一细菌感染）。

3.腹腔内感染。

4.皮肤及软组织感染。

5.细菌性败血症。

6.妇科感染。

7.与氨基糖苷类药物联合用于患中性粒细胞减少症的患者的细菌感染。

8.骨与关节感染。

9.多种细菌混合感染：哌拉西林/他唑巴坦适用于治疗多种细菌混合感染，包括怀疑感染部位（腹腔内、皮肤和软组织、上下呼吸道、妇科）存在需氧菌和厌氧菌的感染。

【给药途径】静脉注射、静脉滴注。

【用法用量】肾功能正常的成人和青少年的常用剂量为每8小时给予4.5g哌拉西林/他唑巴坦，常规疗程为7~10天。

【禁忌】禁用于对任何β-内酰胺类抗生素（包括青霉素类和头孢菌素类）或β-内酰胺酶抑制剂过敏的患者。

【用量要求】剂量范围可每6小时、8小时或12小时一次，从一次2.25g哌拉西林/他唑巴坦至4.5g哌拉西林/他唑巴坦。

【溶媒要求】0.9%氯化钠注射液、注射用水、5%葡萄糖注射液、6%右旋糖酐盐水。

【配伍禁忌】阿莫西林克拉维酸钾、氨苄西林钠、阿洛西林、拉氧头孢钠、硫酸阿米卡星、伏立康唑。

【成品输液】

颜色性状：无色、澄明溶液。

保存环境及稳定性：在室温条件下24小时内化学性质保持稳定，冷藏条件下溶解的药液在1周内保持稳定。

【滴注要求】给药时间20~30分钟以上。

【药物相互作用】

1.β-内酰胺类药物体外与氨基糖苷类混合可引起氨基糖苷类的大幅度失活。

2.与丙磺舒合并应用可使哌拉西林和他唑巴坦的半衰期延长、肾脏清除率降低。

3.与肝素、口服抗凝药物或其他可能会影响凝血系统包括血小板功能的药物合用期间，应当更频繁地进行适当的凝血检验并定期监测。

4.与维库溴铵合用可延长维库溴铵对神经肌肉的阻滞作用。

5.本品可减少甲氨蝶呤的排泄。

【生产企业】珠海联邦制药股份有限公司中山分公司

【说明书修改日期】2012年10月01日

（李蓓蓓　陈雄斌　张俊鹏）

注射用哌拉西林钠他唑巴坦钠（8∶1）

【商品名】特治星

【规格】4.5g（哌拉西林4.0g，他唑巴坦0.5g）

【适应证】适用于治疗由指定细菌的易感分离株引起的中度至重度感染。

【给药途径】静脉滴注。

【用法用量】

1.肾功能正常的成人和12岁以上青少年：4.5g/次，每8小时一次。根据感染的严重程度和部位增减，剂量范围可每6小时、8小时或12小时一次，从一次2.25g至4.5g本品。

2.肾功能不全者

（1）内生肌酐清除率20~40：4.5g/次，每8小时一次。

（2）内生肌酐清除率<20：4.5g/次，每12小时一次。

3.儿童

（1）9月龄以上、体重≤40kg、肾功能正常的患阑尾炎和（或）腹膜炎的儿童：哌拉西林100mg/他唑巴坦12.5mg/kg，每8小时一次。

（2）2~9个月的儿童患者：哌拉西林80mg/他唑巴坦10mg/kg，每8小时一次。

（3）体重超过40kg肾功能正常的儿童患者接受成人剂量。

【禁忌】以下情况禁用本品。

1.对任何其他β-内酰胺类活性物质有急性严重过敏反应的病史者禁用。

2.对β-内酰胺酶抑制剂有过敏反应史者禁用。

【溶媒要求】0.9%氯化钠注射液、灭菌注射用水、5%葡萄糖注射液、6%右旋糖酐氯化钠注射液、乳酸林格注射液、哈特曼氏液、醋酸林格液、醋酸/苹果酸林格液。

【配伍禁忌】

1.血制品或白蛋白水解产物。

2.单独使用。

3.不应与只含碳酸氢钠的溶液同时使用。

【成品输液】

颜色性状：无色、透明、澄清、少量起泡溶液。

保存环境及稳定性：室温条件下24小时内稳定，冷藏条件下在1周内稳定。室温条件下，便携式静脉输液泵中2小时内稳定。

【滴注要求】必须缓慢静脉滴注给药，给药时间为20~30分钟以上。

【药物相互作用】

1.氨基糖苷类

（1）由于哌拉西林可使氨基糖苷类药物在体外失活，因此建议本品与氨基糖苷类药物分开给药。本品含有EDTA，在特定稀释剂和浓度下可以与阿米卡星和庆大霉素通过Y型管输液同时给药。本品不可与妥布霉素一起通过Y型管输液。

（2）当氨基糖苷类药物与哌拉西林一起用于需要血液透析的终末期肾病患者时，氨基糖苷类药物（尤其是妥布霉素）的浓度会大幅降低，并且应进行监控。

2.本品与丙磺舒合并应用可使哌拉西林和他唑巴坦的半衰期延长、肾脏清除率降低。因为丙磺舒可以抑制哌拉西林和他唑巴坦经肾小管分泌。除非益处大于风险，否则丙磺舒不应与本品联合给药。

3.与单独使用万古霉素相比，本品与万古霉素联合使用的患者中急性肾损伤发生率上升。

4.与肝素、口服抗凝血剂以及其他可能影响凝血系统的药物同时使用时，应更频繁地测试并定期监控凝血参数。

5.由于作用机制相似，合用哌拉西林时可能会延长任何非去极化肌松剂的神经肌肉阻滞作用。

6.由于对肾脏分泌的竞争，甲氨蝶呤和哌拉西林合用可能降低甲氨蝶呤的清除。如果需要进行同时使用，应频繁监控甲氨蝶呤血清浓度和甲氨蝶呤毒性的迹象和症状。

7.有多种化学尿蛋白测量方法可能产生假阳性结果。用试纸进行的蛋白测量不受影响。直接库姆斯试验结果可能为阳性。患者在接受哌拉西林/他唑巴坦注射后，建议采用葡萄糖氧化酶介导的酶促反应检测葡萄糖。

【生产企业】Wyeth Lederle S.R.L.

【说明书修改日期】2018年03月08日

（曾康婵　邓锐敏　张俊鹏）

注射用亚胺培南西司他丁钠

【商品名】俊特

【规格】1g（亚胺培南0.5g）

【适应证】

1.治疗：本品为广谱的抗生素，适用于多种病原体所致和需氧/厌氧菌引起的混合感染，以及在病原菌未确定前的早期治疗。

2.预防：预防已经污染或具有潜在污染性外科手术的患者术后感染。本品不适用于脑膜炎的治疗。

【给药途径】肌内注射、静脉滴注。

【用法用量】

1.对大多数感染的推荐治疗剂量为每天1~2g，分3~4次滴注。对中度感染也可用每次1g，每天2次的方案。对不敏感病原菌引起的感染，本品静脉滴注的剂量最多可以增至每天4g，或每天50mg/kg体重，两者中择较低剂量使用。

2.儿童和婴儿推荐的剂量如下。

（1）儿童体重≥40kg，可按成人剂量给予。

（2）儿童和婴儿体重者<40kg者，可按15mg/kg，每6小时给药一次。每天总剂量不超过2g。

（3）对3个月以内的婴儿或肾功能损害的儿科患者（血清肌酐>2mg/dl），尚无足够的临床资料作为推荐依据。

3.肾功能损害：当患者的肌酐清除率为每分钟6~20ml/1.73m^2，使用

500mg剂量，引起癫痫的危险性可能增加。

若患者的肌酐清除率每分钟≤5ml/1.73m²时，除非患者在48小时内进行血液透析，否则不应给予本品静脉滴注。

4.血液透析：对治疗肌酐清除率每分钟≤5ml/1.73m²且正在进行血液透析的患者，可使用对肌酐清除率为每分钟6~20ml/1.73m²患者的推荐剂量。

【禁忌】禁用于对本品任何成分过敏的患者。

【用量要求】静滴最多可以增至每天4g，或每天50mg/kg体重，两者中择较低剂量使用。

【溶媒要求】0.9%氯化钠注射液、5%葡萄糖注射液、10%葡萄糖注射液、10%甘露醇。

【浓度要求】每支俊特（含亚胺培南500mg）至少用100ml溶媒稀释。

【配伍禁忌】

1.稀释液不能含有乳酸盐；但可经正在进行乳酸盐滴注的静脉输液系统中给药。

2.不能与其他抗生素或化疗药同瓶混合。

【调配方法】每支俊特（含亚胺培南500mg）至少用100ml溶媒稀释，并振摇至溶液澄清。从无色至黄色的颜色改变并不影响本品的药效。

【成品输液】

颜色性状：微黄色澄明溶液。

保存环境及稳定性：室温（25℃），4小时；冷藏（4℃），24小时。0.9%氯化钠注射液稀释（室温），10小时；含葡萄糖稀释（室温），4小时。

【滴注要求】当每次本品静脉滴注剂量低于或等于500mg时，静脉滴注时间应不少于20~30分钟，如剂量大于500mg时，静脉滴注时间应不少于40~60分钟。如患者在滴注时出现恶心症状，可减慢滴注速度。

【药物相互作用】已有使用更昔洛韦和本品静脉滴注于患者引癫痫发作的报道。对于这种情况除非其益处大于危险，否则不应伴随使用。

1.氨基糖苷类抗生素

结果：合用对铜绿假单胞菌有协同抗菌作用。

2.丙磺舒

（1）结果：合用可轻幅地增加亚胺培南的血药浓度及延长亚胺培南的半衰期。

（2）处理：不推荐合用。

3.更昔洛韦

（1）结果：合用可引起癫痫发作。

（2）处理：合用应权衡利弊。

4.丙戊酸、双丙戊酸钠

（1）结果：合用可降低丙戊酸的血药浓度，使癫痫发作的风险增加。

（2）处理：不推荐合用。经丙戊酸或双丙戊酸钠良好控制的癫痫患者，可使用非碳青霉烯类的抗生素治疗感染；若必须使用本药，应考虑合用抗惊厥药。

【生产企业】海正辉瑞制药有限公司

【说明书修改日期】2014年12月31日

（邓锐敏　廖定钦　张俊鹏）

附：注射用亚胺培南西司他丁钠（不同厂家）

【商品名】泰能

【规格】亚胺培南500mg和西司他丁500mg

【适应证】

1.本品为一非常广谱的抗生素，适用于多种病原体所致和需氧/厌氧菌引起的混合感染，以及在病原菌未确定前的早期治疗。

2.已经证明本品对许多耐头孢菌素类的细菌，包括需氧和厌氧的革兰阳性及革兰阴性细菌所引起的感染仍具有强效的抗菌活性。

【给药途径】静脉滴注、肌内注射。

【用法用量】肌酐清除率$\leqslant$70ml/min/1.73m^{2}和（或）体重<70kg的患者必须减少剂量。

1.成人：大多数感染治疗剂量为每天1~2g，分3~4次滴注。

2.儿童和婴儿

（1）儿童体重$\geqslant$40kg者，可按成人剂量给予。

（2）儿童和婴儿体重<40kg者，可按15mg/kg，每6小时给药一次。

【禁忌】以下情况禁用或慎用本品。

1.不适用于脑膜炎治疗。

2.哺乳期妇女使用本品时，患者需停止授乳。

3.肌酐清除率每分钟$\leqslant$5ml/1.73m^{2}的患者不应使用本品，除非在48小时内进行血液透析。

【用量要求】1.成人每天不超过4g。2.儿童和婴儿体重<40kg者，每天不超过2g。

【溶媒要求】0.9%氯化钠注射液、5%葡萄糖注射液。

【浓度要求】每支泰能用100ml溶媒稀释。

【成品输液】

颜色性状：淡黄色、透明、澄清、不易起泡溶液。

保存环境及稳定性：室温（25℃），4小时；冷藏（4℃），24小时。0.9%

氯化钠注射液稀释（室温），10小时；含葡萄糖稀释（室温），4小时。

【滴注要求】剂量低于或等于500mg时，静脉滴注时间不少于20~30分钟，如剂量大于500mg时，静脉滴注时间不少于40~60分钟。

【药物相互作用】

1.已有使用更昔洛韦和本品静脉滴注于患者引起癫痫发作的报道。对于这种情况除非其益处大于危险，否则不应伴随使用。

2.有文献表明，合并碳青霉烯类用药，患者接受丙戊酸或双丙戊酸钠会导致丙戊酸浓度降低。因为药物相互作用，丙戊酸浓度会低于治疗范围，因此，癫痫发作的风险增加。

【生产企业】Merck Sharp & Dohme Corp.

【说明书修改日期】2018年04月17日

（曾康婵　邓锐敏　张俊鹏）

第三节　氨基糖苷类

硫酸阿米卡星注射液

【规格】2ml：0.2g（20万单位）

【适应证】适用于敏感菌所致严重感染，如菌血症或败血症、细菌性心内膜炎、下呼吸道感染、骨关节感染、胆道感染、腹腔感染、复杂性尿路感染、皮肤软组织感染等。由于本品对多数氨基糖苷类钝化酶稳定，故尤其适用于治疗革兰阴性杆菌对卡那霉素、庆大霉素或妥布霉素耐药菌株所致的严重感染。

【给药途径】肌内注射、静脉滴注。

【用法用量】

1.成人：肌内注射或静脉滴注。单纯性尿路感染对常用抗菌药耐药者每12小时0.2g（1支）；用于其他全身感染每12小时7.5mg/kg，或每24小时15mg/kg。

2.小儿：肌内注射或静脉滴注。首剂按体重10mg/kg，继以每12小时7.5mg/kg，或每24小时15mg/kg。

3.肾功能减退患者：肌酐清除率>50~90ml/min者每12小时给予7.5mg/kg的60%~90%；肌酐清除率10~50ml/min者每24~48小时用7.5mg/kg的20%~30%。

【禁忌】对阿米卡星或其他氨基糖苷类过敏的患者禁用。

【用量要求】成人一日不超过1.5g，疗程不超过10天。

【溶媒要求】0.9％氯化钠注射液、5％葡萄糖注射液。

【浓度要求】每500mg至少用100ml溶媒稀释。

【配伍禁忌】呋塞米、肝素钠、两性霉素B、氢化可的松。

【调配方法】配制静脉用药时，每500mg加入氯化钠注射液或5％葡萄糖注射液或其他灭菌稀释液100~200ml。

【成品输液】

颜色性状：无色、澄明、不易起泡溶液

保存环境及稳定性：在室温下贮存。其溶液为无色或淡黄色溶液，放置后溶液颜色可能变深，但不影响其疗效。塑料制品对本品没有吸附作用。

【滴注要求】成人应在30~60分钟内缓慢滴注，婴儿患者稀释的液量相应减少。

【药物相互作用】

1.本品与其他氨基糖苷类合用或先后连续局部或全身应用，可增加耳毒性、肾毒性及神经肌肉阻滞作用。

2.本品与神经肌肉阻断药合用可加重神经肌肉阻滞作用，导致肌肉软弱、呼吸抑制等症状。本品与卷曲霉素、顺铂、依他尼酸、呋塞米或万古霉素（或去甲万古霉素）等合用，或先后连续局部或全身应用，可能增加耳毒性与肾毒性。

3.本品与头孢噻吩或头孢唑林局部或全身合用可能增加肾毒性。本品不宜与两性霉素B、头孢噻吩、磺胺嘧啶和四环素等注射剂配伍，不在同一瓶中滴注。

4.本品与多黏菌素类注射剂合用或先后连续局部或全身应用，可增加肾毒性和神经肌肉阻滞作用。

5.其他肾毒性药物及耳毒性药物均不宜与本品合用或先后应用，以免加重肾毒性或耳毒性。

【生产企业】广州白云山天心制药股份有限公司

【说明书修改日期】2015年11月30日

（廖定钦　杨林青　张俊鹏）

硫酸庆大霉素注射液

【规格】1ml：4万单位（40mg）；2ml：8万单位（80mg）。

【适应证】

1.适用于治疗敏感革兰阴性杆菌所致的严重感染。

2.治疗腹腔感染及盆腔感染时应与抗厌氧菌药物合用，临床上多采用庆大霉素与其他抗菌药联合应用。

3.与青霉素（或氨苄西林）合用可治疗肠球菌属感染。

4.用于敏感细菌所致中枢神经系统感染，如脑膜炎、脑室炎时，可同时用本品鞘内注射作为辅助治疗。

【给药途径】肌内注射、静脉滴注、鞘内及脑室内注射。

【用法用量】

1.成人：肌内注射或稀释后静脉滴注，一次80mg（8万单位），静滴时将一次剂量加入50~200ml的0.9%氯化钠注射液或5%葡萄糖注射液中，一日一次静滴时加入的液体量应不少于300ml，使药液浓度不超过0.1%，该溶液应在30~60分钟内缓慢滴入。

2.小儿：肌内注射或稀释后静脉滴注，一次2.5mg/kg，每12小时一次；或一次1.7mg/kg，每8小时一次。疗程为7~14天，期间应尽可能监测血药浓度，尤其新生儿或婴儿。

3.鞘内及脑室内给药：剂量为成人一次4~8mg。注射时将药液稀释至不超过0.2%的浓度，抽入5ml或10ml的无菌针筒内，进行腰椎穿刺后先使相当量的脑脊液流入针筒内，边抽边推，将全部药液于3~5分钟内缓缓注入。

4.肾功能减退患者的用量：①按肾功能正常者每8小时一次，一次的正常剂量为1~1.7mg/kg，肌酐清除率为10~50ml/min时，每12小时一次，一次为正常剂量的30%~70%；②肌酐清除率<10ml/min时，每24~48小时给予正常剂量的20%~30%。

5.血液透析后可按感染严重程度，成人按体重一次补给剂量1~1.7mg/kg。

【禁忌】对本品或其他氨基糖苷类过敏者禁用。

【溶媒要求】0.9%氯化钠注射液、5%葡萄糖注射液。

【浓度要求】

1.静脉滴注和肌内注射：药液浓度不超过0.1%（即1mg/ml）。

2.鞘内及脑室内注射：药液浓度不超过0.2%（即2mg/ml）。

【配伍禁忌】不宜与其他药物同瓶滴注。

【成品输液】

颜色性状：无色、澄明溶液。

保存环境及稳定性：用5%葡萄糖溶液或0.9%氯化钠溶液稀释后的注射液，在室温下至少24小时内保持稳定。

【滴注要求】该溶液应在30~60分钟内缓慢滴入，以免发生神经肌肉阻滞作用。

【药物相互作用】

1.与其他氨基糖苷类合用或先后连续局部或全身应用，可能增加其产生耳毒性、肾毒性及神经肌肉阻滞作用的可能性。

2.与神经肌肉阻滞剂合用，可加重神经肌肉阻滞作用，导致肌肉软弱、呼吸抑制等症状。

3.与卷曲霉素、顺铂、依他尼酸、呋塞米或万古霉素（或去甲万古霉素）等合用，或先后连续局部或全身应用，可能增加耳毒性与肾毒性。

4.与头孢噻吩、头孢唑林局部或全身合用可能增加肾毒性。

5.与多黏菌素类注射剂合用或先后连续局部或全身应用，可增加肾毒性和神经肌肉阻滞作用。

6.其他肾毒性及耳毒性药物均不宜与本品合用或先后连续应用，以免加重肾毒性或耳毒性。

7.氨基糖苷类与β-内酰胺类（头孢菌素类与青霉素类）混合时可导致相互失活。

【生产企业】广州白云山天心药业股份有限公司

【说明书修改日期】2015年11月30日

（吴　茹　杨舒韵　张俊鹏）

第四节　四环素类

注射用替加环素

【商品名】泰阁

【规格】50mg

【适应证】

1.适用于18岁以上患者由特定细菌的敏感菌株所致感染的治疗。

（1）复杂性腹腔内感染。

（2）复杂性皮肤及软组织感染。

（3）社区获得性肺炎。

2.8岁以上儿童患者。

（1）复杂性腹腔内感染。

（2）复杂性皮肤及软组织感染。

【给药途径】静脉滴注。

【用法用量】

1.成人：首剂100mg，然后，每12小时50mg。静脉滴注时间应该每12小时给药一次，每次约30~60分钟。

2.重度肝功能损害患者：首剂100mg，然后每12小时25mg。

3. 8~11岁儿童：每12小时静脉输注1.2mg/kg，最大剂量为每12小时输注50mg。

4. 12~17岁儿童：每12小时输注50mg。

【禁忌】以下情况禁用本品。

1. 禁用于已知对本品任何成分过敏的患者。药物反应包括过敏反应。

2. 对四环素类抗生素过敏的患者可能对替加环素过敏。

3. 不适用于治疗糖尿病足感染。

4. 不适用于治疗医院获得性或呼吸机相关性肺炎。

5. 8岁以下儿童禁用替加环素。

【溶媒要求】0.9%氯化钠注射液、5%葡萄糖注射液、乳酸钠林格液。

【浓度要求】最高浓度为1mg/ml。

【配伍禁忌】

1. 两性霉素B、两性霉素B脂质体复合物、地西泮、艾美拉唑、奥美拉唑、

2. 氨苄西林、氨茶碱、还原型谷胱甘肽、青霉素、甲泼尼龙琥珀酸钠、美洛西林、哌拉西林钠三唑巴坦钠。

【成品输液】

颜色性状：黄色至橙色、透明、澄清、不易起泡溶液。

保存环境及稳定性：①本品复溶后可在室温（不超过25℃）下贮藏达24小时（包括在本品小瓶包装中贮藏达6小时后在静脉输液袋袋中贮藏可达18小时）。一旦复溶后贮藏温度超过25℃，替加环素应立即被使用。②相应地若以0.9%氯化钠注射液（USP）或5%葡萄糖注射液（USP）复溶后应立即转移至静脉输液袋，在2~8℃冷藏条件下可贮藏48小时。

【滴注要求】

1. 静脉滴注时间应该每12小时给药一次，每次30~60分钟。

2. 在儿童患者中，替加环素输注时间至少60分钟。

【药物相互作用】

1. 替加环素与华法林同用时应该监测凝血酶原时间或其他合适的抗凝试验。

2. 抗生素与口服避孕药同时使用可导致口服避孕药作用降低

3. 与P-gp抑制剂或P-gp诱导剂合用可能会影响替加环素的药代动力学。

【生产企业】Wyeth Lederle S.r.l.

【说明书修改日期】2017年08月23日

（曾康婵　邓锐敏　张俊鹏）

第五节　酰胺醇类

氯霉素注射液

【规格】2ml：0.25g（250000单位）

【适应证】

1.伤寒和其他沙门菌属感染：为敏感菌株所致伤寒、副伤寒的选用药物，由沙门菌属感染的胃肠炎一般不宜应用本品，如病情严重，有合并败血症可能时仍可选用。

2.耐氨苄西林的B型流感嗜血杆菌脑膜炎或对青霉素过敏患者的肺炎链球菌、脑膜炎奈瑟菌脑膜炎、敏感的革兰阴性杆菌脑膜炎，本品可作为选用药物之一。

3.脑脓肿，尤其耳源性脑脓肿，常为需氧菌和厌氧菌混合感染。

4.严重厌氧菌感染，如脆弱拟杆菌所致感染，尤其适用于病变累及中枢神经系统者，可与氨基糖苷类抗生素联合应用治疗腹腔感染和盆腔感染，以控制同时存在的需氧菌和厌氧菌感染。

5.无其他低毒性抗菌药可替代时治疗敏感细菌所致的各种严重感染，如由流感嗜血杆菌、沙门菌属及其他革兰阴性杆菌所致败血症及肺部感染等，常与氨基糖苷类联合。

6.立克次体感染，可用于Q热、落基山斑点热、地方性斑疹伤寒等的治疗。

【给药途径】静脉滴注。

【用法用量】稀释后静脉滴注。成人一日2~3g，分2次给予；小儿按体重一日25~50mg/kg，分3~4次给予；新生儿一日不超过25mg/kg，分4次给予。

【禁忌】以下患者禁用或慎用本品。

1.对本品过敏者禁用。

2.妊娠期、哺乳期妇女不宜应用。

3.新生儿不宜应用。

【溶媒要求】0.9%氯化钠注射液、5%葡萄糖注射液。

【调配方法】稀释时以0.9%氯化钠注射液或5%葡萄糖注射液稀释。稀释前，先将药液温热，再加入稀释液中，边稀释边振摇，以免析出结晶。一旦出现结晶或沉淀，可将药液用热水浴热，振摇并放置一会儿，即可使结晶或沉淀溶解。稀释后必须严格检查，溶液应澄清，无不溶性颗粒或细小结晶者即可注射使用。

【成品输液】

颜色性状：无色或轻微带黄绿色的澄明液体

保存环境及稳定性：①配置好的注射液在室温下30天内保持稳定。注射液颜色的轻微变化，不表明有药效丢失，但混浊的注射液不能使用。② PVC输液袋、导管、注射器等对本品没有吸附作用。

【药物相互作用】

1.抗癫痫药（乙内酰脲类）。由于氯霉素可抑制肝细胞微粒体酶的活性，导致此类药物的代谢降低，或氯霉素替代该类药物的血清蛋白结合部位，均可使药物的作用增强或毒性增加，故当与氯霉素同用时或在其后应用须调整此类药物的剂量。

2.与降血糖药（如甲苯磺丁脲）同用时，由于蛋白结合部位被替代，可增强其降糖作用，因此需调整该类药物剂量。格列吡嗪和格列本脲的非离子结合特点，使其所受影响较其他降糖药为小，但同用时仍须谨慎。

3.长期使用含雌激素的避孕药，如同时使用氯霉素，可使避孕的可靠性降低，以及经期外出血增加。

4.由于本品可具有维生素B_6拮抗剂的作用或使后者经肾排泄量增加，可导致贫血或周围神经炎的发生，因此维生素B_6与本品同用时机体对前者的需要量增加。

5.本品可拮抗维生素B_{12}的造血作用，因此两者不宜同用。

6.与某些骨髓抑制药同用时，可增强骨髓抑制作用，如抗肿瘤药物、秋水仙碱、羟基保泰松、保泰松和青霉胺等。同时进行放射治疗时，亦可增强骨髓抑制作用，须调整骨髓抑制剂或放射治疗的剂量。

7.如在术前或术中应用，由于本品对肝酶的抑制作用，可降低诱导麻醉药阿芬他尼的清除，延长其作用时间。

8.苯巴比妥、利福平等肝药酶诱导剂与本品同用时，可增强其代谢，致使血药浓度降低。

9.与林可霉素类或红霉素类等大环内酯类抗生素合用可发生拮抗作用，因此不宜联合应用。

【生产企业】国药集团容生制药有限公司

【说明书修改日期】2013年01月13日

（王　韵　张俊鹏）

第六节 大环内酯类

注射用阿奇霉素

【商品名】希舒美

【规格】0.5g

【适应证】

1.社区获得性肺炎。

2.盆腔炎性疾病。

【给药途径】静脉滴注。

【用法用量】

1.本品治疗特定病原体引起的社区获得性肺炎时，推荐剂量为每天500mg，单次静脉内给药，至少2天。静脉给药后需继以阿奇霉素口服序贯治疗，每天500mg（即250mg两片）给药一次，静脉及口服共计疗程7~10天。

2.本品治疗特定病原体引起的盆腔炎性疾病时，推荐剂量为每天500mg，一日一次，静脉内给药，1~2天后继以阿奇霉素口服序贯治疗，每天250mg给药一次，静脉和口服总疗程7天。

【禁忌】以下患者禁用本品。

1.已知对阿奇霉素、红霉素、其他大环内酯类或酮内酯类药物过敏的患者禁用。

2.以前使用阿奇霉素后有胆汁淤积性黄疸/肝功能不全病史的患者禁用。

【溶媒要求】0.9%氯化钠注射液、5%葡萄糖注射液、葡萄糖氯化钠注射液、乳酸钠林格溶液。

【成品输液】

颜色性状：无色、澄明溶液。

保存环境及稳定性：在室温（30℃）下或低于室温可保存24小时，冰箱中（5℃）可保存7天。

【滴注要求】药液浓度为1mg/ml时滴注时间应为3小时，浓度为2mg/ml时滴注时间应为1小时。

根据国内临床试验结果，本品静脉滴注不宜过快，每500mg/500ml滴注时间以4小时为宜。

建议500mg本品按以上方法稀释后的滴注时间不少于60分钟。

【药物相互作用】本品与奈非那韦、口服抗凝药（如华法林）、麦角类衍生物（麦角胺、双氢麦角胺）、环孢素、地高辛、特非那定、海索比妥、苯妥英、抗酸药合用会发生相互作用。

【生产企业】Pharmacia and Upjohn Company

【说明书修改日期】2018年03月02日

（余欣欣　吴　茹　张俊鹏）

第七节　多肽类抗生素

注射用替考拉宁

【商品名】加立信

【规格】0.2g（20万单位）

【适应证】本品主要用于治疗各种严重的革兰阳性菌感染，包括不能用青霉素类及头孢素类抗生素治疗或上述抗生素治疗失败的严重葡萄球菌感染，或对其他抗生素耐药的葡萄球菌感染。敏感菌有金黄色葡萄球菌和凝固酶阴性葡萄球菌（包括对甲氧西林敏感及耐药菌）、链球菌、肠球菌、单核细胞增多性李司特菌、棒状杆菌、艰难梭菌、消化链球菌等。包括下呼吸道感染、泌尿道感染、败血症、心内膜炎、腹膜炎、骨关节感染、皮肤软组织感染，亦可作为万古霉素和甲硝唑的替代药。

【给药途径】静脉注射、静脉滴注。

【用法用量】

1.肾功能正常的成人及老年患者

（1）中度感染：下呼吸道感染、泌尿道感染、皮肤软组织感染。首剂，静脉给药0.4g（2瓶）；以后维持剂量，0.2g（1瓶）每天一次，静脉给药。

（2）重度感染：骨关节感染、败血症、心内膜炎、腹膜炎等。首剂，每12小时静脉给药0.4g（2瓶），连续3次；以后维持剂量，0.4g（2瓶），每天一次，静脉给药。

2.肾功能不全的成人和老年患者：对于肾功能不全的患者，第4天开始减少剂量，具体剂量如下。

（1）中度肾功能损害者：肌酐清除率在40~60ml/min患者，剂量应减半，可原有剂量隔天给药一次，也可原有剂量减半每天一次。

（2）重度肾功能损害者：肌酐清除率小于40~60ml/min以及血透析患者，替考拉宁用量应是正常人的1/3。可原有剂量每3天用药一次，也可用原有剂量的1/3每天一次。替考拉宁不能被透析清除。

（3）持续不卧床腹膜透析者：首剂0.4g（2瓶）静脉给药，随后第一周按每升透析液20mg给药，第二周按每升透析液10mg给药，第三周按每3升透析液20mg给药。

3. 2个月以上儿童：革兰阳性菌感染可用替考拉宁治疗，严重感染和中性粒细胞减少的患儿，推荐剂量为10mg/kg，前三剂量每12小时静脉注射一次，随后剂量为10mg/kg，静脉或肌内注射，每天一次。对中度感染，推荐剂量为10mg/kg，前三剂量每12小时静脉注射一次，随后剂量为6mg/kg，静脉或肌内注射，每天一次。新生儿：婴儿第一天的推荐剂量为16mg/kg，只用一剂，随后几天保持8mg/kg，每天一次，静脉滴注时间不少于30分钟。

【禁忌】对本品过敏者禁用。

【用量要求】

1. 中度感染：首剂0.4g（2瓶），维持剂量0.2g（1瓶）每天一次。

2. 重度感染：首剂0.4g（2瓶）每12小时一次，维持剂量0.4g（2瓶）每天一次。

【溶媒要求】0.9%氯化钠注射液、5%葡萄糖注射液。

【调配方法】用3ml注射用水缓慢地注入含替考拉宁瓶内，轻轻转动小瓶，直至粉末完全溶解，注意不能产生泡沫。如有泡沫形成将瓶放置15分钟，直到泡沫消失，将液体完全吸入注射器中，配置好的溶液可加入下列注射液中使用：0.9%氯化钠注射液或5%葡萄糖注射液或5%葡萄糖与0.9%氯化钠复方注射液或腹膜透析液中。测定血清药物浓度可优化治疗。

【成品输液】

颜色性状：无色、澄明、易起泡溶液。

保存环境及稳定性：需现配用或4℃冰箱保存，贮存时间超过24小时建议不要再使用。

【药物相互作用】

1. 本品与其他药物合用，如其他抗生素、降压药、麻醉药、强心药、降糖药，均未出现不良反应。

2. 动物实验中在与氨基糖苷合用时未增加氨基糖苷类的耳毒性、肾毒性。

【生产企业】浙江医药股份有限公司新昌制药厂

【说明书修改日期】2010年09月07日

（杨林青　廖定钦　张俊鹏）

附：注射用替考拉宁（不同厂家）

【商品名】他格适

【规格】0.2g

【适应证】治疗各种严重的革兰阳性菌感染。

【给药途径】肌内注射、静脉注射、静脉滴注。

【用法用量】

1.复杂性皮肤和软组织感染、肺炎、复杂性尿道感染。

（1）负荷剂量：每12小时400mg，给药3次。

（2）维持剂量：6mg/kg，每天一次。

2.骨和关节感染、感染性心内膜炎。

（1）负荷剂量：每12小时800mg，给药3至5次。

（2）维持剂量：12mg/kg，每天一次。

3.肾功能不全的成人和老年患者：在治疗第4天后应调整剂量。

（1）轻度和中度肾功能不全患者：剂量不变，每2天一次；或剂量减半，每天一次。

（2）重度肾功能不全患者和血液透析患者：剂量不变，每3天一次；或剂量减至1/3，每天一次。

4.持续性非卧床腹膜透析患者：按6mg/kg体重单次静脉负荷剂量给药后，在第一周中每袋透析液内按20mg/L的剂量给药，在第二周中于交替的透析液袋中按20mg/L的剂量给药，在第三周中仅在夜间的透析液袋内按20mg/L的剂量给药。

5.新生儿和2月龄以下婴儿。

（1）负荷剂量：单次16mg/kg。

（2）维持剂量：单次8mg/kg，每天1次。

6.儿童（2月龄到12岁）。

（1）负荷剂量：每12小时按10mg/kg单次静脉给药，重复给药3次。

（2）维持剂量：6~10mg/kg单次静脉给药，每天一次。

【禁忌】对替考拉宁或任何辅料过敏者禁用本品。

【溶媒要求】0.9%氯化钠溶液、5%葡萄糖注射液、10%葡萄糖注射液。

【配伍禁忌】氨基糖苷类（但在透析液中可以配伍）。

【调配方法】

1.慢慢将全部注射用水沿瓶壁注入小瓶中，用双手轻轻滚动小瓶直至药粉完全溶解。注意避免产生泡沫。要保证所有药粉，特别是瓶塞附近的药粉都完全溶解。

2.制备的替考拉宁注射液浓度应为200mg/3ml，振摇会产生泡沫，以致不能获得足够的药液，如果替考拉宁完全溶解，泡沫不会改变200mg/3ml的药液浓度。如果出现泡沫，可将溶液静置15分钟，待其消泡。配制不小心将会导致给药剂量低于应给剂量。

【成品输液】

颜色性状：无色、透明、澄清、易起泡溶液。

保存环境及稳定性：2~8℃，不超过24小时。

【药物相互作用】替考拉宁治疗的同时或序贯服用其他已知有肾毒性或耳毒性药物时应谨慎。但是，没有证据表明这些药物与替考拉宁合用时出现协同毒性。

【生产企业】Sanofi S.p.A

【说明书修改日期】2018年01月16日

（曾康婵　邓锐敏　张俊鹏）

注射用盐酸万古霉素

【商品名】来可信

【规格】0.5g（50万单位）

【适应证】治疗对甲氧西林耐药的葡萄球菌引起的感染。

【给药途径】静脉滴注。

【用法用量】

1. 每天常用剂量为200万单位，可分为每6小时50万单位或每12小时100万单位。

2. （1）儿童：每次总量1万单位/kg，每6小时滴注一次，每次给药时间至少为60分钟。

（2）婴儿与新生儿：每天剂量可能较低。新生儿及婴儿，初用剂量建议为每千克体重1.5万单位，以后为每千克体重1万单位；出生一周的初生儿，每12小时给药一次，而出生一周后至一个月者，则每8小时一次，每次给药时间至少60分钟。

【禁忌】对本品过敏者，严重肝、肾功能不全者，孕妇及哺乳期妇女禁用。

【溶媒要求】0.9%氯化钠注射液、5%葡萄糖注射液、乳酸钠林格液。

【浓度要求】含有50万单位万古霉素的溶液，必须用稀释剂至少稀释至100ml。

【配伍禁忌】与碱性溶液有配伍禁忌，遇重金属可发生沉淀。

【成品输液】

颜色性状：无色、易消泡沫澄明溶液。

保存环境及稳定性：使用时，加入10ml注射用蒸馏水于50万单位万古霉素无菌干粉小瓶内。配成5万单位/ml溶液，配置后的溶液应尽早使用，若必须保存，贮存于冰箱内冷藏，在24小时内使用，且必须再稀释。

【滴注要求】快速给药（如在数分钟内）可能伴发严重低血压包括休克，罕有心脏停搏现象。应以稀释溶液静脉点滴，点滴时间在60分钟以上或应以不高于1万单位/min的速度给药，以防止过快点滴引起的反应。

【药物相互作用】

1.要注意与各种药物的相互作用。与氨基糖苷类、两性霉素B、阿司匹林及其他水杨酸盐类、注射用杆菌肽及布美他尼、卷曲霉素、卡莫司汀、顺铂、环孢素、依他尼酸、巴龙霉素及多黏菌素类药物等合用或先后应用，可增加耳毒性及肾毒性。如必须合用，应监测听力及肾功能并给予剂量调整。抗组胺药、布克利嗪、赛克力嗪、吩噻嗪类、噻吨类及曲美苄胺等与本品合用时，可能掩盖耳鸣、头昏、眩晕等耳毒性症状。

2.有报道称同时使用万古霉素和麻醉药可能出现红斑、类组织胺样潮红和过敏反应。

【生产企业】浙江医药股份有限公司新昌制药厂

【说明书修改日期】2015年11月27日

（邓锐敏　廖定钦　张俊鹏）

附：注射用盐酸万古霉素（不同厂家）

【商品名】稳可信

【规格】0.5g

【适应证】本品适用于耐甲氧西林金黄色葡萄球菌及其他细菌所致的感染。

【给药途径】静脉滴注。

【用法用量】通常用盐酸万古霉素每天2g（效价），可分为每6小时500mg或每12小时1g。

【禁忌】对本品过敏患者禁用。

【溶媒要求】0.9%氯化钠注射液、5%葡萄糖注射液。

【浓度要求】每0.5g至少用100ml溶媒稀释。

【调配方法】在含有本品0.5g的小瓶中加入10ml注射用水溶解，再以至少100ml的0.9%氯化钠注射液或5%葡萄糖注射液稀释。

【成品输液】

颜色性状：无色、微起泡、澄明溶液。

保存环境及稳定性：配置后的溶液应尽早使用，若必须保存，则可保存于室温、冰箱内，在24小时内使用。

【滴注要求】静滴时间在60分钟以上（国外有快速静滴本药引起心搏骤停的报道）。

【药物相互作用】

1.与全身麻醉药硫喷妥钠等：同时给药时可出现红斑、组胺样潮红、过敏反应等副作用。在全身麻醉开始前1小时停止静滴本药。

2.有肾毒性和耳毒性的药物氨基糖苷类抗生素阿米卡星、妥布霉素等含铂抗肿瘤药物顺铂等：可引起肾功能，听觉的损害及加重，所以应避免联用，若必须合并用药应慎重给药。

3.有肾毒性药物两性霉素B、环孢素：可引起肾功能的损害及加重，所以应避免联用，若必须合并用药应慎重给药。

【生产企业】VIANEX S.A.（PLANT C）

【说明书修改日期】2014年07月28日

（余欣欣　吴　茹　张俊鹏）

第八节　头霉素类

注射用头孢米诺钠

【商品名】美士灵

【规格】1g（效价）

【适应证】对头孢米诺敏感的链球菌属、肺炎链球菌、大肠埃希菌、克雷伯菌属、变形杆菌属、摩根菌属、普罗菲登菌属、流感嗜血杆菌、拟杆菌属、普雷沃菌属（二路普雷沃菌除外）引起的下述感染：败血症、扁桃体炎（包括扁桃体周围脓肿）、急性支气管炎、肺炎、肺脓肿、慢性呼吸道病变继发感染、膀胱炎、肾盂肾炎、腹膜炎、胆囊炎、胆管炎、子宫内感染、子宫附件炎、子宫旁组织炎。

【给药途径】静脉注射、静脉滴注。

【用法用量】

1.本品可静脉注射，也可静脉滴注。静脉注射时，每1g（效价）溶于20ml注射用蒸馏水、葡萄糖液或电解质溶液并缓慢注射。静脉滴注时，每1g（效价）溶于100~500ml葡萄糖液或电解质溶液，滴注时间为1~2小时。

2.常用量，成人为每天2g（效价），分2次静脉注射或静脉滴注。小儿每次20mg（效价）/kg，每天3~4次静脉注射或静脉滴注。

3.对于败血症、难治性或重症感染症，成人一天可增至6g（效价），分3~4次给药。

【禁忌】以下情况禁用本品。

1.对本品或成分或头孢类抗生素过敏者禁用。

2.对本品或成分或头孢类抗生素有过敏既往史者，建议禁用，必要时慎用。

【用量要求】成人一天可增至6g。

【溶媒要求】应溶于葡萄糖液或电解质溶液。不得仅溶于注射用水（因溶液不等张）。

【配伍禁忌】与氨茶碱水合物、磷酸吡哆醛水合物配伍，会降低效价或着色，故不得配伍。

【成品输液】

颜色性状：无色、透明、澄清溶液。

保存环境及稳定性：溶解后应尽快使用。若需保存，室温保存应在12小时以内，冰箱保存应在24小时以内使用。

【滴注要求】静脉滴注时，每1g（效价）溶于100~500ml葡萄糖液或电解质溶液，滴注时间为1~2小时。

【药物相互作用】

1.与利尿剂（呋塞米等）合用，有可能增加肾毒性。机制不明。

2.酒精：有可能出现双硫醒样作用（颜面潮红、心悸、眩晕、头痛、恶心等），故给药期间及给药后至少1周内应避免酒精。机制为酒精代谢过程中，阻碍乙醛脱氢酶，使血中乙醛浓度上升。

【生产企业】日本明治制果株式和社

【说明书修改日期】2011年01月10日

（王　韵　张俊鹏）

第九节　抗结核药

异烟肼注射液

【规格】2ml：0.1g

【适应证】与其他抗结核药联合用于各种类型结核病及部分非结核分枝杆菌病的治疗。

【给药途径】肌内注射、静脉注射或静脉滴注。

【用法用量】

1.成人一天0.3~0.4g或5~10mg/kg；儿童每天按体重10~15mg/kg，一天不超过0.3g。

2.急性粟粒型肺结核或结核性脑膜炎患者，成人一天10~15mg/kg，每天不超过0.9g。

3.采用间歇疗法时，成人每次0.6~0.8g，每周2~3次。

4.局部用药。

（1）雾化吸入：每次0.1~0.2g，每天2次。

（2）局部注射（胸膜腔、腹腔或椎管内），每次50~200mg。

【禁忌】对本品过敏者禁用，哺乳期妇女禁用。

【用量要求】每天不超过0.9g。

【溶媒要求】氯化钠注射液、5%葡萄糖注射液。

【成品输液】

颜色性状：无色、澄明溶液。

保存环境及稳定性：暂无资料。

【药物相互作用】

1.服用异烟肼时每天饮酒，易引起本品诱发的肝脏毒性反应，并加速异烟肼的代谢，因此需调整异烟肼的剂量，并密切观察肝毒性征象。应劝告患者服药期间避免酒精饮料。

2.与肾上腺皮质激素（尤其泼尼松龙）合用时，可增加本品在肝内的代谢及排泄，导致本品血药浓度减低而影响疗效，在快乙酰化者更为显著，应适当调整剂量。

3.抗凝血药（如香豆素或茚满双酮衍生物）与本品合用时，由于抑制了抗凝药的酶代谢，使抗凝作用增强。

4.异烟肼为维生素B_6的拮抗剂，可增加维生素B_6经肾排出量，易致周围神经炎的发生。同时服用维生素B_6者，需酌情增加用量。

5.本品不宜与其他神经毒药物合用，以免增加神经毒性。

6.与环丝氨酸合用时可增加中枢神经系统不良反应（如头昏或嗜睡），需调整剂量，并密切观察中枢神经系统毒性征象，尤其对于从事需要灵敏度较高的工作的患者。

7.与乙硫异烟胺、吡嗪酰胺、利福平等其他有肝毒性的抗结核药合用时，可增加本品的肝毒性，尤其是已有肝功能损害者或为异烟肼快乙酰化者，因此应尽量避免合用或在疗程的头3个月密切随访有无肝毒性征象出现。

8.本品可抑制卡马西平的代谢，使其血药浓度增高，引起毒性反应；卡马西平则可诱导异烟肼的微粒体代谢，形成具有肝毒性的中间代谢物增加。

9.与对乙酰氨基酚合用时，由于异烟肼可诱导肝细胞色素P450，使前者形成毒性代谢物的量增加，可增加肝毒性及肾毒性。

10.与双硫仑合用可增强其中枢神经系统作用，产生眩晕、动作不协调、易激惹、失眠等；与阿芬太尼合用时，由于异烟肼为肝药酶抑制剂，可延长阿芬太尼的作用；与安氟醚合用可增加具有肾毒性的无机氟代谢物的形成。

11.本品不宜与酮康唑或咪康唑合用，因可使后两者的血药浓度降低。

12.与苯妥英钠或氨茶碱合用时可抑制二者在肝脏中的代谢，而导致苯妥英钠或氨茶碱血药浓度增高，故本品与两者先后应用或合用时，苯妥英钠或氨茶碱的剂量应适当调整。

13.不可与麻黄碱、颠茄同时服用，以免发生或增加不良反应。

【生产企业】天津金耀药业有限公司

【说明书修改日期】2013年12月31日

（黄淑仪　陈雄斌　张俊鹏）

第十节　抗真菌药

注射用醋酸卡泊芬净

【商品名】科赛斯

【规格】50mg；70mg。

【适应证】

1.经验性治疗中性粒细胞减少、伴发热患者的可疑真菌感染。

2.治疗念珠菌血症和以下念珠菌感染：腹腔脓肿、腹膜炎和胸膜腔感染。尚未研究本品在由念珠菌感染引起的心内膜炎、骨髓炎和脑膜炎中的作用。

3.治疗食道念珠菌病。

4.治疗对其他治疗无效或者不能耐受患者的侵袭性曲霉菌病。

【给药途径】静脉滴注，不能经静脉推注给药。

【用法用量】常用剂量为50mg每天一次（对于大多数适应证应首先给予70mg负荷剂量）。更高剂量本品的有效性没有明显优于本品50mg每天剂量的有效性。

【禁忌】对本品中任何成分过敏的患者禁用。

【用量要求】70mg/d。

【溶媒要求】不得使用任何含有右旋糖（α-D-葡聚糖）的稀释液。因为本品在含有右旋糖的稀释液中不稳定。可配盐水或乳酸林格注射液。

【浓度要求】不超过0.5mg/ml。

【配伍禁忌】请勿将本品与其他药物混合或者同时输注。

【调配方法】本药粉针剂可用0.9%氯化钠注射液、灭菌注射用水、含对羟基苯甲酸甲酯和对羟基苯甲酸丙酯的抑菌注射用水、含0.9%苯甲醇的抑菌注射用水10.8ml复溶，50mg粉针剂复溶后浓度为5mg/ml，70mg粉针剂复溶后浓度为7mg/ml。本药复溶液可用0.9%、0.45%或0.225%氯化钠注射液或乳酸林格注射液250ml稀释，或用更少容积的0.9%、0.45%或0.225%氯化钠注射液或乳酸林格注射液稀释，但稀释后的终浓度不得超过0.5mg/ml。

【成品输液】

颜色性状：无色、有泡沫澄明溶液。

保存环境及稳定性：如果保存于25℃以下的温度下，输注用溶液必须在24小时内使用；如果保存于2~8℃，则必须在48小时内使用。

【滴注要求】本品应静脉缓慢输注约1小时以上。

【药物相互作用】

1.环孢霉素：在两项成人临床研究中发现，环孢霉素（4mg/kg一次给药或3mg/kg两次给药）能使卡泊芬净的药-时曲线下面积（AUC）增加大约35%。AUC增加可能是由于肝脏减少了对卡泊芬净的摄取所致。本品不会使环孢霉素的血浆浓度升高。当本品与环孢霉素同时使用时，会出现肝酶ALT和AST水平的一过性升高。

2.他克莫司：对于同时接受这两种药物治疗的患者，建议对他克莫司的血浓度进行标准的检测，同时适当地调整他克莫司的剂量。

3.利福平：对接受利福平治疗的成年患者，本品的治疗剂量为每天70mg。

4.药物清除的其他诱导剂。

（1）成人：在成人患者中进行本品和药物清除诱导剂如利福平、依非韦伦、奈韦拉平、苯妥英、地塞米松或卡马西平联合使用时，本品的治疗剂量应考虑使用70mg/m^2。

（2）儿童患者：在儿童患者中进行本品和药物清除诱导剂如利福平、依非韦伦、奈韦拉平、苯妥英、地塞米松或卡马西平联合使用时，本品的治疗剂量应考虑使用70mg/m^2（实际每天治疗剂量不超过70mg）。

【生产企业】默沙东

【说明书修改日期】2017年09月27日

（邓锐敏　廖定钦　张俊鹏）

注射用伏立康唑

【商品名】丽福康

【规格】100mg

【适应证】

1.治疗侵袭性曲霉病。

2.治疗对氟康唑耐药的念珠菌引起的严重侵袭性感染（包括克柔念珠菌）。

3.治疗由足放线病菌属和镰刀菌属引起的严重感染。

4.本品应主要用于治疗免疫缺陷患者中进行性的、可能威胁生命的感染。

【给药途径】静脉滴注。

【用法用量】

1.负荷剂量（适用于第1个24小时）：每12小时给药1次，每次6mg/kg。

2.维持剂量（开始用药24小时以后）每天给药2次，每次4mg/kg。

【禁忌】以下情况禁用本品。

1.禁用于已知对伏立康唑或任何一种赋形剂有过敏史者。

2.禁止与CYP3A4底物、特非那定、阿司咪唑、西沙必利、匹莫齐特或奎尼丁合用。

3.禁止与利福平、卡马西平和苯巴比妥合用。

4.禁止与麦角生物碱类药物（麦角胺、双氢麦角胺）、西罗莫司、利托那韦、依非韦伦、利福布汀合用。

【溶媒要求】0.9%氯化钠注射液、5%葡萄糖注射液。

【浓度要求】稀释至0.5~5mg/ml。

【配伍禁忌】氨基酸、精氨酸、转化糖、头孢拉定、头孢呋辛。

【调配方法】使用5ml专用溶媒溶解，再稀释至0.5~5mg/ml。

【成品输液】

颜色性状：无色、澄明溶液。

保存环境及稳定性：稀释后的溶液2℃到8℃保存，不超过24小时（放在冰箱内）。

【滴注要求】滴注速度最快不超过每小时3mg/kg，稀释后每瓶滴注时间须1至2小时以上。

【药物相互作用】伏立康唑抑制细胞色素P450同工酶的活性，包括CYP2C19、CYP2C9和CYP3A4。因此本品可能会使那些通过CYP450同工酶代谢的药物血药浓度增高。

【生产企业】丽珠集团丽珠制药厂

【说明书修改日期】2016年01月21日

（李蓓蓓　陈雄斌　张俊鹏）

附：注射用伏立康唑（不同厂家）

【商品名】威凡

【规格】200mg

【适应证】本品是一种广谱的三唑类抗真菌药，适用于治疗成人和2岁及2岁以上儿童患者的下列真菌感染。

1.侵袭性曲霉病。

2.非中性粒细胞减少患者中的念珠菌血症。

3.对氟康唑耐药的念珠菌引起的严重侵袭性感染（包括克柔念珠菌）。

4.由足放线病菌属和镰刀菌属引起的严重感染。

本品主要用于进展性、可能威胁生命的真菌感染患者的治疗。

【给药途径】静脉滴注。

【用法用量】无论静脉滴注还是口服给药，第一天均应给予首次负荷剂量，使其血药浓度接近于稳态浓度。

1.成人及青少年（12~14岁且体重≥50kg者；15~17岁者）的推荐剂量：静脉滴注，负荷剂量（适用于第1个24小时）每12小时给药1次，每次6mg/kg；维持剂量（开始用药24小时以后）每天给药2次，每次4mg/kg。

2.2~12岁的儿童和轻体重青少年（12~14岁且体重<50kg者）：负荷剂量（适用于第1个24小时）每12小时给药1次，每次9mg/kg；维持治疗（开始用药24小时以后）每天给药2次，每次8mg/kg。

【禁忌】

1.本品禁用于对其活性成分或其赋形剂超敏者。

2.本品禁止与CYP3A4底物联合使用，包括特非那汀、阿司咪唑、西沙必利、匹莫齐特和奎尼丁等。因为本品可使上述药物的血浓度增高，导致QT间期延长，并且偶见尖端扭转性室性心动过速。

3.本品禁止与西罗莫司联合使用。伏立康唑可显著增加西罗莫司的血药浓度。

4.本品禁止与利福平、卡马西平和苯巴比妥联合使用。因这些药物可能会显著降低本品的血浓度。

5.本品禁止以标准剂量与400mg(每天1次)或更高剂量的依非韦伦联合使用。健康受试者同时应用此剂量的依非韦伦与伏立康唑，伏立康唑的血药浓度显著降低。伏立康唑也能显著降低依非韦伦的血药浓度。

6.本品禁止与高剂量的利托那韦(每次400mg及以上，每天2次)联合使用。健康受试者同时应用此剂量的利托那韦与伏立康唑，伏立康唑的血药浓度显著降低。

7.本品禁止与麦角生物碱类药物联合使用，包括麦角胺、二氢麦角胺等。麦角生物碱类药物为CYP3A4的底物，二者合用后麦角类药物的血药浓度可能会增高而导致麦角中毒。

8.本品禁止与圣约翰草联合使用。

【溶媒要求】0.9%氯化钠注射液、5%葡萄糖注射液、葡萄糖氯化钠注射液。

【浓度要求】最终浓度为0.5~5mg/ml。

【调配方法】伏立康唑粉针剂使用时先用19ml注射用水或者19ml 0.9%氯化钠注射液（9mg/ml）溶解成20ml的澄清溶液，溶解后的浓度为10mg/ml。如果无法将稀释剂吸入粉针剂瓶，则弃去此瓶。稀释后摇动药瓶直至药物粉末溶解。

【成品输液】

颜色性状：无色、微起泡、澄明溶液。

保存环境及稳定性：稀释后的溶液在2~8℃保存不超过24小时。

【滴注要求】静脉滴注速度最快不超过每小时3mg/kg，滴注时间须1~2小时。

【药物相互作用】以下为伏立康唑与其他药物的相互作用和其他类型的相互作用。

1. 伏立康唑通过细胞色素P450同工酶代谢，并抑制细胞色素P450同工酶的活性，包括CYP2C19、CYP2C9和CYP3A4。这些同工酶的抑制剂或诱导剂可能分别增高或降低伏立康唑的血药浓度，因此，本品可能会增高通过CYP450同工酶代谢的物质的血浓度。

2. 除非特别注明，药物相互作用的研究在健康成年男性志愿者中进行。采用多剂量的给药方法，每次口服200mg，每天2次，直到达到稳态浓度。这些研究结果对于其他人群和其他给药途径亦有参考意义。

3. 正在使用能使QT间期延长的其他药物者需慎用伏立康唑。与伏立康唑合用时，通过CYP3A4同工酶代谢的药物（如部分抗组胺药、奎尼丁、西沙比利、匹莫齐特）血药浓度可能会增高，因此，禁止这两种药物合用。

【生产企业】Pharmacia & Upjohn Company

【说明书修改日期】2018年02月12日

（余欣欣 吴 茹 张俊鹏）

注射用两性霉素B

【规格】25mg

【适应证】本品适用于敏感真菌所致的深部真菌感染且病情呈进行性发展者，如败血症、心内膜炎、脑膜炎（隐球菌及其他真菌）、腹腔感染（包括与透析相关者）、肺部感染、尿路感染和眼内炎等。

【给药途径】静脉滴注、鞘内给药。

【用法用量】开始静脉滴注时，先试以1~5mg或按体重一次0.02~0.1mg/kg给药，以后根据患者耐受情况每天或隔天增加5mg，当增至一次0.6~0.7mg/kg时即可暂停增加剂量，此为一般治疗量。成人最高一天剂量不超过1mg/kg，每天或隔1~2天给药1次，累积总量1.5~3.0g，疗程1~3个月，也可长至6

个月，视病情及疾病种类而定，对敏感真菌感染宜采用小剂量，即成人一次20~30mg，疗程仍宜长。

【禁忌】对本品过敏及严重肝病患者禁用。

【用量要求】成人最高一天剂量不超过1mg/kg。

【溶媒要求】只可用5%葡萄糖注射液。

【浓度要求】浓度不超过0.1mg/ml。

【配伍禁忌】5%果糖、0.9%氯化钠、盐酸利多卡因、头孢菌素类、阿洛西林、硫酸阿米卡星、美洛西林二钠、乳酸环丙沙星。

【成品输液】

颜色性状：橙黄色、澄明溶液。

保存环境及稳定性：避光保存。

【滴注要求】避光缓慢静滴，每次滴注时间需6小时以上。

【药物相互作用】

1.肾上腺皮质激素：此类药物在控制两性霉素B的药物不良反应时可合用，但一般不推荐两者同时应用，因可加重两性霉素B诱发的低钾血症。如需同用时则肾上腺皮质激素宜用最小剂量和最短疗程，并需监测患者的血钾浓度和心脏功能。

2.洋地黄苷：本品所致的低钾血症可增强潜在的洋地黄毒性。两者同用时应严密监测血钾浓度和心脏功能。

3.氟胞嘧啶：与两性霉素B具协同作用，但本品可增加细胞对前者的摄取并损害其经肾排泄，从而增强氟胞嘧啶的毒性反应。

4.本品与吡咯类抗真菌药如酮康唑、氟康唑、伊曲康唑等在体外具有拮抗作用。

5.氨基糖苷类、抗肿瘤药物、卷曲霉素、多黏菌素类、万古霉素等肾毒性药物与本品同用时可增强其肾毒性。

6.骨髓抑制剂、放射治疗等可加重患者贫血，与两性霉素B合用时应减少其剂量。

7.本品诱发的低钾血症可加强神经肌肉阻断药的作用，两者同用时需监测血钾浓度。

8.应用尿液碱化药可增强本品的排泄，并防止或减少肾小管酸中毒发生的可能。

【生产企业】华北制药股份有限公司

【说明书修改日期】2015年12月01日

（李蓓蓓　陈雄斌　张俊鹏）

注射用米卡芬净钠

【商品名】米开民

【规格】50mg

【适应证】由曲霉菌和念珠菌引起的下列感染：真菌血症、呼吸道真菌病、胃肠道真菌病。

【给药途径】静脉滴注。

【用法用量】

1. 曲霉病：成人一般每天单次剂量为50~150mg米卡芬净钠，每天一次静脉输注。对于严重或者难治性曲霉病患者，根据患者情况剂量可增加至300mg/d。

2. 念珠菌病：成人一般每天单次剂量为50mg米卡芬净钠，每天一次静脉输注。对于严重或者难治性念珠菌病患者，根据患者情况剂量可增加至300mg/d。

静脉输注本品时，应将其溶于0.9%氯化钠注射液、葡萄糖注射液或者补充液，剂量为75mg或以下时输注时间不少于30分钟，剂量为75mg以上时输注时间不少于1小时。切勿使用注射用水溶解本品（该溶液为非等渗性）。

【禁忌】以下患者禁用本品。

1. 对本品任何成分有过敏史的患者，对其他棘白菌素类药物过敏的患者。

2. 哺乳期妇女。

3. 儿童使用本品的安全性尚未确立。

【用量要求】

1. 体重为50kg或以下的患者，剂量不应超过每天6mg/kg体重。

2. 剂量不应超过300mg/d。

【溶媒要求】0.9%氯化钠注射液、5%葡萄糖注射液、葡萄糖氯化钠注射液。

【配伍禁忌】当本品与其他药物一起溶解时可能产生沉淀。而且，本品在碱性溶液中不稳定，效价会降低。

下列药物与本药混合后会立即产生沉淀：盐酸万古霉素、硫酸阿贝卡星、硫酸庆大霉素、妥布霉素、硫酸地贝卡星、盐酸米诺环素、环丙沙星、甲磺酸帕珠沙星、西咪替丁、盐酸多巴酚丁胺、盐酸多沙普仑水合物、喷他佐辛、甲磺酸萘莫司他、甲磺酸加贝酯、硫胺素（维生素B_1）、盐酸吡哆醇（维生素B_6）、醋酸羟钴胺、四烯甲萘醌（维生素K_2）、冻干胃蛋白酶处理的正常人免疫球蛋白、盐酸阿霉素。

下列药物与本品混合后会立即降低本品的效价：氨苄西林、磺胺甲基异唑、甲氧苄啶、阿昔洛韦、更昔洛韦、乙酰唑胺。

【调配方法】溶解本品时切勿用力摇晃输液袋，因本品容易起泡且泡沫不易消失。

【成品输液】

颜色性状：无色、澄明液体，有轻微泡沫。

保存环境及稳定性：因本品在光线下可慢慢分解，应避免阳光直射。如果从配制到输液结束需时超过6小时，应将输液袋遮光。

【滴注要求】剂量为75mg或以下时输注时间不少于30分钟。

【药物相互作用】患者接受西罗莫司、硝苯地平或伊曲康唑与米卡芬净联合治疗时，应监测西罗莫司、硝苯地平和伊曲康唑的毒性，必要时降低西罗莫司、硝苯地平或伊曲康唑的剂量。

【生产企业】Astellas Pharma Tech Co.，Ltd.Takaoka Plant

【说明书修改日期】2017年11月22日

（王　韵　张俊鹏）

第十一节　抗病毒药

利巴韦林注射液

【规格】1ml：0.1g

【适应证】本品用于呼吸道合胞病毒引起的病毒性肺炎与支气管炎。

【给药途径】肌内注射、静脉滴注。

【用法用量】用氯化钠注射液或5%葡萄糖注射液稀释成每1ml含1mg的溶液后静脉缓慢滴注。成人一次0.5g，一天2次，小儿按体重一天10~15mg/kg，分2次给药。每次滴注20分钟以上，疗程3~7天。

【禁忌】对本品过敏者、孕妇禁用。

【溶媒要求】0.9%氯化钠注射液、5%葡萄糖注射液、葡萄糖氯化钠注射液。

【配伍禁忌】头孢噻肟。

【调配方法】用适宜溶媒稀释成每1ml含1mg的溶液。

【成品输液】

颜色性状：无色、澄明溶液。

保存环境及稳定性：暂无资料。

【滴注要求】静脉滴注20分钟以上。

【药物相互作用】本品与齐多夫定同用时有拮抗作用，因本品可抑制齐多夫定转变成活性型的磷酸齐多夫定。

【生产企业】江苏大红鹰恒顺药业有限公司

【说明书修改日期】2015年12月01日

（李蓓蓓　陈雄斌　张俊鹏）

注射用阿昔洛韦

【规格】0.25g

【适应证】

1.单纯疱疹病毒感染。

2.带状疱疹病毒感染。

3.免疫缺陷者水痘的治疗。

【给药途径】仅供静脉滴注。

【用法用量】成人常用量如下。

1.重症生殖器疱疹的初治，按体重一次5mg/kg（按阿昔洛韦计，下同），一天3次，隔8小时滴注1次，共5天。

2.免疫缺陷者皮肤黏膜单纯疱疹或严重带状疱疹，按体重一次5~10mg/kg，一天3次，隔8小时滴注1次，共7~10天。

3.单纯疱疹性脑炎，按体重一次10mg/kg，一天3次，隔8小时滴注1次，共10天。

【禁忌】对本品过敏者禁用。

【用量要求】

1.成人一天最高剂量按体重为30mg/kg，或按体表面积为$1.5g/m^2$。

2.小儿最高剂量为每8小时按体表面积$500mg/m^2$。

【溶媒要求】0.9%氯化钠注射液、5%葡萄糖注射液。

【浓度要求】本品0.5g稀释至至少100ml，最后药物浓度不超过7g/L，否则易引起静脉炎。

【配伍禁忌】阿米卡星、地塞米松（磷酸盐）、肝素钠、硫酸镁、泼尼松龙磷酸钠、氢化可的松琥珀酸钠、庆大霉素、碳酸氢钠（5%）、头孢哌酮钠、头孢曲松钠、头孢他啶、头孢唑林钠、头孢西丁钠、万古霉素（盐酸盐）。

【成品输液】

颜色性状：无色、澄明、不易起泡溶液。

保存环境及稳定性：配置后的溶液应在12小时内使用，冰箱内放置会产生沉淀。

【滴注要求】

1.仅供静脉滴注，每次滴注时间在1小时以上。

2.静脉滴注时宜缓慢，否则可发生肾小管内药物结晶沉淀，引起急性肾衰竭。滴注时勿将药液漏至血管外，以免引起局部皮肤疼痛及静脉炎。

【药物相互作用】

1.与干扰素或甲氨蝶呤（鞘内）合用，可能引起精神异常，应慎用。

2.与肾毒性药物合用可加重肾毒性，特别是肾功能不全者更易发生。

3.与齐多夫定合用可引起肾毒性，表现为深度昏睡和疲劳。

4.与丙磺舒竞争性抑制有机酸分泌，合并用丙磺舒可使本品的排泄减慢，半衰期延长，体内药物蓄积。

【生产企业】大同五洲通制药有限责任公司

【说明书修改日期】2014年05月06日

（廖定钦 杨林青 张俊鹏）

注射用更昔洛韦

【商品名】赛美维

【规格】0.5g

【适应证】用于预防和治疗危及生命或视觉的受巨细胞病毒感染的免疫缺陷患者，以及预防与巨细胞病毒感染有关的器官移植患者。

【给药途径】静脉滴注，不可以静脉推注和肌内注射。

【用法用量】

1.用以治疗巨细胞病毒视网膜炎的标准剂量

（1）诱导治疗：肾功能正常患者剂量为5mg/kg，静脉输注1小时以上，每12小时重复一次，持续14~21天。

（2）维持治疗：剂量为5mg/kg，静脉输注1小时以上，1次/天，每周7次；或6mg/kg，每天一次，每周5次。

2.器官移植患者预防标准剂量

（1）诱导治疗：肾功能正常患者，5mg/kg，静脉输注1小时以上，1次/12小时，疗程7~14天。

（2）维持治疗：5mg/kg，静脉输注1小时以上，1次/天，每周7次；或6mg/kg，1次/天，每周5次。

3.肾功能不全患者

用药剂量根据下表进行调整。

根据以下公式可以以血清肌酐计算肌酐清除率。

男性=［140-年龄（岁）×体重（千克）］/［72×0.011×血清肌酐（μmol/L）］；

女性=0.85×男性数值。

因肾功能不全患者需要调整剂量，需要小心监测血清肌酐水平和肌酐清除率。

4.白细胞减少症，严重中性粒细胞减少症、贫血和血小板减少症的患者应考虑降低剂量。建议常进行全血数和血小板数检查。

【禁忌】以下患者禁用本品。

1.对更昔洛韦、缬更昔洛韦及赛美维所含任一成分过敏的患者禁用。

2.妊娠期妇女禁用。

【溶媒要求】0.9%氯化钠注射液、5%葡萄糖水、林格液、乳酸林格液。

【浓度要求】不超过10mg/ml。

【配伍禁忌】本品不应混合其他静注物。

【成品输液】

颜色性状：无色、澄明溶液。

保存环境及稳定性：配置的溶液在室温下可保持稳定性达12小时，不能冷冻贮存。

【滴注要求】不应快速给药。

【药物相互作用】

1.关于静脉注射更昔洛韦的药物间的相互作用：更昔洛韦与血浆蛋白的结合率只有1%~2%，所以未有蛋白结合位替代的药物相互作用。

2.亚胺培南-西司他丁：在接受更昔洛韦和亚胺培南-西司他丁联合治疗患者当中报告有抽搐的病例。除非潜在的益处大于风险，否则这些药品不应当联合使用。

3.吗替麦考酚酯：在肾损伤患者中并用吗替麦考酚酯和更昔洛韦，应当观察更昔洛韦的推荐剂量，并严密监视患者。

【生产企业】Roche Pharma（Schweiz）Ltd.

【说明书修改日期】2016年02月29日

（吴　茹　杨舒韵　张俊鹏）

注射用喷昔洛韦

【商品名】恒奥普康

【规格】0.25g

【适应证】适用于严重带状疱疹患者，如出血性带状疱疹、坏疽性带状疱疹、播散性带状疱疹、三叉神经支带状疱疹、带状疱疹脑膜炎、严重疼痛的早期带状疱疹等和免疫机能障碍并发的带状疱疹。

【给药途径】静脉滴注，忌用作其他途径给药。

【用法用量】

1.一次每千克体重5mg，一天2次，隔12小时滴注一次，每次滴注时间应持续1小时以上，5~7天为一疗程。

2.有肾脏疾病、脱水或同时使用其他对肾脏有毒性药物的患者，应调整剂量，缓慢静脉滴注（1小时以上）。

【禁忌】对本品有过敏反应史者禁用。

【用量要求】5mg/kg体重。

【溶媒要求】0.9%氯化钠注射液、5%葡萄糖注射液。

【浓度要求】1瓶（含喷昔洛韦0.25g）用氯化钠注射液至少100ml溶解稀释。

【配伍禁忌】本品呈碱性，与其他药物混合时易引起溶液pH改变，应尽量避免配伍使用。

【调配方法】临用前，取本品1瓶（含喷昔洛韦0.25g），用适量灭菌注射用水或氯化钠注射液使之溶解，再用氯化钠注射液100ml稀释，供静脉滴注用。

【成品输液】

颜色性状：无色、澄明、不易起泡溶液。

保存环境及稳定性：溶液配置后应立即使用，不能冷藏，因冷藏会析出结晶，用剩溶液应废弃，稀释溶液时出现白色浑浊或结晶则不能使用。

【滴注要求】缓慢静滴，时间应持续1小时以上。

【药物相互作用】

1.与干扰素或甲氨蝶呤（鞘内）合用，可能引起精神异常，应慎用。

2.与肾毒性药物合用可加重肾毒性，特别是肾功能不全者更易发生。

3.与齐多夫定合用可引起肾毒性，表现为深度昏睡和疲劳。

4.与丙磺舒竞争性抑制有机酸分泌，合并用丙磺舒可使本品的排泄减慢，半衰期延长，体内药物蓄积。

【生产企业】浙江尖峰药业有限公司

【说明书修改日期】2017年10月27日

（杨林青　廖定钦　张俊鹏）

第十章 抗肿瘤药物

第一节　概　述

表 14　抗肿瘤药物与治疗肿瘤辅助药物使用简表

首字母	商品名	通用名	规格	溶媒选择	溶媒量要求	浓度要求	滴注要求
A	艾达生	注射用盐酸表柔比星	10mg	0.9% NS、5% GS		终浓度不超过2mg/ml	
	艾力	注射用盐酸伊立替康	40mg	0.9% NS、5% GS		终浓度为0.12~2.8mg/ml	静脉滴注时间不得少于30分钟或超过90分钟
	艾尼妥	注射用替莫唑胺	0.1g	只可用0.9% NS			本品应通过输液泵静脉给药，给药时间同为90分钟。本品只可通过静脉输注。每次输注本品前后冲洗注射管道
	艾诺宁	注射用盐酸伊达比星	10mg	0.9% NS、5% GS			临用前，每瓶加灭菌注射用水5ml使溶解，在5~10分钟内注入静脉注射。为减少血栓形成的危险和药物外溢引起的严重蜂窝组织炎及坏死，建议将溶解后的伊达比星通过输注管与生理盐水的通畅的输液管一起注入静脉内。另外，小静脉注射或在同一静脉内反复注射可能造成静脉硬化
	艾瑞卡	注射用卡瑞利珠单抗	200mg	0.9% NS、5% GS	100ml		输注宜在30~60分钟内完成。经由内置或外加一个无菌、无热源、低蛋白结合的0.2μm过滤器的输液管进行静脉输注
	艾素	多西他赛注射液	60mg	0.9% NS、5% GS		最终浓度不超过0.9mg/ml	滴注1小时
	爱必妥	西妥昔单抗注射液	100mg（20ml）/瓶	只可用0.9% NS			西妥昔单抗可通过输液泵、重力滴注或注射器泵给药，必须使用单独的输液管。滴注结束时必须使用0.9%的无菌氯化钠溶液冲洗输液管

续表

首字母	商品名	通用名	规格	溶媒选择	溶媒量要求	浓度要求	滴注要求
A	安道生	注射用环磷酰胺	0.2g	0.9% NS、5% GS			输注持续时间，根据容量不同从30分钟至2小时
	安素泰	紫杉醇注射液	5ml：30mg	0.9% NS、5% GS		终浓度为0.3~1.2mg/ml	
	安维汀	贝伐珠单抗注射液	100mg：4ml	只可用0.9% NS		终浓度应该保持在1.4~16.5mg/ml	贝伐珠单抗采用静脉输注的方式给药，首次静脉输注时间需持续90分钟。如果第一次输注的时间可以缩短到60分钟。如果患者对60分钟的输注也具有良好的耐受性，那么随后进行的所有输注都可以用30分钟的时间完成
	氨磷汀	注射用氨磷汀	0.4g（按无水物计）	不推荐使用0.9% NS以外的其他溶液溶解			应持续输注不超过15分钟，长于15分钟注射，可能会产生较多的副作用
	奥诺先	注射用右雷佐生	250mg	0.9% NS、5% GS		稀释成右雷佐生1.3~5.0mg/ml溶液	缓缓静脉推注或进一步稀释后快速静脉滴注，30分钟内滴完
	奥沙利铂	注射用奥沙利铂	50mg	只可用5% GS溶解		0.2mg/ml及以上的浓度	1. 奥沙利铂应用时无需水化 2. 奥沙利铂用必须通过外周或中央静脉滴注2~6小时 3. 奥沙利铂必须与5-氟尿嘧啶接触，滴尿前滴注
	奥先达	注射用奈达铂	10mg	只可用0.9% NS	建议500ml		本品总与含铝器皿接触，滴注时间不应少于1小时。滴完后需继续点滴液1000ml以上

续表

首字母	商品名	通用名	规格	溶媒选择	溶媒量要求	浓度要求	滴注要求
B	吡柔比星	注射用盐酸吡柔比星	10mg	只可用5%GS或注射用水溶解本品			
	表柔比星	注射用盐酸表柔比星	10mg	0.9%NS、5%GS		终浓度不超过2mg/ml	
	波贝	卡铂注射液	10ml：100mg	5%GS	250~500ml		单剂静脉输注15~60分钟，慢速输注、不可快速输注
	伯尔定	卡铂注射液	15ml：150mg	0.9%NS、5%GS			
	博来霉素	注射用盐酸博来霉素	1.5万单位	0.9%NS、5%GS			静脉注射应缓慢，每次时间不少于10分钟
C	长春地辛	注射用硫酸长春地辛	1mg	0.9%NS、5%GS			缓慢静脉滴注（6~12小时）
	长春新碱	注射用硫酸长春新碱	1mg	0.9%NS、5%GS			
D	达伯舒	信迪利单抗注射液	10ml：100mg	只可用0.9%NS		终浓度范围为1.5~5.0mg/ml	冷藏后，药瓶和/或静脉输液袋必须在使用前恢复至室温。输注时所采用的输液管必须配有一个无菌、无热源、低蛋白结合的输液过滤器（孔径0.2μm）。输液时间在30~60分钟内
	达卡巴嗪	注射用达卡巴嗪	100mg	0.9%NS、5%GS			30分钟以上滴完，速度不宜太快

续表

首字母	商品名	通用名	规格	溶媒选择	溶媒量要求	浓度要求	滴注要求
D	多美素	盐酸多柔比星脂质体注射液	10ml：20mg	只可用 5% GS 稀释		剂量小于 90mg，用 250ml 5% 葡萄糖注射液稀释；剂量大于或等于 90mg，用 500ml 5% 葡萄糖注射液稀释	静脉滴注 30 分钟以上。为降低滴注反应的风险，起始给药速率应不大于 1mg/min。如果无滴注反应，以后的滴注可在 60 分钟内完成。对有滴注反应的患者，滴注方法应进行如下调整：总剂量的 5% 应在开始的 15 分钟缓慢滴注，如果患者可以耐受且无反应，接下来的 15 分钟里滴注速度可以加倍。如果仍能耐受，滴注可在接下来的一小时内完成，总滴注时间 90 分钟
	多柔比星	注射用盐酸多柔比星	10mg	0.9% NS、5% GS			
E	恩度	重组人血管内皮抑制素注射液	15mg/2.4×10⁵U/3ml/支	0.9% NS			滴注时间 3~4 小时
	法玛新	注射用盐酸表柔比星	10mg	宜在 NS 中溶解		终浓度不超过 2mg/ml	
	放线菌素 D	注射用放线菌素 D	0.2mg	0.9% NS、5% GS		最高浓度 10μg/ml	
F	氟达拉滨	注射用磷酸氟达拉滨	50mg	0.9% NS、5% GS		建议 100ml 稀释	输注时间 30 分钟
	氟尿嘧啶注射液	氟尿嘧啶注射液	10ml：0.25g	0.9% NS、5% GS			滴注时间不得少于 6~8 小时，静脉滴注时可用输液柔连续给药维持 24 小时

续表

首字母	商品名	通用名	规格	溶媒选择	溶媒量要求	浓度要求	滴注要求
H	和乐生	注射用异环磷酰胺	1g	0.9% NS、5% GS		应注意将用人体的异环磷酰胺输注液的浓度不能超过4%	根据剂量，输注时间为30~120分钟，也可以单一大剂量作24小时的连续性静脉输注方式给药
	和美新	注射用盐酸拓扑替康	1mg	0.9% NS、5% GS		浓度为25~50μg/ml	
	赫赛汀	注射用曲妥珠单抗	440mg（20ml）/瓶	只可用 0.9% NS	250ml		滴注时间90分钟以上
	健择	注射用盐酸吉西他滨	0.2g	只可用 0.9% NS	100ml	不超过40mg/ml	1. 滴注30分钟，滴注时间越长毒性越大 2. 延长输液时间和增加给药频率都可能增加毒性
	捷佰立	注射用培美曲塞二钠	0.2g	只可用 0.9% NS	100ml		进一步稀释至100ml，静脉输注10分钟以上
	开普拓	盐酸伊立替康注射液	2ml：40mg	0.9% NS、5% GS		0.12~2.8mg/ml	滴注时间大于90分钟
	可瑞达	帕博利珠单抗注射液	4ml：100mg	0.9% NS、5% GS		1~10mg/ml	冷藏后，药瓶和/或静脉输液袋必须在使用前恢复至室温。使用内置或外加一个无菌、无热源、低蛋白结合的 0.2~5μm 过滤器的输液管线进行静脉输注，输液时间应大于30分钟
K	克艾力	注射用紫杉醇（白蛋白结合型）	100mg	只可用 0.9% NS	每瓶用 0.9% NS 20ml 分散溶解		滴注时间控制在30分钟

续表

首字母	商品名	通用名	规格	溶媒选择	溶媒量要求	浓度要求	滴注要求
L	乐沙定	注射用奥沙利铂	50mg	只可用5% GS		0.2mg/ml 及以上	1. 不得使用含铝的注射材料 2. 未经稀释不得使用
	雷替曲塞	注射用雷替曲塞	2mg	0.9% NS、5% GS	50~250ml		静滴时间为15分钟
	力比泰	注射用培美曲塞二钠	(1) 100mg (2) 500mg	只可用0.9% NS	100ml		静脉滴注超过10分钟
	力扑素	注射用紫杉醇脂质体	30mg	只可用5% GS溶解利稀释	250~500ml		静脉滴注3小时
	立幸	盐酸多柔比星脂质体注射液	10ml：20mg	只可用5% GS		1. 剂量<90mg：本品用250ml 5%葡萄糖注射液稀释 2. 剂量≥90mg：本品用500ml 5%葡萄糖注射液稀释	静脉滴注30分钟以上
	鲁贝	注射用奈达铂	10mg	只可用0.9% NS			滴注时间不应少于1小时，滴完后需继续点滴输液1000ml以上，滴注时应避免漏于血管外和直接日光照射
M	迈世存	紫杉醇注射液	5ml：30mg	0.9% NS、5% GS、GNS		配制后浓度应为0.3~1.2mg/ml	

续表

首字母	商品名	通用名	规格	溶媒选择	溶媒量要求	浓度要求	滴注要求
M	美罗华	利妥昔单抗注射液	(1) 100mg: 10ml (2) 500mg: 50ml	0.9% NS、5% GS、GNS		浓度为 1mg/ml	利妥昔单抗稀释后通过独立的不与其他药物混用的输液管路静脉滴注
	美司钠注射液	美司钠注射液	4ml: 0.4g	0.9% NS、5% GS			
N	诺维本	重酒石酸长春瑞滨注射液	1ml: 10mg	0.9% NS、5% GS	20~50ml		给药后输入至少 250ml 等渗溶液冲洗静脉
	诺欣	顺铂注射液	6ml: 30mg	0.9% NS、5% GS			
O	欧狄沃	纳武利尤单抗注射液	100mg/10ml	0.9% NS、5% GS		1~10mg/ml	本品仅供静脉注射使用，在 60 分钟时间静脉输注本品。输注时所采用的输液管必须配有一个无菌、无热源、低蛋白结合的输液管过滤器（孔径 0.2~1.2um）
P	帕捷特	帕妥珠单抗注射液	14ml: 420mg	只可用 0.9% NS 稀释	250ml		
	匹服平	注射用异环磷酰胺	0.5g	0.9% NS			
R	柔红霉素粉针	注射用盐酸柔红霉素	20mg	0.9% NS		不超过 25mg/kg	静脉滴注液：本药粉针剂每 20mg 用 0.9% 氯化钠注射液 250ml 溶解，1 小时内滴完
S	赛德萨	注射用阿糖胞苷	(1) 100mg (2) 500mg	0.9% NS、5% GS			

续表

首字母	商品名	通用名	规格	溶媒选择	溶媒量要求	浓度要求	滴注要求
S	赛维健	注射用雷替曲塞	2mg	0.9% NS、5% GS			
	赛珍	注射用培美曲塞二钠	0.2g	只可用 0.9% NS	100ml	25mg/ml	静脉输注 10 分钟以上
	顺铂注射液	顺铂注射液	6ml：30mg	0.9% NS、5% GS			应避免接触铝铝金属（如铝金属注射针器等）
	泰素	紫杉醇注射液	5ml：30mg	0.9% NS、5% GS		0.3~1.2mg/ml	素素通过带有过滤器的输液器给药，过滤器装有微孔膜，微孔的孔径不能超过 0.22um。过滤器的入口和出口都要用短的加膜 PVC 管，从而避免释放出大量的 DEHP
	泰素帝	多西他赛注射液	0.5ml：20mg	0.9 % NS、5 % GS		浓度不超过 0.74mg/ml	
	泰欣生	尼妥珠单抗注射液	50mg（10ml）/瓶	只可用 0.9% NS	250ml		静脉输液给药，给药过程应持续 60 分钟以上
T	拓益	特瑞普利单抗注射液	240mg（6ml）/瓶	只可用 0.9% NS		终浓度为 1~3mg/ml	1. 本品首次静脉输注时间至少为 60 分钟，如果第一次输注前受性良好，则第二次输注时间可以缩短到 30 分钟。如果患者对 30 分钟的输注也具有良好的耐受性，后续所有输注均可在 30 分钟完成 2. 输注时所采用的输液管必须配有一无菌、无热原、低蛋白结合的输液管过滤器（孔径 0.2 或 0.22um）

续表

首字母	商品名	通用名	规格	溶媒选择	溶媒量要求	浓度要求	滴注要求
X	西艾克	注射用硫酸长春地辛	1mg	0.9% NS、5% GS			缓慢静脉滴注（6~12小时）
	喜滴克	尿多酸肽注射液	100ml	NS、5% GS		将尿多酸肽注射液或5%葡萄糖注射液，按1:1稀释后静脉滴注	建议采用锁骨下静脉滴注或者使用PICC管，滴速以原药100ml/h为宜
	听美	注射用地西他滨	50mg	0.9% NS、5% GS		稀释成终溶度为0.1~1mg/ml的溶液	
	依比路	注射用盐酸吡柔比星[浙江海正]	10mg	只可用5% GS			
Y	依托泊苷注射液	依托泊苷注射液	5ml：100mg	只可用0.9% NS		浓度每毫升不超过0.25mg	静脉滴注时间不少于30分钟
	异环磷酰胺	注射用异环磷酰胺	500mg	0.9% NS		最少加500m 10.9%氯化钠注射液	
Z	择泰	唑来膦酸注射液	4mg	0.9% NS、5% GS	100ml		不少于15分钟静脉输注

续表

首字母	商品名	通用名	规格	溶媒选择	溶媒量要求	浓度要求	滴注要求
	紫杉醇（白蛋白结合型）	注射用紫杉醇（白蛋白结合型）	100mg	只可用 0.9% NS	每瓶(100mg)用0.9%氯化钠注射液20ml分散溶解	每瓶（100mg）用 0.9％氯化钠注射液 20ml 分散溶解	静脉滴注 30 分钟
Z	紫杉醇注射液	紫杉醇注射液	5ml: 30mg	0.9% NS、5% GS、GNS		配制后浓度应为 0.3~1.2mg/ml	
	左亚叶酸钙	注射用左亚叶酸钙	50mg（以左亚叶酸计）	0.9% NS			静脉滴注持续 1 小时

（廖定钦）

168　··

第二节 细胞毒类药物

一、作用于DNA分子结构的药物

卡铂注射液

【商品名】波贝

【规格】10ml：100mg

【适应证】主要用于实体瘤，也可适用其他肿瘤如子宫颈瘤、膀胱瘤及非小细胞肺癌等。

【给药途径】静脉滴注。

【用法用量】

1.本品可单用也可与其他抗癌药物联合使用。

2.临用时把本品加入到5%葡萄糖注射液250~500ml中静脉滴注。推荐剂量为0.3~0.4g/m²，一次给药，或分5次5天给药。均4周重复给药一次，每2~4周期为一疗程。

【禁忌】以下患者禁用或慎用本品。

1.有明显骨髓抑制及肾功能不全者。

2.对其他铂制剂及甘露醇过敏者。

3.孕妇及有严重并发症者。

4.原应用过顺铂者应慎用。

5.严重肝肾功能损害者禁用。

【用量要求】推荐剂量为0.3~0.4g/m²。

【溶媒要求】5%葡萄糖注射液。

【配伍禁忌】阿米卡星（硫酸盐）、大观霉素、地贝卡星、氟尿嘧啶、核糖霉素、两性霉素B、美司钠、奈替米星、庆大霉素、妥布霉素（硫酸盐）、西索米星、硝普钠、小诺米星、异丙嗪（盐酸盐）、碳酸氢钠。

【成品输液】

颜色性状：无色、澄明溶液。

保存环境及稳定性：本品一经稀释，应在8小时内用完，滴注及存放时应避免直接日晒。

【药物相互作用】

1.卡铂会改变肾功能。建议本品不与氨基糖苷类及其他肾毒性药物联合使用。

2.与各种骨髓抑制剂或放射治疗合用，可增加骨髓抑制的毒副作用，此时卡铂应作剂量调整。

3.与其他抗癌药物合并用药，应注意其毒性的增加。

4.用顺铂造成听力损伤的患者，用卡铂治疗后，耳毒性还会持续或加重。

5.用顺铂治疗过的患者，再用卡铂治疗，神经毒性发生率和强度都提高。

【生产企业】齐鲁制药有限公司

【说明书修改日期】2016年12月26日

（陈雄斌　杨林青）

附：卡铂注射液（不同厂家）

【商品名】伯尔定

【规格】15ml：150mg

【适应证】治疗晚期上皮来源的卵巢癌。还适用于治疗小细胞肺癌和头颈部磷癌。

【给药途径】仅供静脉使用。

【用法用量】本品仅供静脉使用。肾功能正常的成人初治患者，推荐剂量为400mg/m^2，单剂静脉输注15~60分钟，慢速输注，不可快速输注。

【禁忌】以下患者禁用本品。

1.严重肾功能不全者及严重骨髓抑制患者。

2.对本品和其他含铂类化合物曾有过敏史的患者。

3.出血性肿瘤患者。

4.孕妇和哺乳妇女。

5.一般禁用于儿童患者。

【用量要求】推荐剂量为400mg/m^2。

【溶媒要求】0.9%氯化钠注射液、5%葡萄糖注射液。

【配伍禁忌】阿米卡星（硫酸盐）、大观霉素、地贝卡星、氟尿嘧啶、核糖霉素、两性霉素B、美司钠、奈替米星、庆大霉素、妥布霉素（硫酸盐）、西索米星、硝普钠、小诺米星、异丙嗪（盐酸盐）、碳酸氢钠。

【调配方法】本药可进一步用5%葡萄糖或0.9%氯化钠稀释到浓度为0.5mg/ml的溶液，在稀释或给药时，本品不能接触含铝的针头或其他器械。

【成品输液】

颜色性状：无色、澄明溶液。

保存环境及稳定性：室温中保持8小时稳定；冷藏（4℃）中保持24小时稳定。

【滴注要求】单剂静脉输注15~60分钟。

【药物相互作用】

1.本品通常与其他药物联合应用，因此必须警惕毒性的相加，特别是与有骨髓抑制或肾毒性的药物合用时。

2.本品与其他骨髓抑制药物联合应用时，用药剂量和周期必须非常谨慎地设计。

3.本品与氨基糖苷类药物联合应用时，可导致耳毒性和肾毒性增加。

4.本品与其他有致呕吐作用的药物联合应用时，导致呕吐增加。

5.本品应避免与其他有肾毒性的药物联合应用。

【生产企业】Corden Pharma Latina S.P.A

【说明书修改日期】2018年07月10日

（陈雄斌 杨林青）

顺铂注射液

【商品名】诺欣

【规格】6ml：30mg

【适应证】小细胞与非小细胞肺癌、睾丸癌、卵巢癌、宫颈癌、子宫内膜癌、前列腺癌、膀胱癌、黑色素瘤、肉瘤、头颈部肿瘤及各种鳞状上皮癌和恶性淋巴瘤的治疗。

【给药途径】静脉、动脉或腔内给药。

【用法用量】给药前2~16小时和给药后至少6小时之内，必需进行充分的水化治疗。

1.（1）化疗次数单次（每4周一次），每次用量为50~120mg/m² 体表面积。

（2）化疗次数每周一次，共两次，每次用量为50mg/m² 体表面积。

（3）化疗次数每天一次，连用5天，每次用量为15~12mg/m² 体表面积。

2.本品需用0.9%氯化钠注射液或5%葡萄糖溶液稀释后静脉滴注。剂量视化疗效果和个体反应而定。

【禁忌】对顺铂和其他含铂制剂过敏者、妊娠、哺乳期、骨髓机能减退、严重肾功能损害、失水过多、水痘、带状疱疹、痛风、高尿酸血症、近期感染及因顺铂而引起的外周神经病等患者禁用。

【溶媒要求】0.9%氯化钠注射液、5%葡萄糖注射液。

【配伍禁忌】表柔比星、奈达铂、硫辛酸、氨磷汀，5%碳酸氢钠，青霉胺或其他的螯合剂。

【成品输液】

颜色性状：淡黄色、澄明溶液。

保存环境及稳定性：成品放置时间小于20小时。

【药物相互作用】

1.与秋水仙碱、丙磺舒或磺吡酮合用时，由于顺铂可能提高血液中尿酸的水平，必须调节其剂量，以控制高尿酸血症与痛风。

2.抗组胺药、吩噻嗪类药或噻吨类药与顺铂合用，可能掩盖耳毒性的症状，如耳鸣、眩晕等。

3.顺铂诱发的肾功能损害可导致博来霉素（甚至小剂量）的毒性反应。

4.与各种骨髓抑制剂或放射治疗同用，可增加毒性作用，用量应减少。

5.青霉胺或其他的螯合剂会减弱顺铂的活性。故本品不应与螯合剂同时应用。

6.与异环磷酰胺合用，会加重蛋白尿，同时有可能会增加耳毒性。

7.顺铂化疗期间，由于其他具有肾毒性或耳毒性药物（例如头孢菌素或氨基苷类）会增加顺铂的毒性，需避免合并使用。禁用诸如呋塞米等利尿剂以增加尿量。

8.患者接受顺铂化疗后至少3个月，才可接受病毒疫苗接种。

【生产企业】江苏豪森药业股份有限公司

【说明书修改日期】2009年04月20日

（杨舒韵　张俊鹏　陈雄斌）

盐酸多柔比星脂质体注射液

【商品名】多美素

【规格】10ml：20mg

【适应证】

1.可用于低CD4（小于200CD4淋巴细胞/立方毫米）及有广泛皮肤黏膜内脏疾病的与艾滋病相关的卡波氏肉瘤（AIDS-KS）患者。

2.可作为一线全身化疗药物，或者用作治疗病情有进展的AIDS-KS患者的二线化疗药物。

3.可用于不能耐受下述两种以上药物联合化疗的患者：长春新碱、博莱霉素和多柔比星（或其他蒽环类抗生素）。

【给药途径】静脉给药。

【用法用量】本品按$20mg/m^2$，每2~3周一次，静脉内给药，因不能排除药物蓄积和毒性增强的可能，故给药间隔不宜少于10天。患者应持续治疗2~3个月以产生疗效。为保持一定的疗效，在需要时应继续治疗。

【禁忌】以下情况禁用本品。

1.本品禁用于对本品活性成分或其他成分过敏的患者。

2.孕妇禁用。

【溶媒要求】只可用5%葡萄糖注射液。

【配伍禁忌】不得与其他药物混合使用。

【成品输液】

颜色性状：红色、澄明溶液。

保存环境及稳定性：在2~8℃环境下，保存不超过24小时。

【滴注要求】静脉滴注30分钟以上。为减小滴注反应的风险，起始给药速率应不大于1mg/min。如果无滴注反应，以后的滴注可在60分钟完成。对有滴注反应的患者，滴注方法应进行如下调整：总剂量的5%应在开始的15分钟缓慢滴注，如果患者可以耐受且无反应，接下来的15分钟里滴注速度可以加倍。如果仍能耐受，滴注可在接下来的一小时内完成，总滴注时间90分钟。

【药物相互作用】

1.未对本品正式进行药物相互作用研究，但对于已知与多柔比星可产生相互作用的药物，在合用时需注意。

2.虽无正式的研究报告，但本品与其他盐酸多柔比星剂型一样，可能会增强其他抗癌治疗的毒性。已有报道用盐酸多柔比星会加重环磷酰胺导致的出血性膀胱炎，增强巯嘌呤的肝细胞毒性。所以，同时使用其他细胞毒性药物特别是骨髓毒性药物时需谨慎。

【生产企业】石药集团欧意药业有限公司

【说明书修改日期】2018年05月28日

（张俊鹏　吴　茹　陈雄斌）

注射用奥沙利铂

【商品名】乐沙定

【规格】50mg

【适应证】与5-氟尿嘧啶和亚叶酸（甲酰四氢叶酸）联合应用于以下情况。

1.转移性结直肠癌的一线治疗。

2.原发肿瘤完全切除后的Ⅲ期（Duke's C期）结肠癌的辅助治疗。

3.不适合手术切除或局部治疗的局部晚期和转移的肝细胞癌（HCC）的治疗。

【给药途径】静脉滴注。

【用法用量】

1.辅助治疗结肠癌时，奥沙利铂的推荐剂量为85mg/m^2（静脉滴注），每2周重复一次，共12个周期（6个月）。

2.治疗转移性结直肠癌时，奥沙利铂的推荐剂量为$85mg/m^2$（静脉滴注）每2周重复一次，或$130mg/m^2$（静脉滴注）每3周重复一次，直至疾病进展或出现不可接受的毒性反应；或遵医嘱使用。

3.治疗不可手术切除的肝细胞癌时，在奥沙利铂联合5-氟尿嘧啶和亚叶酸FOLFOX4方案中，奥沙利铂的推荐剂量为$85mg/m^2$（静脉滴注），每2周重复一次，直至疾病进展或出现不可接受的毒性反应。

【禁忌】以下患者禁用本品。

1.已知对奥沙利铂过敏或对其他铂类化合物过敏者。

2.哺乳期妇女。

【溶媒要求】只可用5%葡萄糖注射液，不得用盐溶液配制和稀释本品。

【浓度要求】0.2mg/ml及以上。

【配伍禁忌】氯化钠、碳酸氢钠。

【成品输液】

颜色性状：无色、无泡沫澄明溶液。

保存环境及稳定性：①正常情况下，溶液的物理化学稳定性在2~8℃之间可保存24小时。②从微生物学角度看，此溶液应立即使用。③如果不立即使用，使用者必须保证使用前其贮存的时间和条件，正常情况下在2~8℃之间不应超过24小时，除非稀释是在可控、确认无菌的条件下进行。

【滴注要求】

1.不得使用含铝的注射材料。

2.未经稀释不得使用。

【药物相互作用】

1.在每2周给药的患者中观察到$85mg/m^2$奥沙利铂和输注5-氟尿嘧啶之间没有药代动力学相互作用，但在每3周给予$130mg/m^2$奥沙利铂剂量的患者中观察到输注5-氟尿嘧啶的血浆水平约增加20%。体外试验中，下列这些药物不能取代血浆蛋白上的铂：红霉素、水杨酸盐、丙戊酸钠、格雷司琼和紫杉醇。

2.在体外研究中，奥沙利铂既不能被细胞色素P450同工酶代谢，也不抑制细胞色素P450同工酶。因此，预计在患者体内不含有P450介导的药物相互作用。由于含铂品种主要通过肾脏消除，虽还未进行特定的研究，但是含有潜在肾脏毒性的化合物可能会降低这些产品的清除率。

3.将奥沙利铂与其他已知会导致QT间期延长的药物合用时应谨慎。如果出现此类药物合用情况，应密切监测QT间期。

4.将奥沙利铂与其他已知会导致横纹肌溶解症的药物合用时应谨慎。

【生产企业】SANOFI-AVENTIS FRANCE

【说明书修改日期】2017年11月07日

（邓锐敏　廖定钦　陈雄斌）

注射用环磷酰胺

【商品名】安道生

【规格】0.2g

【适应证】环磷酰胺以联合化疗或单剂治疗可用于白血病、恶性淋巴瘤、转移性和非转移性恶性实体瘤、进行性自身免疫性疾病、器官移植时的免疫抑制治疗，对儿童横纹肌肉瘤及骨肉瘤有一定疗效。

【给药途径】静脉滴注、静脉注射。

【用法用量】

1.对于持续治疗的成人或儿童，每天3~6mg/kg体重（相当于120~240mg/m^{2}体表面积）。

2.对于间断性治疗，10~15mg/kg体重（相当于400~600mg/m^{2}体表面积），间隔2~5天。

3.对于大剂量的间断性治疗和大剂量冲击治疗（如对于骨髓移植前冲击），20~40mg/kg体重（相当于800~1600mg/m^{2}体表面积），间隔21~28天。

4.血浆胆红素在3.1~5mg/100ml时，应减少25%剂量；肾小球滤过率低于10ml/min，应减少50%剂量。

【禁忌】环磷酰胺不能在以下患者中使用。

1.已知对环磷酰胺及其代谢产物过敏的患者。

2.严重的骨髓功能损害（骨髓抑制，特别是已使用细胞毒性药物治疗和（或）放射治疗的患者）。

3.膀胱炎症（膀胱炎）者。

4.尿路阻塞者。

5.急性感染者。

6.妊娠和哺乳期妇女。

同种异体骨髓移植的一般禁忌证：如年龄超过50~60岁上限，骨髓转移的恶性肿瘤（上皮）细胞，HLA系统未做同一性测定之前，对慢性髓性白血病患者的有意向捐赠者进行环磷酰胺预处理需谨慎评估。

【溶媒要求】0.9%氯化钠注射液、5%葡萄糖注射液、林格溶液。

【配伍禁忌】

1.苯甲醇能降低环磷酰胺的稳定性。

2.呋塞米、氢化可的松琥珀酸钠、维生素K$_3$。

【调配方法】溶液加入装有粉剂的药物瓶后，经摇荡，干粉立即被溶解，如果干粉不能立即完全溶解，可将溶液静置数分钟至完全清澈为止。

【成品输液】

颜色性状：无色、澄明、不易起泡溶液。

保存环境及稳定性：溶液制备后必须在24小时内应用（应贮存于8℃以下）。

【滴注要求】输注持续时间，根据容量不同从30分钟至2小时。

【药物相互作用】

1.当磺脲类抗糖尿病药物与环磷酰胺同时给予时，可能加强其降血糖作用。如果环磷酰胺与别嘌醇或氢氯噻嗪同时给药则可能加重骨髓抑制。之前使用或合并使用苯巴比妥、苯妥英、苯二氮䓬类、水合氯醛，可能造成肝脏线粒体内酶的诱导。

2.由于环磷酰胺有免疫抑制作用，患者在接受疫苗接种时，对疫苗的反应降低；注射活性疫苗时，可伴有疫苗所致的感染。

3.如果在应用去极化肌松弛药物（如琥珀酰胆碱卤化物）时进行环磷酰胺治疗，可降低假胆碱酯酶水平，可能发生呼吸暂停的延长。

4.如合并使用氯霉素，可导致环磷酰胺的半衰期延长及代谢延迟。

5.与蒽环类和戊糖苷的合并使用，可能会加强环磷酰胺潜在心脏毒性；既往在心脏部位的局部放疗也增强环磷酰胺对心脏的毒性。

6.应格外慎重合用消炎药，偶有个别报告两药联用后出现急性水中毒。

7.患者接受环磷酰胺化疗期间，应禁忌饮酒及含酒精饮料。

8.由于葡萄柚内含有能与环磷酰胺相互作用的化合物而降低其效用，患者应避免进食葡萄柚或含有葡萄柚的饮料。

9.慢性髓性白血病患者之前使用白消安会降低骨髓移植前预处理的成功机会。

10.肠黏膜炎是环磷酰胺的常见副作用，因此，伴随使用地高辛可因吸收不良导致剂量不足。

【生产企业】Baxter Oncology GmbH

【说明书修改日期】2016年08月02日

（廖定钦　杨林青　陈雄斌）

注射用奈达铂

【商品名】鲁贝

【规格】10mg

【适应证】主要用于头颈部癌、小细胞肺癌、非小细胞肺癌、食管癌、卵巢癌等实体瘤。

【给药途径】静脉滴注。

【用法用量】推荐剂量为每次给药80~100mg/m^2，每疗程给药一次，间隔3~4周后方可进行下一个疗程。

【禁忌】以下患者禁用本品。

1.有明显骨髓抑制及严重肝功能、肾功能不全者。

2.对其他铂制剂及右旋糖酐过敏者。

3.孕妇、可能妊娠及有严重并发症的患者。

【溶媒要求】只可用0.9%氯化钠注射液。

【配伍禁忌】阿柔比星。

【调配方法】临用前，用0.9%氯化钠注射液溶解后，再稀释至500ml。

【成品输液】

颜色性状：无色、澄明溶液。

保存环境及稳定性：暂无资料。

【滴注要求】滴注时间不应少于1小时，滴完后需继续点滴输液1000ml以上，滴注时应避免漏于血管外和直接日光照射。

【药物相互作用】

1.本品与其他抗肿瘤药（如烷化剂、抗代谢药、抗肿瘤抗生素等）及放疗并用时，骨髓抑制作用可能增强。

2.与氨基糖苷类抗生素及盐酸万古霉素合用时，对肾功能和听觉器官的损害可能增加。

【生产企业】齐鲁制药

【说明书修改日期】2017年07月03日

（李蓓蓓 陈雄斌）

注射用盐酸吡柔比星

【商品名】依比路

【规格】10mg

【适应证】治疗乳腺癌、恶性淋巴瘤、急性白血病、膀胱癌、肾盂输尿管癌、卵巢癌、子宫内膜癌、子宫颈癌、头颈部癌、胃癌。

【给药途径】静脉注射、动脉注射、膀胱灌注。

【用法用量】

1.静脉给药：一般按体表面积一次25~40mg/m²。乳腺癌，联合用药推荐每次40~50mg/m²。每疗程的第1天给药，根据患者血象可间隔21天重复使用。急性白血病，成人剂量为按体表面积一次25mg/m²。

2.动脉给药：如头颈部癌按体表面积一次7~20mg/m²，一天1次，共用5~7天，亦可每次14~25mg/m²，每周一次。

3.膀胱内给药：用于预防浅表性膀胱癌术后复发。按体表面积一次

15~30mg/m^2，稀释为500~1000μg/ml浓度，注入膀胱腔内保留0.5小时，每周1次，连续4~8次；然后每月1次，共一年。

【禁忌】以下患者禁用本品。

1.因化疗或放疗而造成明显骨髓抑制的患者禁用。

2.严重器质性心脏病或心功能异常者及对本品过敏者禁用。

3.已用过大剂量蒽环类药物（如多柔比星或柔红霉素）的患者禁用。

4.妊娠、哺乳期及育龄期妇女禁用。

【用量要求】本品总限量为按体表面积700~950mg/m^2。

【溶媒要求】只可用5％葡萄糖注射液。

【调配方法】5％葡萄糖注射液溶解。

【成品输液】

颜色性状：红色、澄明溶液。

保存环境及稳定性：溶解后即时用完，室温下放置不得超过6小时。

【药物相互作用】本品与其他有潜在心脏毒性药物或细胞毒药物合用时，可能出现心脏毒性或骨髓抑制作用的叠加，应密切注意心脏功能和血液学的监测。

【生产企业】海正辉瑞制药有限公司

【说明书修改日期】2014年06月05日

（黄淑仪　陈雄斌）

注射用盐酸表柔比星

【商品名】法玛新

【规格】10mg

【适应证】治疗恶性淋巴瘤、乳腺癌、肺癌、软组织肉瘤、食道癌、胃癌、肝癌、胰腺癌、黑色素瘤、结肠直肠癌、卵巢癌、多发性骨髓瘤、白血病。膀胱内给药有助于浅表性膀胱癌、原位癌的治疗和预防其经尿道切除术后的复发。

【给药途径】静脉注射、膀胱内给药。

【用法用量】

1.常规剂量：表柔比星单独用药时，成人剂量为按体表面积一次60~120mg/m^2。

2.优化剂量：高剂量可用于治疗肺癌和乳腺癌。单独用药时，成人推荐起始剂量为按体表面积一次最高可达135mg/m^2；联合化疗时，推荐起始剂量按体表面积最高可达120mg/m^2。静脉注射给药。根据患者血象可间隔21天重复使用。

【禁忌】以下情况禁用本品。

1.禁用于持续骨髓抑制的患者。

2.已用过大剂量蒽环类药物（如多柔比星或柔红霉素）的患者禁用。

3.心肌病、近期发作过心肌梗死、严重心律不齐的患者禁用。

4.重度肝功能受损的患者禁用。

5.禁用于尿路感染、膀胱炎症、血尿患者膀胱内灌注。

6.对表柔比星过敏或者对本品任何其他成分，或其他蒽环类或茚二酮药物过敏的患者。

【用量要求】成人推荐起始剂量为按体表面积一次最高可达135mg/m²。

【溶媒要求】宜用0.9％氯化钠注射液稀释。

【浓度要求】终浓度不超过2mg/ml。

【配伍禁忌】表柔比星不可与肝素混合注射，因为二者化学性质不配伍，在一定浓度时会发生沉淀反应。

【成品输液】

颜色性状：红色、澄明溶液。

保存环境及稳定性：暂无资料。

【药物相互作用】

1.表柔比星可与其他抗肿瘤药物合用，但表柔比星用量应减低。联合用药时，不得在同一注射器内使用。

2.表柔比星不可与肝素混合注射，因为二者化学性质不配伍，在一定浓度时会发生沉淀反应。

3.表柔比星主要在肝脏代谢，伴随治疗中任何能引起肝功能改变的药物将会影响表柔比星的代谢、药动、疗效和（或）毒性。

4.在表柔比星给药前使用紫杉醇类药物会引起表柔比星药物原型及代谢物血药浓度升高，其中代谢物既没有活性也没有毒性。当紫杉醇或多西紫杉醇类药物和表柔比星联合用药时，先给表柔比星则对其药代动力学没有影响。

【生产企业】辉瑞制药（无锡）有限公司

【说明书修改日期】2017年07月28日

（张俊鹏　吴　茹　陈雄斌）

注射用盐酸博来霉素

【规格】1.5万博来霉素单位（相当于15个USP博来霉素单位）

【适应证】

适用于头颈部、食管、皮肤、宫颈、阴道、外阴、阴茎的鳞癌，霍奇金病及恶性淋巴瘤，睾丸癌及癌性胸腔积液等。

【给药途径】肌内注射、皮下注射、静脉注射。

【用法用量】一次15~30个USP博来霉素单位，缓慢静脉滴入，每次给药时间不少于10分钟。

【禁忌】以下患者禁用本品。

1.对本品过敏者。

2.水痘患者。

3.白细胞计数低于$2.5 \times 10^{9}/L$者。

【用量要求】本药总剂量不可超过400mg，因其可导致严重的与剂量相关的肺纤维化。

【溶媒要求】0.9%氯化钠注射液、5%葡萄糖注射液。

【配伍禁忌】维生素C、表柔比星、水溶性维生素、头孢呋辛、奈达铂。

【调配方法】用注射用水、0.9%氯化钠注射液或葡萄糖溶液等溶解。

【成品输液】

颜色性状：无色或淡黄色澄明溶液。

保存环境及稳定性：用0.9%氯化钠注射液溶解后在室温稳定性长达24小时。

【滴注要求】静脉注射应缓慢，每次时间不少于10分钟。

【药物相互作用】

1.与顺铂合用，可降低本品消除率。

2.与地高辛合用时，本品可降低地高辛的治疗作用，继发心脏代偿失调。对必须合用者，须密切监测。

3.与苯妥英合用，本品可降低苯妥英在肠内的吸收而降低其作用。治疗期间应监测苯妥英的血药浓度水平，必要时可增加苯妥英的剂量。

4.使用本品时接种活疫苗（如轮状病毒疫苗），将增加活疫苗所致感染的危险，故接受免疫抑制化疗的患者禁止注射活疫苗；处于缓解期的白血患者，化疗结束后至少间隔三个月才能注射活疫苗。

【生产企业】海正辉瑞制药有限公司

【说明书修改日期】2016年01月13日

（陈雄斌　杨林青）

注射用盐酸多柔比星

【规格】10mg

【适应证】本品适用于急性白血病、恶性淋巴瘤、乳腺癌、肺癌（小细胞和非小细胞肺癌）、卵巢癌、骨及软组织肉瘤、肾母细胞瘤、神经母细胞瘤、膀胱癌、前列腺癌、头颈部鳞癌、睾丸癌、胃癌、肝癌等。

【给药途径】静脉冲入、静脉滴注、动脉注射。

【用法用量】

1.临用前先用灭菌注射用水溶解,浓度为2mg/ml。

2.成人常用量如下。

(1)单药为50~60mg/m²,每3~4周一次或每天20mg/m²,连用3天,停用2~3周后重复。

(2)联合用药为40mg/m²,每3周一次或25mg/m²,每周一次,连用2周,3周重复。总剂量按体重面积不宜超过400mg/m²。

3.分次用药的心肌毒性、骨髓抑制和胃肠道反应(包括口腔溃疡)较每3周用药一次为轻。

【禁忌】以下患者禁用本品。

1.曾用其他抗肿瘤药物或放射治疗已引起骨髓抑制的患者禁用。

2.心肺功能失代偿患者、严重心脏病患者禁用。

3.孕妇和哺乳期妇女禁用。

4.周围血象中白细胞低于3500/μl或血小板低于5万/μl患者禁用。

5.明显感染或发热、恶病质、失水、电解质紊乱、酸碱平衡失调患者禁用。

6.胃肠道梗阻、明显黄疸或肝功能损害者禁用。

7.水痘或带状疱疹患者禁用。

【用量要求】总剂量按体重面积不宜超过400mg/m²。

【溶媒要求】0.9%氯化钠注射液、5%葡萄糖注射液、10%葡萄糖注射液、葡萄糖氯化钠注射液、林格液。

【调配方法】临用前加灭菌注射用水溶解,浓度为2mg/ml。

【成品输液】

颜色性状:红色、澄明溶液。

保存环境及稳定性:5%葡萄糖注射液稀释后的溶液应避光冷藏,在24小时内使用。

【药物相互作用】

1.各种骨髓抑制细胞毒药物特别是亚硝脲类、大剂量环磷酰胺或甲氨蝶呤、丝裂霉素或放射治疗,如与多柔比星同用,后者的一次量与总剂量均应酌减。

2.多柔比星如与链佐星同用,后者可延长多柔比星的半衰期,因此前者剂量应予酌减。

3.任何可能导致肝脏损害的药物如与本品同用,可增加多柔比星的肝毒性;与阿糖胞苷同用可导致坏死性结肠炎;与肝素、头孢菌素等混合应用易产生沉淀。

4.本品与柔红霉素呈交叉耐药性。与甲氨蝶呤、氟尿嘧啶、阿糖胞苷、氮芥、丝裂霉素、博来霉素、环磷酰胺以及亚硝脲类等则不呈交叉耐药性，且与环磷酰胺、氟尿嘧啶、甲氨蝶呤、顺铂以及亚硝脲类药物合用，有不同程度的协同作用。

5.用药期间慎用活病毒疫苗接种。

【生产企业】深圳万乐药业

【说明书修改日期】2012年09月28日

（张俊鹏　吴　茹　陈雄斌）

注射用盐酸柔红霉素

【规格】20mg

【适应证】用于急性粒细胞白血病和急性淋巴细胞白血病，以及慢性急变者。

【给药途径】静脉注射、静脉滴注。

【用法用量】

1.使用前每支加10ml注射用0.9%氯化钠注射液溶解。

2.静脉滴注液：本药粉针剂每20mg用0.9%氯化钠注射液250ml溶解。

3.成人一个疗程的用量为0.4~1.0mg/kg

4.儿童用量为1.0mg/kg，一天一次，共3~5次，连续或隔天给药。

5.停药1周后重复。

【禁忌】以下情况禁用本品。

1.心脏病患者及有心脏病史的患者禁用。

2.对本药有严重过敏史患者禁用。

3.孕妇和哺乳期妇女禁用。

4.与酸性或碱性药物配伍易失效。

【用量要求】成人一个疗程的用量为0.4~1.0mg/kg，儿童用量为1.0mg/kg，一天一次，共3~5次。总给药量不超过25mg/kg。

【溶媒要求】0.9%氯化钠注射液。

【浓度要求】不超过25mg/kg。

【配伍禁忌】氨茶碱、氨曲南、苄星青霉素、别嘌醇、博来霉素、氮芥、地塞米松、放线菌素D、氟尿嘧啶、肝素钠。

【成品输液】

颜色性状：红色、澄明溶液。

保存环境及稳定性：暂无资料。

【滴注要求】

1.静脉滴注液：本药粉针剂每20mg用0.9%氯化钠注射液250ml溶解，1小时内滴完。

2.缓慢注射。

【生产企业】海正辉瑞制药有限公司

【说明书修改日期】2015年12月01日

（吴　茹　杨舒韵　陈雄斌）

注射用异环磷酰胺

【商品名】和乐生

【规格】1g

【适应证】睾丸肿瘤、宫颈癌、乳腺癌、非小细胞肺癌、小细胞肺癌、软组织肉瘤（包括骨肉瘤和横纹肌肉瘤）、尤文肉瘤、非霍奇金淋巴瘤、霍奇金淋巴瘤。

【给药途径】静脉输注。

【用法用量】

1.分次给药（根据剂量，输注时间为30~120分钟）方式一般采用异环磷酰胺每天剂量为1.2~2.4g/m^{2}体表面积（BSA），最高为60mg/kg体重，以静脉输注的形式连续使用5天。

2.本品也可以单一大剂量作24小时的连续性静脉输注方式给药，剂量一般为每疗程5g/m^{2}体表面积（125mg/kg体重），不应高于8g/m^{2}体表面积（200mg/kg体重）。单一大剂量给药可能导致更严重的血液、泌尿、肾和中枢神经毒性。

3.在发生肾病时，如果继续异环磷酰胺的治疗，必须估计到可能会有不可逆的肾损伤，要求仔细评估风险-利益比。应对下列患者提出警告：单侧肾切除患者、肾功能受损患者和先前使用了肾毒性药物比如顺铂的患者。对于这些患者，出现骨髓毒性、肾毒性和脑毒性的频率和强度都有升高。

【禁忌】以下情况禁用本品。

1.已知对异环磷酰胺高度过敏者。

2.严重骨髓抑制（特别是以前曾接受细胞毒性药物和（或）放疗的患者）。

3.感染。

4.肾功能不全及/或尿路梗阻。

5.膀胱炎。

6.妊娠、哺乳期妇女。

【用量要求】不应高于8g/m^{2}体表面积（200mg/kg体重）。

【溶媒要求】

1.0.9%氯化钠注射液、5%葡萄糖注射液、林格溶液、葡萄糖氯化钠注射液。

2.含苯甲醇的溶液可降低异环磷酰胺的稳定性。

【浓度要求】应注意将用于人体的异环磷酰胺输注液的浓度不能超过4%。

【配伍禁忌】苯巴比妥钠、苯妥英钠、芬太尼（枸橼酸盐）、甲氨蝶呤、甲内氨酯、硫喷妥钠、氯苯那敏、氯氮䓬、吗啡（盐酸盐）、美沙酮（盐酸盐）、美司钠及表柔比星、哌替啶（盐酸盐）、喷他佐辛（乳酸盐）、头孢吡肟（盐酸盐）、异戊巴比妥钠。

【调配方法】干粉在加入水之后经用力摇匀，在30秒至1分钟之后，迅速溶解。如果药品没有立即完全溶解，可将溶液放置数分钟，有助于溶解。静脉输注（30~120分钟）时可将上述已配制的药液稀释于250ml的林格液或5%葡萄糖溶液或0.9%氯化钠注射液中，如输注时间达1~2小时以上推荐将本溶液稀释于500ml的林格液、5%葡萄糖溶液或0.9%氯化钠注射液中。对于24小时连续输注大剂量的异环磷酰胺（如5g/m^2）时，配制好的异环磷酰胺药液，需以5%葡萄糖溶液或0.9%氯化钠注射液稀释到3000ml。

【成品输液】

颜色性状：无色、澄明、不易起泡溶液。

保存环境及稳定性：暂无资料。

【滴注要求】根据剂量，输注时间为30~120分钟，也可以以单一大剂量作24小时的连续性静脉输注方式给药。

【药物相互作用】

1.与其他药物的相互作用和其他形式的相互作用。

（1）当与其他细胞生长抑制剂或放疗合用时，其骨髓毒性会增加。异环磷酰胺可能加重放疗导致的皮肤反应。

（2）如患者曾经或同时接受具有肾毒性的药物如顺铂、氨基糖苷类、阿昔洛韦或两性霉素B等药物时，异环磷酰胺的肾毒性会加剧，继之骨髓毒性和神经（中枢神经）毒性也会加剧。

（3）因异环磷酰胺对免疫系统产生抑制，所以有可能减弱患者对疫苗的反应，接种活性疫苗时会加剧疫苗引起的损害。与华法林同时使用，可能增强后者的抗凝血作用而导致出血的危险性增加。作用于中枢神经系统的药物应非常谨慎使用或在必要时停止使用，尤其在异环磷酰胺引发的脑病患者中。

2.与环磷酰胺类似，异环磷酰胺与下列药物可能会有相互作用。

（1）别嘌醇及氢氯噻嗪可能加重它的骨髓抑制毒性。

（2）氯丙嗪、三碘甲状腺素及醛脱氢酶抑制剂如双硫仑可增强其效能及毒性。

（3）和乐生能增强磺胺类药物的降血糖作用。

（4）如之前或同时使用苯巴比妥、苯妥英、水合氯醛，有诱导肝微粒体酶的风险。

（5）和乐生能加强氯化琥珀胆碱的肌松效能。

3.由于西柚中有某种物质可能影响异环磷酰胺的活化而减弱其治疗效果，因此患者须避免食用或饮用西柚和西柚汁。

【生产企业】Baxter Oncology GmbH

【说明书修改日期】2014年03月20日

（杨林青 廖定钦 陈雄斌）

二、影响核酸合成的药物

氟尿嘧啶注射液

【规格】10ml：0.25g

【适应证】本品的抗瘤谱较广，主要用于治疗消化道肿瘤，或较大剂量氟尿嘧啶治疗绒毛膜上皮癌。亦常用于治疗乳腺癌、卵巢癌、肺癌、宫颈癌、膀胱癌及皮肤癌等。

【给药途径】静脉滴注、动脉注射、腹腔肉注射。

【用法用量】

1.单药静脉注射剂量一般为按体重一天10~20mg/kg，连用5~10天，每疗程5~7g（甚至10g）。若为静脉滴注，通常按体表面积一天300~500mg/m²，连用3~5天，每次静脉滴注时间不得少于6~8小时；静脉滴注时可用输液泵连续给药维持24小时。

2.用于原发性或转移性肝癌，多采用动脉插管注药。

3.腹腔内注射按体表面积一次500~600mg/m²。每周1次，2~4次为一疗程。

【禁忌】以下情况禁用本品。

1.当伴发水痘或带状疱疹时禁用本品。

2.氟尿嘧啶禁忌用于衰弱患者。

3.对本品过敏者禁用。

4.妇女妊娠初期三个月内禁用。

【溶媒要求】0.9%氯化钠注射液、5%葡萄糖注射液。

【成品输液】

颜色性状：无色、澄明溶液。

保存环境及稳定性：暂无资料。

【滴注要求】滴注时间不得少于6~8小时，静脉滴注时可用输液泵连续给药维持24小时。

【药物相互作用】

1.曾报告多种药物可在生物化学上影响氟尿嘧啶的抗癌作用或毒性，常见的药物包括甲氨蝶呤、甲硝唑及四氢叶酸。与甲氨蝶呤合用，应先给甲氨蝶呤4~6小时后再给予氟尿嘧啶，否则会减效。先给予四氢叶酸，再用氟尿嘧啶可增加其疗效。本品能生成神经毒性代谢产物——氟代柠檬酸而致脑瘫，故不能作鞘内注射。

2.别嘌醇可以减低氟尿嘧啶所引起的骨髓抑制。

【生产企业】上海旭东海普药业有限公司

【说明书修改日期】2015年12月01日

（张俊鹏　吴　茹　陈雄斌）

注射用阿糖胞苷

【商品名】赛德萨

【规格】100mg；500mg。

【适应证】

1.适用于成人和儿童急性非淋巴细胞性白血病的诱导缓解和维持治疗，对其他类型的白血病也有治疗作用。本品可单独或与其他抗肿瘤药联合应用；联合用药疗效更好。如果无维持治疗，阿糖胞苷诱导的缓解很短暂。

2.本品曾试验性地用于其他不同肿瘤的治疗。一般而言，仅对少数实体肿瘤患者有效。含阿糖胞苷的联合治疗方案对儿童非霍奇金淋巴瘤有效。

3.伴或不伴其他肿瘤化疗药，$2~3g/m^2$高剂量的阿糖胞苷在1~3小时内静脉滴注，每12小时一次，共2~6天，对高危白血病、难治性和复发性急性白血病有效。本品单独或与其他药物联合（甲氨蝶呤、氢化可的松琥珀酸钠）鞘内应用可预防或治疗脑膜白血病。

【给药途径】静脉滴注、静脉注射、皮下注射、鞘内注射。

【用法用量】

1.急性髓细胞性白血病

（1）诱导缓解，成人。

1）低剂量化疗：阿糖胞苷200mg/m²，每天持续输入，共5天（120小时），总剂量1000mg/m²，每2周重复一次，需要根据血象反应作调整。

2）高剂量化疗：在开始高剂量化疗前，医师必须熟悉所有涉及此化疗药物的文献报道、不良反应、注意事项、禁忌证和警告。

（2）阿糖胞苷2g/m²每12小时一次（每次输入时间大于3小时），从第1天到第6天给药（包括第6天，即12次）；或者3g/m²每12小时一次（每次输入时间大于1小时），从第1天到第6天给药（包括第6天，即12次）；或者$3g/m^2$每12小时一次（每次输入时间大于75分钟），从第1天到第6天给药（包括第6天，即12次）。

2.脑膜白血病的鞘内应用：在急性白血病中，本品鞘内应用的剂量范围为$5\sim75mg/m^2$。给药的次数可从每天一次共4天至4天一次。最常用的方法是$30mg/m^2$每4天一次直至脑脊液检查正常，然后再给予一个疗程治疗。

【禁忌】以下患者禁用本品。

1.对本品活性成分或任何辅料成分过敏者禁用。

2.妊娠妇女禁用。

【溶媒要求】0.9%氯化钠注射液、5%葡萄糖注射液、注射用水。

【成品输液】

颜色性状：无色、澄明溶液。

保存环境及稳定性：可室温保存、-20℃和4℃下保持稳定7天。

【药物相互作用】

1.地高辛：联合β-醋地高辛治疗，其地高辛稳态血浆浓度和肾葡萄糖分泌发生可逆性下降。洋地黄毒苷的稳态浓度似不变。因此接受类似联合化疗方案治疗的患者需密切监测地高辛的浓度。此类患者可考虑用洋地黄毒苷替代地高辛的使用。

2.庆大霉素：在使用庆大霉素治疗K.肺炎菌感染时，应用阿糖胞苷的患者如不迅速出现治疗作用可能需重新调整抗菌治疗方案。

3.氟胞嘧啶：一例患者的临床证据显示在阿糖胞苷治疗期间氟胞嘧啶的疗效似受到抑制。这可能由于氟胞嘧啶的吸收受到竞争性的抑制所致。

4.甲氨蝶呤：静脉注射阿糖胞苷与鞘内注射甲氨蝶呤合用会增加严重神经系统不良反应的风险，如头痛、瘫痪、昏迷和卒中样发作。

【生产企业】Actavis Italy S.p.A

【说明书修改日期】2017年09月20日

（吴　茹　杨舒韵　陈雄斌）

注射用地西他滨

【商品名】昕美

【规格】50mg

【适应证】适用于已经治疗、未经治疗、原发性和继发性骨髓增生异常综合征（MDS），包括按法国-美国-英国协作组分类诊断标准（FAB分型）分类的所有5个亚型［难治性贫血（RA）、难治性贫血伴环形铁粒幼细胞增多（RARS）、难治性贫血伴原始细胞增多（RAEB）、难治性贫血伴原始细胞增多转变型（RAEB-t）、慢性粒-单核细胞白血病（CMML）]和按MDS国际预后积分系统（IPSS）分为中危-1、中危-2及高危等级的MDS。

【给药途径】静脉注射、静脉滴注。

【用法用量】推荐两种给药方案。

1.给药方案一（3天给药方案）：地西他滨给药剂量为15mg/m^2，连续静脉输注3小时以上，每8小时一次，连续3天。患者可预先使用常规止吐药。

给药周期为每6周重复一个周期。推荐至少重复4个周期。然而，获得完全缓解或部分缓解的患者可以治疗4个周期以上。如果患者能继续获益可以持续用药。

2.给药方案二（5天给药方案）：地西他滨的给药剂量为20mg/m^2，连续静脉输注1小时，每天一次，连续5天。每4周重复一个周期。患者可预先使用常规止吐药。

【禁忌】本品禁用于已知对地西他滨或其他成分过敏的患者。

【溶媒要求】0.9%氯化钠注射液、5%葡萄糖注射液、乳酸林格液。

【浓度要求】终溶度为0.1~1.0mg/mL。

【调配方法】本品应当在无菌条件下用10ml注射用水复溶；配制成每毫升约含5.0mg地西他滨，pH 6.7~7.3的溶液。复溶后，立即再用0.9%氯化钠注射液、5%葡萄糖注射液或乳酸林格液进一步稀释成终溶度为0.1~1.0mg/ml的溶液。

【成品输液】

颜色性状：无色、澄明溶液。

保存环境及稳定性：建议即配即用。如复溶后15分钟未能使用，稀释液必须用2~8℃的冷输液配制，并在2~8℃保存，最多不超过7小时。

【药物相互作用】尚未对地西他滨和其他药物之间的相互作用进行研究。用人肝微粒体进行的体外研究显示地西他滨不太可能抑制或诱导CYP450酶。体外代谢研究显示地西他滨不是肝脏CYP450酶的底物。因为地西他滨的血浆蛋白结合率可以忽略（<1%），高血浆蛋白结合率药物将地西他滨从血浆蛋白上置换下来而导致的相互作用也不太可能。

【生产企业】江苏豪森药业股份有限公司

【说明书修改日期】2013年06月26日

（余欣欣　吴　茹　陈雄斌）

注射用氟尿嘧啶

【规格】0.25g

【适应证】

1.本品可用于乳腺癌、消化道癌肿、卵巢癌和原发性支气管肺腺癌的辅助治疗和姑息治疗。

2.用于治疗恶性葡萄胎和绒毛膜上皮癌。

3.可用于浆膜腔癌性积液和膀胱癌的腔内化疗。

4.头颈部恶性肿瘤和肝癌的动脉内插管化疗。

5.头颈部鳞癌全身化疗及辅助化疗。

【给药途径】静脉滴注、动脉注射、腹腔内注射。

【用法用量】

1.成人常用量：缓慢静脉滴注，每天0.5~1g，每3~4周连用5天；也可每周一次，每次0.5~0.75g，连用2~4周后休息2周作为一疗程。静脉滴注速度愈慢，疗效愈好，而毒副作用相应减轻。动脉插管注射，每次0.75~1g。腹腔内注射按体表面积一次500~600mg/m²。每周1次，2~4次为一疗程。

2.小儿常用量：静脉滴注。按体重每次10~12mg/kg。

3.老年人、肝肾功能不全者，特别是骨髓抑制者，应降低用量。

【禁忌】以下情况禁用本品。

1.对本品有严重过敏者禁用。

2.孕妇及哺乳期妇女禁用。

3.伴发水痘或带状疱疹时禁用。

【溶媒要求】0.9%氯化钠注射液、5%葡萄糖注射液。

【调配方法】本品须先用适量注射用水溶解后使用。

【成品输液】

颜色性状：无色、澄明溶液。

保存环境及稳定性：暂无资料。

【药物相互作用】与甲氨蝶呤合用，应先给予后者，4~6小时后，再给予氟尿嘧啶，否则会减效。用本品时不宜饮酒或同用阿司匹林类药物，以减少消化道出血的可能。

【生产企业】山西普德药业有限公司

【说明书修改日期】2017年04月19日

（张俊鹏 吴茹 陈雄斌）

注射用甲氨蝶呤

【规格】5mg

【适应证】

1.各型急性白血病，特别是急性淋巴细胞白血病；恶性淋巴瘤，非霍奇金淋巴瘤和蕈样肉芽肿，多发性骨髓病。

2.恶性葡萄胎、绒毛膜上皮癌、乳腺癌、卵巢癌、宫颈癌、睾丸癌。

3.头颈部癌、支气管肺癌、各种软组织肉瘤。

4.高剂量用于骨肉病，鞘内注射可用于预防和治疗脑膜白血病以及恶性淋巴瘤的神经侵犯，本品对银屑病也有一定疗效。

【给药途径】静脉注射、肌内注射、动脉注射、鞘内注射、静脉滴注。

【用法用量】

1.本品用注射用水2ml溶解，可供静脉、肌内、动脉、鞘内注射。

2.用于急性白血病：肌肉或静脉注射，每次10~30mg，每周1~2次。儿童每日20~30 mg/m²，每周一次，或视骨髓情况而定。

3.用于绒毛膜上皮癌或恶性葡萄胎：每天10~20mg，亦可溶于5%或10%的葡萄糖注射液500ml中静脉滴注，一天1次，5~10次为一疗程，总量80~100mg。

4.用于脑膜白血病：鞘内注射甲氨蝶呤每次一般6mg/m²，成人常用于5~12mg，最大不大于12mg，一天1次，5天为一疗程。用于预防脑膜白血病时，每天10~15mg，一天1次，每隔6~8周一次。

5.用于实体瘤。

（1）静脉一般每次20mg/m²。

（2）亦可介入治疗。

（3）高剂量并叶酸治疗某些肿瘤，方案根据肿瘤由医师判定，如骨肉瘤等。

6.儿童每天1.25~5mg，视骨髓情况而定。

7.肾功能不全：轻度肾功能不全〔肾小球滤过率（GFR）大于50ml/min〕者，无需调整剂量；中度肾功能不全（GFR为10~50ml/min）者应给予常规剂量的50%；重度肾功能不全（GFR<10ml/min）者应避免使用本药。

8.肝功能不全：胆红素小于3.0mg/dl且天门冬氨酸氨基转移酶小于180U者，可给予常规剂量；胆红素为3.1~5.0mg/dl或天门冬氨酸氨基转移酶大于180U者，可给予常规剂量的75%；若胆红素大于5.0mg/dl，应停药。

【禁忌】已知对本品高度过敏的患者、妊娠及哺乳期妇女禁用。

【用量要求】

1.急性白血病：肌内注射或静脉注射，每次10~30mg。

2.绒毛膜上皮癌或恶性葡萄胎：每日10~20mg。

3.脑膜白血病：鞘内注射甲氨蝶呤每次一般6mg/m²，成人常用于5~12mg，最大不超过12mg。

4.实体瘤：静脉一般每次20mg/m²。

【溶媒要求】0.9%氯化钠注射液、5%葡萄糖注射液。

【浓度要求】10~20mg加入500ml中静脉滴注。

【配伍禁忌】苯妥英钠、氟尿嘧啶、磺胺异噁唑、雷尼替丁、氯霉素、琥珀氯霉素酸酯钠、泼尼松龙磷酸钠、青霉素钾、青霉素钠、四环素、阿糖胞苷、博来霉素、氮芥。

【成品输液】

颜色性状：黄色、澄明、不易起泡溶液。

保存环境及稳定性：暂无资料。

【滴注要求】10~20mg加入500ml中静脉滴注。

【药物相互作用】

1.乙醇和其他对肝脏有损害药物，如与本品同用，可增加对肝脏的毒性。

2.由于用本品后可引起血液中尿酸增多，在痛风或高尿酸血症患者应相应增加别嘌醇等药剂量。

3.本品可增加抗血凝作用，甚至引起肝脏凝血因子的缺少或（和）血小板减少症，因此与其他抗凝药同用时宜谨慎。

4.与保泰松和磺胺类药物同用时，因与蛋白质结合的竞争，可能会引起本品血清浓度的增高而导致毒性反应的出现。

5.口服卡那霉素可增加口服本品的吸收，而口服新霉素可减少其吸收。

【生产企业】山西普德药业股份有限公司

【说明书修改日期】2015年11月26日

（杨林青　廖定钦　陈雄斌）

注射用雷替曲塞

【商品名】赛维健

【规格】2mg

【适应证】在患者无法接受联合化疗时，本品可单药用于治疗不适合5-Fu/亚叶酸钙的晚期结直肠癌患者。

【给药途径】静脉滴注。

【用法用量】

1.成人：推荐剂量为3mg/m^2，用50~250ml 0.9%氯化钠注射液或5%葡萄糖注射液溶解稀释后静脉输注，给药时间15分钟，如果未出现毒性，可考虑按上述治疗每3周重复给药1次。

2.肾功能不全者

（1）肌酐清除率大于65ml/min，以3mg/m^{2}剂量，给药，间隔3周。

（2）肌酐清除率在55~65ml/min之间，75%的3mg/m^{2}的剂量，给药间隔4周。

（3）肌酐清除率在25~54ml/min之间，50%的3mg/m^{2}的剂量，给药间隔

4周。

（4）肌酐清除率小于25ml/min，停止治疗。

【禁忌】以下患者禁用本品。

1.孕妇、治疗期间妊娠或哺乳期妇女禁用。在使用本药之前，应排除妊娠可能。

2.重度肾功能损害者禁用。

【用量要求】不推荐剂量大于$3mg/m^2$。

【溶媒要求】0.9%氯化钠注射液、5%葡萄糖注射液。

【配伍禁忌】本药应避免与其他药物混合输注。

【成品输液】

颜色性状：无色、澄明溶液。

保存环境及稳定性：暂无资料。

【药物相互作用】与叶酸、亚叶酸及包含这些成分的维生素制剂合用会降低药物作用。所以在使用本药前和使用本药期间禁用此类药物。

【生产企业】南京正大天晴制药有限公司

【说明书修改日期】2013年12月25日

（吴　茹　杨舒韵　陈雄斌）

注射用磷酸氟达拉滨

【规格】50mg

【适应证】用于B细胞性慢性淋巴细胞白血病（CLL）患者的治疗，这些患者接受过至少一个标准的含烷化剂方案的治疗，并且在治疗期间或治疗后，病情没有改善或持续进展。

【给药途径】静脉注射、静脉滴注。

【用法用量】推荐的剂量是$25mg/m^2$体表面积，静脉给药，连续5天。每28天重复。

【禁忌】以下患者禁用本品。

1.禁用于对本品或其所含成分过敏的患者，肌酐清除率小于30ml/min的肾功能不全患者和失代偿性溶血性贫血的患者。

2.妊娠及哺乳期禁用。

【溶媒要求】0.9%氯化钠注射液、5%葡萄糖注射液、10%葡萄糖注射液。

【配伍禁忌】不得与其他药物混合使用。

【调配方法】

1.每支用2ml注射用水配制，使每毫升配制溶液中含有25mg磷酸氟达拉滨。

2.将所需剂量（依据患者体表面积计算）抽入注射器内。如果是静脉推注，需再用10ml 0.9%氯化钠注射液稀释；如果是静脉输注，将抽入注射器内的所需剂量用100ml 0.9%氯化钠注射液稀释。

【成品输液】

颜色性状：无色、澄明溶液。

保存环境及稳定性：配置后8小时以内使用。

【滴注要求】输注时间30分钟。

【药物相互作用】

1.在一项临床研究中，磷酸氟达拉滨合用喷司他丁（脱氧柯福霉素）治疗CLL时，出现了致命性肺毒性，其高发生率不可以接受。因此，在使用磷酸氟达拉滨时不推荐合用喷司他丁。

2.双嘧达莫及其他腺苷吸收抑制剂可以减弱磷酸氟达拉滨的治疗效果。

3.临床研究和体外试验表明，磷酸氟达拉滨和阿糖胞苷联合使用可增加Ara-CTP（阿糖胞苷的活性代谢产物）在白血病细胞内的浓度和细胞外的量，对Ara-C的血液浓度和代谢率无影响。

【生产企业】海南锦瑞制药股份有限公司

【说明书修改日期】2015年09月22日

（张俊鹏　吴　茹　陈雄斌）

注射用培美曲塞二钠

【商品名】力比泰

【规格】100mg；500mg。

【适应证】联合顺铂用于治疗无法手术的恶性胸膜间皮瘤。

【给药途径】静脉滴注。

【用法用量】

1.本品与顺铂连用治疗非鳞状细胞型非小细胞肺癌和恶性胸膜间皮癌：本品的推荐剂量为$500mg/m^2$体表面积（BSA），静脉输注10分钟以上，每21天为一周期，在每周期的第1天给药。

2.本品单独用药治疗非鳞状细胞型非小细胞肺癌：对于既往接受过化疗的非小细胞肺癌患者，本品的推荐剂量为$500mg/m^2$BSA，静脉输注10分钟以上，每21天为一周期，在每周期的第1天给药。

【禁忌】本品禁用于对培美曲塞或药品其他成分有严重过敏史的患者，妊娠妇女接受本品治疗可能对胎儿有害，哺乳期妇女禁止使用本品。

【溶媒要求】只可用0.9%氯化钠注射液。

【配伍禁忌】钙剂。

【调配方法】重新溶解的本品溶液应用0.9%氯化钠注射液（不含防腐剂）进一步稀释至100ml。

【成品输液】

颜色性状：无色至黄绿色澄明溶液。

保存环境及稳定性：冷藏2~8℃或在室温下，培美曲赛重新溶解溶液和输注溶液的物理和化学性质可在24小时内保持稳定。

【滴注要求】静脉滴注超过10分钟。

【药物相互作用】

1.非甾体类抗炎药（NSAIDs）

（1）布洛芬：尽管布洛芬（400mg，每天4次）可以降低培美曲塞的清除率，在肾功能正常（肌酐清除率≥80ml/min）的患者中可以将布洛芬与培美曲塞合用。与较高剂量（＞1600mg/d）的布洛芬合用需谨慎。在轻、中度肾功能不全（肌酐清除率45~79ml/min）患者中合并使用布洛芬与培美曲塞时应谨慎。

（2）其他NSAIDs：在肾功能正常（肌酐清除率≥80ml/min）的患者中，较高剂量NSAIDs或阿司匹林与培美曲塞同时给药应当谨慎。轻、中度肾功能不全患者在接受培美曲塞给药前2天、给药当天和给药后2天中，应避免使用清除半衰期短的NSAIDs。因为没有培美曲塞与半衰期较长的NSAIDs潜在相互作用的资料，正在使用此类NSAIDs的所有患者应在培美曲塞给药前至少5天、给药当天和给药后2天中断NSAIDs给药。如果必须进行NSAID伴随给药，应对患者进行密切的毒性监测，尤其是骨髓抑制、肾脏和胃肠道毒性。

2.肾毒性药物：培美曲塞主要以原型药物通过肾小球滤过和肾小管分泌而经肾脏清除。伴随使用肾毒性药物（如氨基糖苷类、髓袢利尿剂、铂类化合物、环孢素）可能会导致培美曲塞清除延迟。伴随使用经肾小管排泄的物质（如丙磺舒）也可能会导致培美曲塞的清除延迟。与上述药物联合用药时应谨慎。必要时应当密切监测肌酐清除率。

3.所有细胞毒药物的常见相互作用：由于癌症患者中血栓形成的风险增加，所以经常会使用抗凝治疗。决定使用口服抗凝药物治疗患者，由于疾病期间抗凝状态的个体内可变性很高，并且口服抗凝药和抗癌治疗之间可能存在相互作用，所以需要增加INR（国际标准化比值）的监测频率。

4.减毒活疫苗：癌症患者中免疫抑制状态较常见，因此，除了禁忌使用的黄热病疫苗外，也不建议同时接种减毒活疫苗，可能是全身性致命疾病风险。

【生产企业】Lilly France

【说明书修改日期】2017年05月27日

（余靖雯　陈雄斌）

附：注射用培美曲塞二钠（不同厂家）

【商品名】赛珍

【规格】0.2g

【适应证】非小细胞肺癌、恶性胸膜间皮瘤。

【给药途径】静脉滴注。

【用法用量】

1.本品的推荐剂量为500mg/m² BSA，静脉输注10分钟以上。每21天为一周期，在每周期的第1天给药。

2.肾功能损害：在肌酐清除率≥45ml/min的患者中，不需要进行剂量调整。肌酐清除率<45ml/min的患者不应接受培美曲塞。

【禁忌】以下患者禁用本品。

1.对培美曲塞或该制剂中的任何其他成分有重度过敏史的患者。

2.禁忌同时接种黄热病疫苗。

【溶媒要求】只可用0.9％氯化钠注射液。

【浓度要求】25mg/ml。

【配伍禁忌】不能溶于含有钙的稀释剂，包括乳酸林格注射液和林格注射液。

【成品输液】

颜色性状：无色至黄色或黄绿色澄明溶液。

保存环境及稳定性：在冷藏或室温及光照条件下，重新溶解的培美曲赛溶液及输注溶液的化学和物理特性可在重新溶解后24小时内保持稳定。

【滴注要求】静脉输注10分钟以上。

【药物相互作用】

1.非甾体类抗炎药（NSAIDs）

（1）布洛芬：尽管布洛芬（400mg，每天4次）可以降低培美曲塞的清除率，在肾功能正常（肌酐清除率≥80ml/min）的患者中可以将布洛芬与培美曲塞合用。与较高剂量（>1600mg/d）的布洛芬合用需谨慎。在轻、中度肾功能不全（肌酐清除率45~79ml/min）患者中合并使用布洛芬与培美曲塞时应谨慎。

（2）其他NSAIDs：在肾功能正常（肌酐清除率≥80ml/min）的患者中，较高剂量NSAIDs或阿司匹林与培美曲塞同时给药应当谨慎。轻、中度肾功能不全患者在接受培美曲塞给药前2天、给药当天和给药后2天中，应避免使用消除半衰期短的NSAIDs。因为没有培美曲塞与半衰期较长的NSAIDs潜在相互作用的资料，正在使用此类NSAIDs的所有患者应在培美曲塞给药前至少5天、给药当天和给药后2天中断NSAIDs给药。如果必须进行NSAID伴随给药，应对患者进行密切的毒性监测，尤其是骨髓抑制、肾脏和胃肠道毒性。

2.肾毒性药物：培美曲塞主要以原型药物通过肾小球滤过和肾小管分泌而经肾脏清除。伴随使用肾毒性药物（如氨基糖苷类、髓袢利尿剂、铂类化合物、环孢素）可能会导致培美曲塞清除延迟。伴随使用经肾小管排泄的物质（如丙磺舒）也可能会导致培美曲塞的清除延迟。与上述药物联合用药时应谨慎，必要时应当密切监测肌酐清除率。

3.所有细胞毒药物的常见相互作用：由于癌症患者中血栓形成的风险增加，所以经常会使用抗凝治疗。决定使用口服抗凝药物治疗患者，由于疾病期间抗凝状态的个体内可变性很高，并且口服抗凝药和抗癌治疗之间可能存在相互作用，所以需要增加INR（国际标准化比值）的监测频率。

4.减毒活疫苗：癌症患者中免疫抑制状态较常见，因此，除了禁忌使用的黄热病疫苗外，也不建议同时接种减毒活疫苗，可能是全身性致命的疾病风险。

【生产企业】齐鲁制药有限公司

【说明书修改日期】2017年07月03日

（吴　茹　杨舒韵　陈雄斌）

注射用盐酸吉西他滨

【商品名】健择

【规格】0.2g

【适应证】

1.局部晚期或已转移的非小细胞肺癌。

2.局部晚期或已转移的胰腺癌。

3.吉西他滨与紫杉醇联合，可用于治疗经辅助/新辅助化疗后复发，不能切除的、局部复发或转移性乳腺癌。除非临床上有禁忌，否则既往化疗中应使用过蒽环类抗生素。

【给药途径】静脉滴注。

【用法用量】

1.吉西他滨的推荐剂量为1000mg/m²，静脉滴注30分钟。

2.非小细胞肺癌：吉西他滨单药的推荐剂量为1000mg/m²。联合治疗3周疗法吉西他滨的推荐剂量为1250mg/m²。

3.4周疗法：吉西他滨的推荐剂量为1000mg/m²。

4.胰腺癌：吉西他滨推荐剂量为1000mg/m²。

5.乳腺癌：吉西他滨（1250mg/m²）。

【禁忌】以下患者禁用本品。

1.对吉西他滨或任何辅料高度过敏的患者。

2.吉西他滨与放射治疗同时联合应用（由于辐射敏化和发生严重肺及食道纤维样变性的危险）。

3.禁忌在严重肾功能不全的患者中联合应用吉西他滨与顺铂。

4.不推荐将吉西他滨用于18岁以下的儿童。

【用量要求】

1.非小细胞肺癌

（1）吉西他滨单药的推荐剂量为1000mg/m^2。

（2）联合治疗3周疗法吉西他滨的推荐剂量为1250mg/m^2。

2.4周疗法：吉西他滨的推荐剂量为1000mg/m^2。

3.胰腺癌：吉西他滨推荐剂量为1000mg/m^2。

4.乳腺癌：吉西他滨（1250mg/m^2）。

【溶媒要求】只可用0.9%氯化钠注射液。

【浓度要求】根据药物的溶解性，重新溶解后吉西他滨浓度不应超过40mg/ml。如果浓度大于40mg/ml，可能会导致药物溶解不完全，应避免。

【配伍禁忌】阿昔洛韦钠、苯海拉明（盐酸盐）、呋塞米、更昔洛韦钠、甲氨蝶呤钠、甲泼尼龙琥珀酸钠、兰索拉唑、两性霉素B、哌拉西林钠、哌拉西林-他唑巴坦钠、羟嗪、丝裂霉素、头孢噻肟钠、亚胺培南-西司他丁钠。

【调配方法】浓度为9mg/ml（0.9%）的氯化钠注射液（不含防腐剂）是唯一被允许用于重新溶解吉西他滨无菌粉末的溶液。根据药物的溶解性，重新溶解后吉西他滨浓度不应超过40mg/ml。如果重新溶解溶液浓度大于40mg/ml，可能会导致药物溶解不完全，应该避免。

1.重新溶解及进一步稀释静脉滴注用吉西他滨时应无菌操作。

2.重新溶解时，将5ml浓度为9mg/ml（0.9%）的无菌无防腐剂的氯化钠注射液加入到200mg规格的小瓶中或将25ml浓度为9mg/ml（0.9%）的无菌无防腐剂的氯化钠注射液加入到1000mg规格的小瓶中。重新溶解后溶液的总体积分别是5.26ml（200mg规格）26.3ml（1000mg规格）。溶解后得到吉西他滨的浓度是38mg/ml，计算时包括了冻干粉的排水体积。振摇至溶解。可以用9mg/ml（0.9%）无菌无防腐剂的氯化钠注射液进一步稀释。重新溶解的溶液是澄清无色至淡黄色的液体。

3.注射用药品溶液在使用前需检查是否存在不溶性颗粒物和是否褪色。如果发现有颗粒物，则不能使用。

【成品输液】

颜色性状：无色、澄明、不易起泡溶液。

保存环境及稳定性：30℃下24小时内保持稳定。已配制的吉西他滨溶液不可再冷藏，以防结晶析出。

【滴注要求】

1.滴注30分钟，滴注时间越长毒性越大，建议用100ml 0.9％氯化钠注射液。

2.延长输液时间和增加给药频率都可能增加毒性。

3.静脉滴注时间通常为30分钟，最长不超过60分钟。

【药物相互作用】未进行特别的相互作用研究。吉西他滨与其他的抗肿瘤药物配伍进行联合或序贯化疗时，应考虑对骨髓抑制作用的蓄积。

1.放射治疗：同步放化疗（放化疗一起应用或者不同治疗间的间隔≤7天）与这种多途径治疗相关的毒性取决于许多不同的因素，包括吉西他滨的剂量、吉西他滨的给药频率、放射治疗的剂量、放疗采用的技术、靶组织和靶用量等。临床前研究和临床研究显示，吉西他滨具有放疗增敏作用。在一个单项研究中，非小细胞肺癌患者在连续6周内同时接受剂量为$1000mg/m^2$的吉西他滨治疗和胸部治疗性放疗，研究中观察到患者出现严重的、具有潜在致命性的黏膜炎，特别是食道炎和肺炎，正在接受大剂量放疗的患者尤其如此（中位治疗量$4795cm^3$）。此后进行的研究（如非小细胞肺癌Ⅱ期研究）表明，在有着可预测毒性的情况下，在进行放疗的同时给予相对低剂量的吉西他滨治疗也是可行的。在6周的时间里同时给予剂量为66Gy的胸部放疗、吉西他滨（$600mg/m^2$，4次）和顺铂（$80mg/m^2$，2次）治疗。一些Ⅰ期和Ⅱ期研究显示，对非小细胞肺癌和胰腺癌可以同时给予放疗和剂量高达每周$300mg/m^2$的吉西他滨单药治疗。对于所有的肿瘤类型，目前尚未确定出与治疗剂量放疗同时应用的安全的最佳吉西他滨治疗方案。

2.非同步放化疗（不同治疗间的时间间隔>7天）数据分析显示，在放疗前后7天以上的时间里应用吉西他滨治疗，不会使毒性增加，但可能出现放射记忆反应。研究资料显示，吉西他滨治疗应在放疗急性反应好转以后或者放疗结束至少一周之后才能进行。

3.目前已有靶组织出现放射损伤的报告（如食道炎、大肠炎和肺炎），这些损伤与患者放疗时同时或不同时应用吉西他滨相关。

4.其他：由于存在引起全身性并可能是致命性疾病的风险，因此，不推荐使用黄热病疫苗和其他减毒活疫苗，特别是对免疫抑制患者。

【生产企业】Lilly France

【说明书修改日期】2016年04月21日

（杨林青　廖定钦　陈雄斌）

三、影响核酸转录的药物

注射用放线菌素 D

【规格】0.2mg

【适应证】

1.对霍奇金病（HD）及神经母细胞瘤疗效突出，尤其是控制发热。

2.对无转移的绒癌初治时单用本药，治愈率达90%~100%。与单用甲氨蝶呤（MTX）的效果相似。

3.对睾丸亦有效，一般均与其他药物联合应用。

4.与放疗联合治疗儿童肾母细胞瘤（Wilms瘤）可提高生存率，对尤文肉瘤和横纹肌肉瘤亦有效。

【给药途径】静脉注射、腔内注射。

【用法用量】静注：一般成人每天300~400μg（6~8μg/kg）溶于0.9%氯化钠注射液20~40ml中，每天一次，10天为一疗程，间歇期两周，一疗程总量4~6mg。本品也可作腔内注射。在联合化疗中，剂量及时间尚不统一。小儿每天0.45mg/m²，连用5天，3~6周为一疗程。一岁以下幼儿慎用。

【禁忌】以下患者禁用本品。

1.有患水痘病史者禁用。

2.孕妇禁用。

【溶媒要求】0.9%氯化钠注射液、5%葡萄糖注射液、10%葡萄糖注射液、葡萄糖氯化钠注射液。

【浓度要求】最高浓度10μg/ml。

【成品输液】

颜色性状：无色或微黄色、澄明溶液。

保存环境及稳定性：暂无资料。

【药物相互作用】维生素K可降低其效价，故用本品时慎用维生素K类药物；有放疗增敏作用，但有可能在放疗部位出现新的炎症，而产生"放疗再现"的皮肤改变，应予注意。

【生产企业】浙江海正辉瑞制药有限公司

【说明书修改日期】2010年09月16日

（张俊鹏　吴茹　陈雄斌）

四、拓扑异构酶抑制药

盐酸伊立替康注射液

【商品名】开普拓

【规格】2ml：40mg

【适应证】本品适用于晚期大肠癌患者的治疗。

　1.与5-氟尿嘧啶和亚叶酸联合治疗既往未接受化疗的晚期大肠癌患者。

　2.作为单一用药，治疗经含5-氟尿嘧啶化疗方案治疗失败的患者。

【给药途径】静脉滴注。

【用法用量】

　1.盐酸伊立替康与5-FU（5-氟尿嘧啶）和LV（亚叶酸钙）联用：盐酸伊立替康180mg/m^{2}静脉滴注30~90分钟。

　2.单药治疗

　（1）每周方案：起始剂量为125mg/m^2。

　（2）每3周一次方案：起始剂量为350mg/m^2。

　静脉滴注30~90分钟。

【禁忌】以下情况禁用本品。

　1.慢性炎性肠病和（或）肠梗阻。

　2.胆红素超过正常值上限的3倍。

　3.严重骨髓抑制。

　4.WHO体力状态评分>2。

　5.禁用于对该药物或辅料过敏的患者。

　6.禁用于准备妊娠的妇女（致癌性、致突变性和生育能力损害）。

　7.禁用于妊娠和哺乳期的妇女。

　8.儿童使用本品的安全性或有效性尚不确定。

【用量要求】单药治疗：起始剂量可为350mg/m^2。

【溶媒要求】0.9%氯化钠注射液、5%葡萄糖注射液。

【浓度要求】0.12~2.8mg/ml。

【配伍禁忌】

　1.不要冰冻盐酸伊立替康或其溶液混合物，因为这可能导致药物沉淀形成。

　2.其他药物不能加入输注液中。

【成品输液】

颜色性状：微黄色、无泡沫澄明溶液。

保存环境及稳定性：为了减少微生物感染的风险，推荐在使用之前才准备输注液，而且输注液准备好后应尽快使用。如果未立即使用，输注液在2~8℃条件下贮藏时间不应超过24小时，或在室温条件下（25℃）贮藏时间不超过6小时。

【滴注要求】滴注时间大于90分钟。

【药物相互作用】

1. CYP3A4和（或）UGT1A1抑制剂

（1）伊立替康和其活性代谢物SN-38代谢通过人细胞色素P4503A4同工酶（CYP3A4）、尿苷二磷酸葡萄糖醛酸转移酶1A1（UGT1A1）。伊立替康与CYP3A4和（或）UGT1A1抑制剂联合用药可能导致增加伊立替康和活性代谢物SN-38的全身暴露量。

（2）酮康唑：同时接受酮康唑治疗会引起盐酸伊立替康的清除率显著下降，导致其活性代谢产物SN-38暴露增加。

（3）阿扎那韦：同时使用阿扎那韦，一种CYP3A4和UGT1A1的抑制剂，可能使伊立替康的活性代谢产物SN-38暴露增加。

2. CYP3A4诱导剂

（1）抗惊厥剂：合并使用CYP3A诱导的抗惊厥剂（如卡马西平、苯巴比妥或苯妥英）会引起SN-38暴露减少。

（2）St.John's Wort（贯叶连翘）：在同时接受贯叶连翘治疗的患者，活性代谢产物SN-38的暴露减少。

3. 其他相互作用

（1）神经-肌肉阻断剂：盐酸伊立替康和神经肌肉阻断剂之间的相互作用不能被排除。

（2）抗肿瘤药物：本品的不良事件，如骨髓抑制和腹泻可以被其他有相似不良反应的抗肿瘤药物加重。

（3）地塞米松：接受盐酸伊立替康治疗的患者有淋巴细胞减少的报道，地塞米松作为止吐药使用时可能会使这种情况加重。

（4）丙氯拉嗪：在单药每周给药方案的临床研究中，在盐酸伊立替康治疗当天同时给予丙氯拉嗪的患者，其静坐不能的发生率比较高（8.5%，4/47患者），当这两种药不是同天给予时其发生率比较低（1.3%，1/80患者）。

（5）缓泻剂：本品治疗的同时使用缓泻剂有可能会加重腹泻的严重程度或发生率。

（6）利尿剂：由于在本品诱导的呕吐和（或）腹泻后有继发脱水的潜在风险。

【生产企业】Pfizer Pty Limited

【说明书修改日期】2016年11月07日

（邓锐敏　廖定钦　陈雄斌）

依托泊苷注射液

【规格】5ml：100mg

【适应证】主要用于治疗小细胞肺癌、恶性淋巴瘤、恶性生殖细胞瘤、白血病，对神经母细胞瘤、横纹肌肉瘤、卵巢癌、非小细胞肺癌、胃癌和食管癌等有一定疗效。

【给药途径】静脉滴注。

【用法用量】

1.实体瘤：一天60~100mg/m^2，连续3~5天，每隔3~4周重复用药。

2.白血病：一天60~100mg/m^2，连续5天，根据血象情况，间隔一定时间重复给药。

3.小儿常用量：静脉滴注每天按体表面积100~150mg/m^2，连用3~4天。

【禁忌】以下患者禁用本品。

1.骨髓抑制，白细胞、血小板明显低下者禁用。

2.心、肝、肾功能有严重障碍者禁用。

3.妊娠妇女与哺乳期妇女禁用。

【溶媒要求】只可用0.9%氯化钠注射液。

【浓度要求】浓度每毫升不超过0.25mg。

【调配方法】将本品需用量用氯化钠注射液稀释。

【成品输液】

颜色性状：无色透明澄清溶液。

保存环境及稳定性：本品稀释后立即使用，若有沉淀产生严禁使用。

【滴注要求】静脉滴注时间不少于30分钟。

【药物相互作用】

1.由于本品有明显骨髓抑制作用，与其他抗肿瘤药物联合应用时应注意。

2.本品可抑制机体免疫防御机制，使疫苗接种不能激发人体抗体产生。

3.化疗结束后3个月以内，不宜接种病毒疫苗。

4.本品与血浆蛋白结合率高，因此，与其他血浆蛋白结合的药物可影响本品排泄。

【生产企业】齐鲁制药（海南）有限公司

【说明书修改日期】2014年10月09日

（黄淑仪　陈雄斌）

注射用盐酸托泊替康

【商品名】和美新

【规格】1mg

【适应证】

1.初始化疗或序贯化疗失败的转移性卵巢癌患者。

2.对化疗敏感，一线化疗失败的小细胞肺癌患者。[对化疗敏感的定义为：一线化疗有效，而且疾病复发至少在化疗结束60天后（Ⅲ期临床研究）或至少90天后（Ⅱ期临床研究）]。

【给药途径】静脉滴注。

【用法用量】

1.推荐剂量为每天1次，每次1.25mg/m²，静脉输注30分钟，连续用药5天，每21天为一个疗程。

2.肝功能不全：肝功能不全的患者（血浆胆红素在1.5~10mg/dl），无需调整剂量。

3.肾功能不全：对轻度肾功能不全（肌酐清除率40~60ml/min）患者，无需调整剂量；对中度肾功能不全（肌酐清除率20~39ml/min）患者，推荐剂量为0.75mg/m²；对重度肾功能不全患者，尚无推荐剂量。

【禁忌】以下情况禁用本品。

1.有对托泊替康和（或）其辅料严重过敏反应的病史。

2.妊娠或哺乳期妇女。

3.用药开始第一个疗程之前已经有严重的骨髓抑制，表现为基线中性粒细胞计数<1.5 × 10⁹/L和（或）血小板计数<100 × 10⁹/L。

【用量要求】每天一次，每次1.25mg/m²。

【溶媒要求】0.9%氯化钠注射液、5%葡萄糖注射液。

【浓度要求】浓度为25~50μg/ml。

【配伍禁忌】地塞米松、氟尿嘧啶、丝裂霉素C。

【调配方法】1mg/瓶规格本品（实际装量超出理论值10%），先用1.1ml无菌注射用水溶解；在使用前，按推荐剂量抽取适量体积的上述盐酸托泊替康溶液，用0.9%氯化钠注射液或5%葡萄糖注射液再次稀释，以得到浓度为25~50μg/ml的溶液。

【成品输液】

颜色性状：无色至微黄、澄明、不易起泡溶液。

保存环境及稳定性：配置好的注射液在30℃以下，不避光可稳定保存24小时。

【药物相互作用】

1.托泊替康与其他细胞毒药物联合的时候，骨髓抑制作用可能更严重，因此需要进行减量。在托泊替康与顺铂联合使用时，已经报告了严重的骨髓毒性反应。在Ⅰ期研究中，托泊替康以每天1.25mg/m² × 5天的剂量与顺铂（剂量50mg/m²）合用时，骨髓抑制更加严重。在一项研究的3例患者中，有1例患者出现严重的中性粒细胞减少症达12天，另1例患者因中性粒细胞减少性脓毒症死亡。但是在合并使用铂类制剂时，其药物相互作用有明显的顺序依赖，本品的用药剂量取决于铂类制剂在给本品后第1天还是第5天时使用。如果在本品给药后第1天给予顺铂或卡铂，用药剂量应低于在第5天合并给予铂类药物时的剂量。

2. 13例卵巢癌患者静脉内使用托泊替康（每天$0.75mg/m^2$，连续5天）和顺铂（第1天$60mg/m^2$），第5天的平均托泊替康血浆清除率略低于第1天的值。因此第5天的总托泊替康全身暴露指标AUC和Cmax分别增加了12%（95%CI；2%，24%）和23%（95%CI；-7%，63%）。

3.托泊替康不抑制人细胞色素P450酶。群体研究中，与格雷司琼、昂丹司琼、吗啡或类固醇皮质激素合用（通过不同输液管或不同途径给药），对托泊替康静脉用药的药代动力学没有明显影响。

4.托泊替康是ABCG2（BCRP）和ABCB1（P-糖蛋白）的底物。ABCB1和ABCG2抑制剂与口服托泊替康合用可增加托泊替康的暴露量。依克立达对静脉用托泊替康的药代动力学的影响远小于对口服托泊替康药代动力学的影响。

5.同时服用G-CSF能够延长中性粒细胞减少出现的持续时间，因此，如果要使用G-CSF，应当在疗程的第6天开始使用，即在托泊替康给药后24小时之后使用。

【生产企业】GLAXOSMITHKLINE MANUFACTURING S.p.A

【说明书修改日期】2019年12月09日

（杨林青　廖定钦　陈雄斌）

注射用盐酸伊立替康

【商品名】艾力

【规格】40mg

【适应证】用于成人转移性大肠癌的治疗，对于经含5-Fu化疗失败的患者，本品可作为二线治疗。

【给药途径】应静脉滴注，不能静脉推注。

【用法用量】推荐剂量为$350mg/m^2$，静脉滴注30~90分钟，每3周一次。

【禁忌】以下患者禁用本品。

1.有慢性肠炎和（或）肠梗阻的患者。

2.对盐酸伊立替康三水合物或其辅料有严重过敏反应史的患者。

3.妊娠和哺乳期妇女。

4.胆红素超过正常值上限1.5倍的患者。

5.严重骨髓功能衰竭的患者。

6. WHO行为状态评分>2的患者。

【用量要求】推荐剂量为350mg/m²。

【溶媒要求】0.9%氯化钠注射液、5%葡萄糖注射液。

【浓度要求】终浓度为0.12~2.8mg/ml。

【调配方法】本药注射液应以5%葡萄糖注射液或0.9%氯化钠注射液稀释至最终浓度为0.12~2.8mg/ml的溶液。

【成品输液】

颜色性状：淡黄色、澄明、不易起泡溶液。

保存环境及稳定性：稀释后的溶液应尽快使用，如未立即使用，应在2~8℃条件下保存不超过24小时，或25℃下保存不超过6小时。

【滴注要求】静脉滴注时间不得少于30分钟或超过90分钟。

【药物相互作用】目前尚无药物相互作用方面的报道，但伊立替康与神经-肌肉阻滞剂之间的相互作用不可忽视，具有抗胆碱酯酶活性的药物可延长琥珀胆碱的神经-肌肉阻滞作用，非去极化神经-肌肉阻滞剂可能被拮抗。

【生产企业】江苏恒瑞医药股份有限公司

【说明书修改日期】2014年10月14日

（廖定钦　杨林青　陈雄斌）

五、影响蛋白质合成和干扰有丝分裂的药物

多西他赛注射液

【商品名】艾素

【规格】60mg

【适应证】

1.乳腺癌

（1）适用于局部晚期或转移性乳腺癌的治疗。

（2）多西他赛联合曲妥珠单抗用于HER2基因过度表达的转移性乳腺癌患者的治疗，此类患者先期未接受过转移性癌症的化疗。

（3）多西他赛联合阿霉素及环磷酰胺用于淋巴结阳性的乳腺癌患者的术后辅助化疗。

2.非小细胞肺癌：适用于局部晚期或转移性非小细胞肺癌的治疗，即使是在以顺铂为主的化疗失败后。

3.前列腺癌：多西他赛联合泼尼松或泼尼松龙用于治疗激素难治性转移性前列腺癌。

【给药途径】只能用于静脉滴注。

【用法用量】推荐剂量：

1.多西他赛的推荐剂量为每3周75mg/m²，滴注1小时。为减轻体液潴留，除有禁忌外，所有患者在接受多西他赛治疗前均必须预服药物，此类药物只能包括口服糖皮质激素类，如地塞米松，在多西他赛滴注1天前服用，每天16mg（如每天2次，每次8mg），持续3天。只有医生才能修改治疗方案。多西他赛不能用于中性粒细胞数目低于1500/mm³的患者。多西他赛治疗期间，如果患者发生发热性中性粒细胞减少且中性粒细胞数目持续1周以上低于500/mm³，出现严重或蓄积性皮肤反应或外周神经症状，多西他赛的剂量应酌情递减。

2.治疗前列腺癌时，同时给予泼尼松或泼尼松龙，推荐化疗前用药剂量及方案为：患者在接受多西他赛治疗前12小时、3小时及1小时，口服地塞米松8mg。

3.预防性使用粒细胞集落刺激因子（G-CSF）以减轻药物血液毒性发生的风险。

【禁忌】以下情况禁用本品。

1.对本活性物质或任何一种赋形剂过敏。

2.多西他赛不应用于基线中性粒细胞计数<1500/mm³的患者。

3.多西他赛不允许用于妊娠妇女。

4.由于没有相关数据，多西他赛不应用于肝功能有严重损害的患者。

5.当其他药物与多西他赛联合用药时，应遵循其他药物的禁忌。

【用量要求】多西他赛的推荐剂量为每3周75mg/m²。

【溶媒要求】0.9%氯化钠注射液、5%葡萄糖注射液。

【浓度要求】最终浓度不超过0.9mg/ml。

【调配方法】临用前将多西他赛所对应的溶剂全部吸入对应的溶液中，轻轻振摇混合均匀，将混合后的药瓶室温放置5分钟，然后检查溶液是否均匀澄明，根据计算患者所用药量，用注射器吸入混合液，注入5%葡萄糖注射液或0.9%氯化钠注射液的注射瓶或注射袋中，轻轻摇动，混合均匀，最终浓度不超过0.9mg/ml。

【成品输液】

颜色性状：无色、澄明、易起泡溶液。

保存环境及稳定性：稀释后6小时内（含1小时的滴注时间）使用。

【滴注要求】滴注1小时。

【药物相互作用】

1.尚无正式临床资料评估多西他赛与其他药物的相互作用。

2.体外研究表明，多西他赛的代谢可能因合并用药而改变，这些能诱导、抑制或被细胞色素P450-3A代谢（从而可能竞争性抑制该酶），如环孢素、特非那定、酮康唑、红霉素及醋竹桃霉素。当患者合并使用以上药物时，因为潜在的显著药物间作用，应加以注意。

3.多西他赛的蛋白结合率高（>95％）。尽管尚未正式研究过多西他赛与其他药物的体内相互作用，体外试验显示，易与蛋白结合的药物如红霉素、苯海拉明、普萘洛尔、普罗帕酮、苯妥英、水杨酸盐、磺胺甲噁唑及丙戊酸钠不影响多西他赛与蛋白的结合。此外，地塞米松不影响多西他赛的蛋白结合率。多西他赛不影响洋地黄毒苷的蛋白结合率。

3.多西他赛、阿霉素及环磷酰胺联合用药时，对它们的药代动力学特性没有影响。一项单药无对照研究的有限的资料提示，多西他赛与卡铂存在相互作用。当联合应用多西他赛时，卡铂的清除率比以前报道的单独应用时数据增高约50％。

4.在与泼尼松联合用药治疗转移性前列腺癌患者中，进行了一项多西他赛的药代动力学研究。多西他赛被CYP3A4代谢，而泼尼松为已知的CYP3A4诱导剂。未观察到泼尼松对多西他赛药代动力学有统计学意义的影响。

5.体内试验的结果显示：在同时给予患者酮康唑与多西他赛时要谨慎，因为二者之间存在相互作用的可能性。

6.多西他赛与蛋白酶抑制剂（如利托那韦）同时应用时，要加以小心，因为蛋白酶抑制剂也是细胞色素P450-3A的抑制剂和底物。

【生产企业】江苏恒瑞医药股份有限公司

【说明书修改日期】2018年01月24日

（廖定钦　杨林青　陈雄斌）

附：多西他赛注射液（不同厂家）

【商品名】泰索帝

【规格】0.5ml：20mg

【适应证】乳腺癌、非小细胞肺癌、前列腺癌、胃癌。

【给药途径】静脉滴注。

【用法用量】

1.每3周75mg/m²滴注一小时。所有患者在接受多西他赛治疗前均必须预服药物。此类药物只能包括口服糖皮质激素类，在多西他赛滴注一天前服用，每天16mg，持续3天。

2.肝功能有损害的患者。

（1）ALT和（或）AST>1.5×ULN，同时碱性磷酸酶>2.5×ULN的患者：

$75mg/m^2$。

（2）对于血清胆红素>ULN和（或）ALT及AST>3.5×ULN并伴有碱性磷酸酶>6×ULN的患者：除非有严格的使用指征，否则不应使用，也无减量使用建议。

【禁忌】以下情况禁用本品。

1.对本活性物质或任何一种辅料过敏。

2.基线中性粒细胞计数<1500/mm³的患者。

3.妊娠期妇女。

4.肝功能有严重损害的患者。

【溶媒要求】0.9%氯化钠注射液、5%葡萄糖注射液。

【浓度要求】浓度不超过0.74mg/ml。

【配伍禁忌】表柔比星、参芪成方、枸橼酸柔红霉素、奈达铂、柔红霉素、盐酸表柔比星。

【调配方法】

1.若从冰箱中取出所需数目的多西他赛，需在室温下放置5分钟。

2.用一装有针头的注射器将与多西他赛对应的溶剂全部无菌吸出，将装溶剂的瓶子倾斜。

3.将注射器中全部溶剂注入对应的多西他赛溶液瓶中

4.拔出针管及针头，手工反复倒置混合至少45秒。不能摇动。

5.将混合后的药瓶室温放置5分钟，然后检查溶液是否均匀澄明。

【成品输液】

颜色性状：微黄色、透明、澄清、容易起泡溶液。

保存环境及稳定性：室温及正常光线下，于4小时内使用，无菌静脉滴注1小时。

【药物相互作用】

1.体外研究表明，多西他赛的代谢可能因合并用药而改变，这些能诱导、抑制或被细胞色素P450-3A代谢，如环孢素、特非那定、酮康唑、红霉素及醋竹桃霉素。当患者合并使用以上药物时，因为潜在的显著药物间作用，应加以注意。

2.一项单药无对照研究的有限的资料提示，多西他赛与卡铂存在相互作用。当联合多西他赛时，卡铂的清除率比以前报道的单独应用卡铂的数据增高约50%。

3.多西他赛被CYP3A4代谢，而泼尼松为已知的CYP3A4诱导剂。未观察到泼尼松对多西他赛药代动力学有统计学意义的影响。

4.与CYP3A4抑制剂合用可导致多西他赛在体内代谢减慢，不良反应发生率可能因此而增加。

【生产企业】Sanofi-aventis Deutschland GmbH

【说明书修改日期】2017年11月29日

（曾康婵　邓锐敏　陈雄斌）

重酒石酸长春瑞滨注射液

【商品名】诺维本

【规格】1ml：10mg

【适应证】

1.非小细胞肺癌。

2.转移性乳腺癌。

【给药途径】静脉注射。

【用法用量】本品仅供静脉使用。

1.单药治疗的常用量为25~30mg/m^2，每周一次。在第1.8天各给药一次，21天为一周期。2~3周期为一疗程。

2.联合化疗时依照所选用方案确定给药剂量和给药时间。通常维持常用量（25~30mg/m^2），但建议根据给药方案降低给药次数，如每3周的第1天和第8天给药。

建议本品在20~50ml的9mg/ml氯化钠注射液（0.9%）或5%葡萄糖注射液中稀释，稀释后于6~10分钟内静脉输入。给药后输入至少250ml等渗溶液冲洗静脉。

3.肝功能不全者应减量。

【禁忌】以下情况禁用本品。

1.已知对长春瑞滨，或其他长春花生物碱，或本品中的任何成分过敏者。

2.嗜中性粒细胞计数<1500/mm^3，或目前或最近（2周内）发生严重感染者，血小板计数<100000/mm^3。

3.与黄热病疫苗合用。

4.哺乳期、妊娠期妇女。

5.儿童。

【溶媒要求】0.9%氯化钠注射液、5%葡萄糖注射液。

【配伍禁忌】氨茶碱、表柔比星、柔红霉素、减活疫苗、伊曲康唑、碳酸氢钠，勿用碱性溶液稀释。

【成品输液】

颜色性状：无色、透明、澄清溶液。

保存环境及稳定性：开启后或配制后的稀释液，在密封的玻璃瓶或输液袋内于室温下可保存24小时。

【滴注要求】于6~10分钟内静脉输入。给药后输入至少250ml等渗溶液冲洗静脉。

【药物相互作用】

1.禁止合用：黄热病疫苗。

2.不宜合用：苯妥英（外推至磷苯妥英）、伊曲康唑、泊沙康唑、酮康唑。

3.合用时需注意：维生素K拮抗剂、蛋白酶抑制剂。

4.应当慎重考虑的合用：环孢素、他克莫司、依维莫司、西罗莫司、丝裂霉素C。

5.长春瑞滨特有的相互作用：因为主要是CYP3A4参与长春瑞滨代谢，与该同工酶强抑制剂合用可能会增加长春瑞滨血液浓度，与该酶强诱导剂合用可能会降低长春瑞滨血液浓度。

【生产企业】Pierre Fabre Medicament

【说明书修改日期】2017年06月05日

（杨舒韵　张俊鹏　陈雄斌）

注射用硫酸长春地辛

【商品名】西艾克

【规格】1mg

【适应证】对非小细胞肺癌、小细胞肺癌、恶性淋巴瘤、乳腺癌、食管癌及恶性黑色素瘤等恶性肿瘤有效。

【给药途径】静脉滴注。

【用法用量】

1.单一用药每次3mg/m²，每周一次。

2.联合化疗时剂量酌减。通常连续用药4~6次完成疗程。

【禁忌】以下情况禁用或慎用本品。

1.骨髓功能低下和严重感染者禁用或慎用。

2.孕妇禁用。

【溶媒要求】0.9%氯化钠注射液、5%葡萄糖注射液。

【成品输液】

颜色性状：无色、澄明溶液。

保存环境及稳定性：注射液应用前新鲜配制，药物溶解后应在6小时内使用。

【滴注要求】缓慢静脉滴注（6~12小时）。

【药物相互作用】

1.联合化疗若有其他降低白细胞药物时应减量。

2.与脊椎放射治疗等合用可加重神经系统毒性。

【生产企业】杭州民生药业有限公司

【说明书修改日期】2015年12月01日

（余欣欣　吴　茹　陈雄斌）

注射用硫酸长春新碱

【规格】1mg

【适应证】

1.急性白血病，尤其是儿童急性白血病，对急性淋巴细胞白血病疗效显著。

2.恶性淋巴瘤。

3.生殖细胞肿瘤。

4.小细胞肺癌、尤文肉瘤、肾母细胞瘤、神经母细胞瘤。

5.乳腺癌、慢性淋巴细胞白血病、消化道癌、黑色素瘤及多发性骨髓瘤等。

【给药途径】静脉注射、静脉滴注。

【用法用量】

1.成人剂量1~2mg（或1.4mg/m^2），最大不大于2mg。

2.年龄大于65岁者，最大每次1mg。

3.儿童75μg/kg或2.0mg/m^2。

【禁忌】妊娠期妇女禁用。

【用量要求】最大不大于2mg。

【溶媒要求】0.9％氯化钠注射液、5％葡萄糖注射液。

【配伍禁忌】奈达铂、表柔比星。

【成品输液】

颜色性状：无色、澄明溶液。

保存环境及稳定性：溶解后应避光并尽快使用。0.9％氯化钠注射液稀释后在冰箱可保存2周。

【药物相互作用】

1.吡咯系列抗真菌剂（伊曲康唑），增加肌肉神经系统的副作用。

2.与苯妥英钠合用，降低苯妥英钠吸收，或使代谢亢进。

3.与含铂的抗亚、恶性肿瘤剂合用，可能增强第8对脑神经障碍。

4.与L-天冬酰胺酶合用，可能增强神经系统及血液系统的障碍。为将毒性控制到最小，可将硫酸长春新碱在L-天冬酰胺酶给药前12~24小时以前使用。

【生产企业】深圳万乐药业有限公司

【说明书修改日期】2015年11月30日

（陈雄斌　杨林青）

注射用门冬酰胺酶

【规格】1万IU/瓶

【适应证】与其他化疗药联用于治疗急性淋巴细胞白血病、急性粒细胞白血病、急性单核细胞白血病、慢性淋巴细胞白血病、霍奇金病及非霍奇金病淋巴瘤、黑色素瘤等。本品对上述各种瘤细胞的增殖有抑制作用，其中，对儿童急淋的诱导缓解期疗效最好，有时对部分常用化疗药物缓解后复发的患者也可能有效，但单独应用时缓解期较短，而且容易产生耐药性，故多与其他化疗药物组成联合方案应用，以提高疗效。

【给药途径】静脉滴注、静脉注射、肌内注射。

【用法用量】根据不同病种，不同的治疗方案，本药用量有较大差异。

急性淋巴细胞白血病的诱导缓解，静脉滴注：一天$500U/m^2$或$1000U/m^2$，最高剂量为$2000U/m^2$，10~20天为一疗程。

【禁忌】以下患者禁用本品。

1.对本品有过敏史或皮试阳性者。

2.有胰腺炎病史或现患胰腺炎者。

3.现患水痘、广泛带状疱疹等严重感染者。

4.由于不能排除本品有潜在的致畸胎、致突变和致继发性癌的作用，妊娠三个月内的孕妇避免使用。

5.哺乳期妇女。

【用量要求】

1.最高可达$2000U/m^2$。

2.儿科肌注或静注用量为$6000\sim10000U/m^2$。

【溶媒要求】0.9%氯化钠注射液、5%葡萄糖注射液。

【成品输液】

颜色性状：无色或几乎无色的澄明液体。

保存环境及稳定性：不论经静脉或肌内注射，稀释液一定要呈澄清才能使用，且要在稀释后8小时内应用。

【药物相互作用】

1.泼尼松或促皮质素或长春新碱与本品同用时，会增强本品的致高血糖作用，并可能增多本品引起的神经病变及红细胞生成紊乱的危险性，但有报道如先用前述各药后再用本品，则毒性似较先用本品或同时用两药者为轻。

2.由于本品可增高血尿酸的浓度，故当与别嘌醇或秋水仙碱、磺吡酮等抗痛风药合用时，要调节上述抗痛风药的剂量以控制高尿酸血症及痛风。一般抗痛风药选用别嘌醇，因该药可阻止或逆转门冬酰胺酶引起的高尿酸血症。

3.糖尿病患者用本品时及治疗后，均须注意调节口服降糖药或胰岛素的剂量。

4.本品与硫唑嘌呤、苯丁酸氮芥、环磷酰胺、环孢素、巯嘌呤、单克隆抗体CD3或放射疗法合用时，可提高疗效，因而应考虑减少化疗药物、免疫抑制剂或放射疗法的剂量。

5.本品与甲氨蝶呤同用时，可通过抑制细胞复制的作用而阻断甲氨蝶呤的抗肿瘤作用。有研究表明如门冬酰胺酶在给甲氨蝶呤9~10天前应用或在给甲氨蝶呤后24小时内应用，可以避免产生抑制甲氨蝶呤的抗肿瘤作用，并可减少甲氨蝶呤对胃肠道和血液系统的不良反应。

【生产企业】广州白云山明兴制药有限公司

【说明书修改日期】2010年09月30日

（王韵　张俊鹏　陈雄斌）

注射用紫杉醇（白蛋白结合型）

【规格】100mg

【适应证】适用于治疗联合化疗失败的转移性乳腺癌或辅助化疗后6个月内复发的乳腺癌。除非有临床禁忌证，既往化疗中应包括一种蒽环类抗癌药。

【给药途径】静脉滴注。

【用法用量】对联合化疗失败的转移性乳腺癌或辅助化疗后复发的乳腺癌患者，建议使用剂量260mg/m²，静脉滴注30分钟，每3周给药一次。

【禁忌】以下情况禁用本品。

1.治疗前如患者外周血中性粒细胞数低于1500/mm³，不应给予本品治疗。

2.对紫杉醇或人血白蛋白过敏的患者，禁用本品。

【用量要求】260mg/m²。

【溶媒要求】只可用0.9%氯化钠注射液。

【调配方法】

1.用0.9%氯化钠注射液20ml分散溶解，用无菌注射器将0.9%氯化钠注射液20ml沿瓶内壁缓慢注入，时间不应少于1分钟。

2.如产生泡沫，静止放置15分钟，直到泡沫消退。

3.配制药品的全过程应尽量避免产生泡沫。

【成品输液】

颜色性状：乳白色、易起泡溶液。

保存环境及稳定性：①分散溶解后瓶中悬浮液的稳定性。本品分散溶解后应立刻使用，但如有需要而未能立即使用时，将含悬浮液的药瓶放回原包装中以避免光照并放在2~8℃冰箱内，最长可保存8小时。②分散溶解后输液袋中悬浮液的稳定性。按要求配制的悬浮液从药瓶中转移到输液袋后应立即使用。在室温（20~25℃）和室内光照条件下输液袋中悬浮液可保存8小时。③丢弃任何未用完的药液。

【滴注要求】静脉滴注30分钟。

【药物相互作用】

1.未进行本药的药物相互作用研究。

2.紫杉醇是由细胞色素CYP2C8和CYP3A4代谢。由于未进行本药的药物相互作用研究，故本药与已知的细胞色素CYP2C8和CYP3A4底物或抑制剂类药物相互作用见药代动力学。在以往的临床试验中，尚未对作为CYP3A4底物的紫杉醇和作为CYP3A4底物和（或）抑制剂的蛋白酶抑制剂（Ritonavir，Saquinavir，Indinavir和Nelfinavir）间的潜在药物相互作用进行观察和评价。

【生产企业】Celehen Corporation

【说明书修改日期】2014年01月15日

（黄淑仪　陈雄斌）

附：注射用紫杉醇（白蛋白结合型）（不同厂家）

【商品名】克艾力

【规格】100mg

【适应证】适用于治疗联合化疗失败的转移性乳腺癌或辅助化疗后6个月内复发的乳腺癌。除非有临床禁忌证，既往化疗中应包括一种蒽环类抗癌药。

【给药途径】静脉滴注。

【用法用量】260mg/m^2。

【禁忌】以下情况禁用本品。

1.治疗前如患者外周血中性粒细胞数低于1500/mm^3，不应给予本品治疗。

2.对紫杉醇或人血白蛋白过敏的患者，禁用本品。

【溶媒要求】只可用0.9%氯化钠注射液。

【调配方法】

1.在无菌操作下，每瓶用0.9%氯化钠注射液20ml分散溶解。

2.用无菌注射器将0.9%氯化钠注射液20ml沿瓶内壁缓慢注入，时间不应少于1分钟。

3.请勿将0.9%氯化钠注射液直接注射到冻干块/粉上，以免形成泡沫。

4.注入完成后，让药瓶静置至少5分钟，以保证冻干块/粉完全浸透。

5.轻轻地摇动药瓶或缓慢地将药瓶上下倒置至少2分钟，让瓶内所有冻干块/粉完全分散溶解，避免形成泡沫。

6.如产生泡沫，静止放置15分钟，直到泡沫消退。

【成品输液】

颜色性状：乳白色、难消泡沫乳状液体。

保存环境及稳定性：在室温（20~25℃）和室内光照条件下输液袋中悬浮液可保存8小时。

【滴注要求】滴注时间控制在30分钟。

【药物相互作用】与已知的细胞色素CYP2C8和CYP3A4抑制剂（如酮康唑和其他咪唑类抗真菌药物、红霉素、氟西汀、吉非贝齐、西咪替丁、利托那韦、沙奎那韦、茚地那韦和奈非那韦）或诱导剂（如利福平、卡马西平、苯妥英、依法韦仑、奈韦拉平）联合使用时应提高警惕。

【生产企业】石药集团欧意制药有限公司

【说明书修改日期】2018年06月07日

（邓锐敏　廖定钦　陈雄斌）

注射用紫杉醇脂质体

【商品名】力扑素

【规格】30mg

【适应证】

1.本品可用于卵巢癌的一线化疗及以后卵巢转移性癌的治疗,作为一线化疗, 本品也可以与顺铂联合应用。

2.本品也可用于曾用过含阿霉素标准化疗的乳腺癌患者的后续治疗或复发患者的治疗。

3.本品可与顺铂联合用于不能手术或放疗的非小细胞肺癌患者的一线化疗。

【给药途径】静脉滴注。

【用法用量】常用剂量为135~175mg/m^2，加入250~500ml 5%葡萄糖溶液中，采用符合国家标准的一次性输液器静脉滴注3小时。

【禁忌】以下患者禁用本品。

1.紫杉醇类药物过敏者禁用。

2.中性粒细胞低于1500个/mm^{3}者禁用。

【溶媒要求】只可用5%葡萄糖注射液。

【调配方法】使用前先向瓶内加入10ml 5%葡萄糖溶液，置专用振荡器（振荡频率20Hz，振幅为X轴方向7cm、Y轴方向7cm、Z轴方向4cm）上振摇5分钟，待完全溶解后，注入250~500ml 5%葡萄糖溶液中。

【成品输液】

颜色性状：乳白色溶液。

保存环境及稳定性：在室温（25℃）和室内灯光下24小时内稳定。

【滴注要求】静脉滴注3小时。

【药物相互作用】药代动力学资料证明顺铂后给予本品，本品清除率大约降低30%。骨髓毒性较为严重。同时应用酮康唑影响本品的代谢。

【生产企业】南京绿叶制药

【说明书修改日期】2015年11月25日

（余靖雯　陈雄斌）

紫杉醇注射液

【商品名】安素泰

【规格】5ml：30mg

【适应证】

1.进展期卵巢癌的一线和后继治疗。

2.淋巴结阳性的乳腺癌患者在含阿霉素标准方案联合化疗后的辅助治疗。

3.转移性乳腺癌联合化疗失败或者辅助化疗6个月内复发的乳腺癌患者。

4.非小细胞肺癌患者的一线治疗。

5.艾滋病（AIDS）相关性卡波西肉瘤（Kaposi sarcoma）的二线治疗。

【给药途径】静脉滴注。

【用法用量】

1.对于初治的卵巢癌患者，紫杉醇的推荐剂量为135mg/m^2，静脉输注持续3小时以上，然后给予顺铂75mg/m^{2}每3周重复一次。

2.对转移性卵巢癌或转移性乳腺癌患者，单药治疗的紫杉醇推荐剂量为175 mg/m^2，静脉输注3小时。在患者可耐受的情况下，每3周重复一次。或遵医嘱。患者最多可耐受高达9周期的紫杉醇治疗，但理想的治疗周期尚不清楚。

3.对于初治的或继发的非小细胞肺癌，紫杉醇的推荐剂量为175mg/m^2，静脉输注持续3小时以上，每3周重复一次。

4.对于结节阳性乳腺癌，紫杉醇的推荐剂量为175mg/m^2，静脉输注持续3小时以上，联合应用阿霉素。环磷酰胺，每3周重复，4个疗程。

【禁忌】紫杉醇禁用于对紫杉醇或其他的以Cremophor EL（聚氧乙烯蓖麻油）配制的药物有过敏反应病史者。对于那些基线中性粒细胞计数小于1500个/mm^{3}的实体瘤患者，或者基线中性粒细胞计数小于1000个/mm^{3}的AIDS相关性卡波氏肉瘤患者，不能使用紫杉醇。妊娠和哺乳妇女禁用。

【溶媒要求】0.9％氯化钠注射液、5％葡萄糖注射液。

【浓度要求】终浓度为0.3~1.2mg/ml。

【成品输液】

颜色性状：无色或淡黄色、澄明、少量泡沫溶液。

保存环境及稳定性：本品溶液的理化性质在环境温度（约25℃）及室内照明条件下可保持稳定达27小时。

【药物相互作用】

1.顺铂：先应用顺铂后应用紫杉醇比先用紫杉醇后用顺铂的给药方法引起的骨髓抑制更严重。

2.先用顺铂后用紫杉醇的患者，紫杉醇的清除率降低33％。

3.酮康唑：由于酮康唑可抑制紫杉醇的代谢，因此应用紫杉醇和酮康唑治疗的患者应进行密切监视，或避免两种药物合用。

4.经肝脏代谢的药物：经肝脏代谢的药物（如红霉素）与紫杉醇合用时应密切注意，因为这些药物可抑制紫杉醇的代谢。

【生产企业】Hospira Australia Pty Ltd.

【说明书修改日期】2016年11月07日

（廖定钦　杨林青　陈雄斌）

附：紫杉醇注射液（不同厂家一）

【商品名】泰素

【规格】5ml：30mg

【适应证】

1.进展期卵巢癌的一线和后继治疗。

2.淋巴结阳性的乳腺癌患者在含阿霉素标准方案联合化疗后的辅助治疗。

3.转移性乳腺癌联合化疗失败或者辅助化疗

4.6个月内复发的乳腺癌患者。

5.非小细胞肺癌患者的一线治疗。

6.AIDS相关性卡氏肉瘤的二线治疗。

7.胃癌。

【给药途径】静脉滴注。

【用法用量】预防用药：为了防止发生严重的过敏反应，接受本品治疗的所有患者应事先进行预防用药，通常在用本品治疗之前12及6小时左右给予地塞米松20mg口服，或在用本品之前30~60分钟静脉滴注地塞米松20mg；苯海拉明（或其同类药）50mg，在用本品之前30~60分钟静注，以及在注射本品之前30~60分钟给予静脉滴注西咪替丁（300mg）或雷尼替丁（50mg）。

$135mg/m^2$或者$175mg/m^2$，每3周注射一次，时间大于3小时。

【禁忌】以下患者禁用本品。

1.对聚氧乙烯蓖麻油过敏者。

2.白细胞低于$1.5 \times 10^9/L$严重骨髓抑制者。

3.妊娠和哺乳妇女禁用。

【溶媒要求】0.9％氯化钠注射液、5％葡萄糖注射液、5％葡萄糖加0.9％氯化钠注射液。

【浓度要求】0.3~1.2mg/ml。

【成品输液】

颜色性状：无色、透明、澄清溶液。

保存环境及稳定性：室温（约25℃）及室内照明条件下可保持稳定达27小时。

【滴注要求】

1.不提倡将未经稀释的浓缩药液接触用于配制滴注溶液的增塑聚氯乙烯（PVC）器皿。稀释的泰素溶液应贮藏在玻璃瓶、聚丙烯瓶或（聚丙烯、聚烯烃类）塑料袋，滴注时采用聚乙烯衬里的给药设备。

2.泰素通过带有过滤器的输液器给药，过滤器装有微孔膜，微孔的孔径不能超过0.22μm。过滤器的入口和出口都要用短的加膜PVC管，从而避免释放出大量的DEHP（邻苯二甲酸二辛酯）。

3.避免剧烈搅动、震动或摇晃，可能会产生沉淀。用药前，要用没有配伍禁忌的稀释液彻底冲洗输液器。

【药物相互作用】

1.来自患者的药代动力学资料证明，当在先用顺铂之后再给予泰素时，泰素的清除率大约减低33％。

2.当紫杉醇与阿霉素联合使用时，可能会提高阿霉素（和它的活性代谢物阿霉素）的血药浓度。并且发现用药顺序有影响，其特征是泰素在阿霉素"前"给药时，以及输注时间比推荐的输注时间（泰素24小时，阿霉素48小时）长时，发生的中性粒细胞减少程度和口腔炎更严重。

【生产企业】Corden Pharma Latina S.P.A
【说明书修改日期】2011年11月05日

（曾康婵 邓锐敏 陈雄斌）

附：紫杉醇注射液（不同厂家二）

【规格】5ml：30mg

【适应证】

1.进展期卵巢癌的一线和后继治疗。

2.淋巴结阳性的乳腺癌患者在含阿奇霉素标准方案联合化疗后的辅助治疗。

3.转移性乳腺癌联合化疗失败或者辅助化疗。

4.6个月内复发的乳腺癌患者。

5.非小细胞肺癌患者的一线治疗。

6.艾滋病相关性卡波氏肉瘤的二线治疗。

【给药途径】静脉滴注。

【用法用量】静脉滴注175mg/m^2，滴注时间大于3小时，或者静脉滴注135mg/m^2，滴注时间大于3小时，每3周一次。

【禁忌】紫杉醇禁用于对紫杉醇或其他的以聚氧乙基代蓖麻油配制的药物有过敏反应病史者。对于那些基线中性粒细胞计数小于1500个/m^{2}的AIDS相关性卡波肉瘤患者，不能使用紫杉醇。

【溶媒要求】0.9％氯化钠注射液、5％葡萄糖注射液、葡萄糖氯化钠注射液。

【浓度要求】配制后浓度应为0.3~1.2mg/ml。

【调配方法】将本品稀释于0.9％的氯化钠注射液或5％葡萄糖注射液，终浓度为0.3~1.2mg/ml。

【成品输液】

颜色性状：无色、澄明溶液。

保存环境及稳定性：暂无资料。

【药物相互作用】与阿奇霉素合用会增加阿奇霉素的血药浓度。

【生产企业】上海创诺制药有限公司

【说明书修改日期】2011年12月31日

（黄淑仪 陈雄斌）

第三节　生物靶向治疗药物

贝伐珠单抗注射液

【商品名】安维汀

【规格】4ml：100mg

【适应证】

1.转移性结直肠癌。

2.晚期、转移性或复发性非小细胞肺癌。

【给药途径】静脉滴注。

【用法用量】1.转移性结直肠癌（mCRC）：推荐剂量为联合m-IFL（改良IFL）化疗方案时，5mg/kg体重，每2周给药一次。

2.晚期、转移性或复发性非小细胞肺癌（NSCLC）：推荐剂量为15mg/kg体重，每3周给药一次（15mg/kg/q3w）。

【禁忌】贝伐珠单抗禁用于已知对下列物质过敏的患者。

1.产品中的任何一种组分。

2.中国仓鼠卵巢细胞产物或者其他重组人类或人源化抗体。

【用量要求】推荐剂量为15mg/kg体重。

【溶媒要求】只可用0.9%氯化钠注射液。

【浓度要求】终浓度应该保持在1.4~16.5mg/ml。

【成品输液】

颜色性状：无色、澄明、少量泡沫溶液。

保存环境及稳定性：已经证实了在2~30℃条件下，在0.9%的氯化钠溶液中，贝伐珠单抗在使用过程中的化学和物理稳定性可以保持48个小时。正常情况下，在2~8℃条件下的保存时间不宜超过24小时。

【滴注要求】

1.贝伐珠单抗采用静脉输注的方式给药，首次静脉输注时间需持续90分钟。如果第一次输注耐受性良好，则第二次输注的时间可以缩短到60分钟。如果患者对60分钟的输注也具有良好的耐受性，那么随后进行的所有输注都可以用30分钟的时间完成。

2.建议持续贝伐珠单抗的治疗直至疾病进展或出现不可耐受的毒性为止。

【药物相互作用】

1.抗肿瘤药物对贝伐珠单抗药代动力学的影响：根据群体药代动力学分析的结果，没有观察到合用的化疗与贝伐珠单抗代谢之间存在具有临床意义的相互作用。

2.贝伐珠单抗对其他抗肿瘤药物的药代动力学的影响如下。

（1）药物间相互作用研究 AVF3135g 的结果显示，贝伐珠单抗对伊立替康及其活性代谢产物 SN38 的药代动力学没有明显影响。

（2）研究 NP18587 的结果表明，贝伐珠单抗对卡培他滨及其代谢产物的药代动力学没有明显影响，同时通过测定游离铂和总铂确定对奥沙利铂的药代动力学也没有显著性影响。

（3）研究 B017705 的结果证实，贝伐珠单抗对 α-2a 干扰素的药代动力学没有显著性影响。

（4）研究 B017704 的结果表明，贝伐珠单抗对顺铂的药代动力学没有产生明显影响。由于患者之间存在高变异性，而且样本量有限，因此根据 B017704 的结果无法得出有关贝伐珠单抗对吉西他滨药代动力学影响的确切结论。

3.贝伐珠单抗与苹果酸舒尼替尼联合使用：在两项转移性肾细胞癌的临床研究中，贝伐珠单抗（每2周10mg/kg）与苹果酸舒尼替尼（每天50mg）联合使用治疗的19名患者中有7名患者报告发生了微血管溶血性贫血（MAHA）。MAHA 是一种溶血性疾患，表现为红细胞破碎、贫血和血小板减少。此外，在一些患者上观察到高血压（包括高血压危象）、肌酐升高和神经病学症状。所有这些发现随着贝伐珠单抗和舒尼替尼的停用而恢复，均为可逆性的。

4.放射治疗：BO21990 研究是在新诊断为胶质母细胞癌的921例患者中进行的Ⅲ期随机、双盲、安慰剂对照临床研究，该研究对化疗（替莫唑胺）、放射治疗和本品联合治疗的安全性和有效性进行了评估。本研究没有发现与贝伐珠单抗相关的新的不良事件的报告。

贝伐珠单抗联合同步放疗的安全性和有效性在其他适应证上尚未明确。

【生产企业】Roche Pharma（Schweiz）Ltd.

【说明书修改日期】2017年05月08日

（廖定钦　杨林青　陈雄斌）

利妥昔单抗注射液

【商品名】美罗华

【规格】10ml：100mg；50ml：500mg。

【适应证】

1.复发或耐药的滤泡性中央型淋巴瘤（国际工作分类B、C和D亚型的B细胞非霍奇金淋巴瘤）的治疗。

2.先前未经治疗的CD20阳性Ⅲ～Ⅳ期滤泡性非霍奇金淋巴瘤，患者应与化疗联合使用。

3.CD20阳性弥漫大B细胞性非霍奇金淋巴瘤（DLBCL）应与标准CHOP化

疗（环磷酰胺、阿霉素、长春新碱、泼尼松）8个周期联合治疗。

【给药途径】静脉滴注。

【用法用量】

1.作为成年患者的单一治疗药，推荐剂量为375mg/m² BSA（体表面积），静脉给药，每周一次，22天的疗程内共给药4次。

2.本品联合化疗用于初治滤泡性淋巴瘤患者的推荐剂量为：每疗程375mg/m²体表面积，使用8个疗程。

3.首次治疗后复发的患者，再治疗的剂量为375mg/m² BSA，静脉滴注4周，每周一次。

【禁忌】以下患者禁用本品。

1.非霍奇金淋巴瘤患者：已知对本药的任何组分和鼠蛋白过敏的患者禁用利妥昔单抗。

2.类风湿性关节炎患者：对处方中活性成分或任何辅料过敏者禁用。

3.严重活动性感染或免疫应答严重损害（如低 γ 球蛋白血症，CD4或CD8细胞计数严重下降）的患者不应使用利妥昔单抗治疗。同样，严重心衰（NYHA分类Ⅳ级）患者不应使用利妥昔单抗治疗。

4.妊娠期间禁止利妥昔单抗与甲氨蝶呤联合用药。

【溶媒要求】0.9%氯化钠注射液、5%葡萄糖注射液。

【浓度要求】浓度为1mg/ml。

【调配方法】在无菌条件下抽取所需剂量的利妥昔单抗，置于无菌、无致热源的0.9%氯化钠注射液或5%葡萄糖溶液的输液袋中，稀释到利妥昔单抗的浓度为1mg/ml。轻柔的颠倒注射袋使溶液混合并避免产生泡沫。由于本品不含抗微生物的防腐剂或抑菌制剂，必须检查无菌技术。

【成品输液】

颜色性状：无色的澄明液体，有轻微泡沫。

保存环境及稳定性：配置好的本品注射液在室温下保持稳定12小时，在2~8℃可保存24小时。

【滴注要求】利妥昔单抗稀释后通过独立的不与其他药物混用的输液管静脉滴注。

【药物相互作用】

1.目前，有关利妥昔单抗与其他药物可能发生的相互作用的资料十分有限。

2.慢性淋巴细胞性白血病患者合用利妥昔单抗和氟达拉滨或环磷酰胺时，利妥昔单抗未显示对氟达拉滨或环磷酰胺的药代动力产生影响；而且，氟达拉滨和环磷酰胺也不会对利妥昔单抗的药代动力学产生明显的影响。

3.类风湿性关节炎患者合用利妥昔单抗和甲氨蝶呤时，利妥昔单抗的药代动力学不会受到甲氨蝶呤的影响。

4.具有人抗鼠抗体（HAMA）或人抗嵌合抗体（HACA）效价的患者在使用其他诊断或治疗性单克隆抗体治疗时可能发生过敏或超敏反应。

5.在类风湿性关节炎临床试验中，有373例接受利妥昔单抗治疗的患者使用其他缓解疾病的抗风湿性药物（DMARD）进行了后续治疗，其中，240人接受了生物类DMARD的治疗。患者在接受利妥昔单抗治疗时（在接受生物类DMARD的治疗前），严重感染的发生率为6.1/100人年，而接受过生物类DMARD治疗后的严重感染的发生率为4.9/100人年。

【生产企业】Roche Pharma（Schweiz）AG

【说明书修改日期】2017年04月28日

（王　韵　张俊鹏　陈雄斌）

纳武利尤单抗注射液

【商品名】欧狄沃

【规格】10ml：100mg

【适应证】本品单药适用于治疗表皮生长因子受体（EGFR）基因突变阴性和间变性淋巴瘤激酶（ALK）阴性、既往接受过含铂方案化疗后疾病进展或不可耐受的局部晚期或转移性非小细胞肺癌（NSCLC）成人患者。

【给药途径】仅供静脉注射使用，不得采用静脉推注或快速静脉注射给药。

【用法用量】推荐剂量为3mg/kg，静脉注射每2周一次，每次持续60分钟，直至出现疾病进展或产生不可接受的毒性。

【禁忌】对活性成分或辅料存在超敏反应患者。

【溶媒要求】0.9%氯化钠注射液、5%葡萄糖注射液。

【浓度要求】1~10mg/ml。

【成品输液】

颜色性状：无色、澄明、少量泡沫溶液。

保存环境及稳定性：按照微生物观点应立即使用本品。如果配制后的溶液不能立即使用，本品稳定性研究表明，2~8℃避光可保存24小时，20~25℃室内光照下最多保存8小时（包括给药时间）。

【滴注要求】本品仅供静脉注射使用，在60分钟时间静脉输注本品。输注时所采用的输液管必须配有一个无菌、无热源、低蛋白结合的输液管过滤器（孔径0.2~1.2μm）。

【药物相互作用】

1.纳武利尤单抗是一种人单克隆抗体，尚未进行药代动力学相互作用研究。因单克隆抗体不经细胞色素P450（CYP）酶或其他药物代谢酶代谢，因此，合并使用的药物对这些酶的抑制或诱导作用预期不会影响纳武利尤单抗的药代动力学。

2.因可能干扰药效学活性，应避免在基线开始纳武利尤单抗治疗前使用全身性皮质类固醇及其他免疫抑制剂。不过，为了治疗免疫相关性不良反应，可在开始纳武利尤单抗治疗后使用全身性皮质类固醇及其他免疫抑制剂。初步结果显示，纳武利尤单抗治疗开始后应用全身性免疫抑制治疗不会影响纳武利尤单抗疗效。

【生产企业】Bristol-Myers Squibb Pharma EEIG

【说明书修改日期】2018年06月15日

（廖定钦　陈雄斌）

帕博利珠单抗注射液

【商品名】可瑞达

【规格】4ml：100mg

【适应证】

1.帕博利珠单抗适用于经一线治疗失败的不可切除或转移性黑色素瘤的治疗。

2.该适应证在中国是基于一项单臂临床试验的客观缓解率结果给予有条件批准。本适应证的完全批准将取决于正在计划开展中的确证性临床试验能否证实中国患者的长期临床获益。

【给药途径】不得通过静脉推注或单次快速静脉注射给药。

【用法用量】帕博利珠单抗的推荐给药方案为2mg/kg剂量静脉输注30分钟以上，每3周给药一次，直至出现疾病进展或不可接受的毒性。

【禁忌】对本品的活性成分和辅料（活性成分：帕博利珠单抗，辅料：L-组氨酸，蔗糖，聚山梨酯80，注射用水）过敏者禁用。

【溶媒要求】0.9%氯化钠注射液、5%葡萄糖注射液。

【浓度要求】1~10mg/ml。

【配伍禁忌】在没有进行配伍性研究的情况下，本品不得与其他医药产品混合。本品不应与其他医药产品经相同的静脉通道合并输注。

【调配方法】

1.请勿摇晃药瓶。

2.使用前将药瓶恢复至室温（25℃或以下）。

3.稀释前，药瓶可从冰箱取出（温度在25℃或以下）最长放置24小时。

4.给药前应目测注射用药是否存在悬浮颗粒和变色的情况。浓缩液是一种无色至轻微乳白色、无色至微黄色溶液。如果观察到可见颗粒，应丢弃药瓶。

5.抽取所需体积最多4ml（100mg）浓缩液，转移到含有9mg/ml（0.9%）氯化钠或50mg/ml（5%）葡萄糖的静脉输液袋中，制备最终浓度范围为1~10mg/ml的稀释液。每个小瓶过量灌装0.25ml（每个小瓶的总内容物为4.25ml），以确保能回收4ml浓缩液。将稀释液轻轻翻转混匀。

【成品输液】
颜色性状：无色、澄明、少量泡沫溶液。

保存环境及稳定性：从微生物学的角度，本品一经稀释必须立即使用。不得冷冻。稀释溶液如不能立即使用，在2~8℃条件下，理化稳定性为24小时。该24小时包括室温下（25℃或以下）最长保存6小时。

【滴注要求】
1.冷藏后，药瓶和（或）静脉输液袋必须在使用前恢复至室温。使用内置或外加一个无菌、无热原、低蛋白结合的0.2~5μm过滤器的输液管线进行静脉输注，输液时间应大于30分钟。

2.请勿使用同一输液管与其他药物同时给药。

3.帕博利珠单抗仅供一次性使用。必须丢弃药瓶中剩余的任何未使用药物。

【药物相互作用】
1.帕博利珠单抗尚未进行正式药代动力学药物相互作用研究。由于帕博利珠单抗通过分解代谢从血液循环中清除，预计不会发生代谢性药物-药物相互作用。

2.在使用本品之前应避免使用全身性皮质类固醇或免疫抑制剂，因为这些药物可能会影响本品的药效学活性及疗效。但在本品开始给药后，可使用全身性皮质类固醇或其他免疫制剂治疗免疫介导性不良反应。

【生产企业】MSD Ireland（Carlow）
【说明书修改日期】2018年07月20日

（廖定钦　陈雄斌）

帕妥珠单抗注射液

【商品名】帕捷特
【规格】14ml：420mg
【适应证】本品适用于与曲妥珠单抗和化疗联合作为具有高复发风险

HER2阳性早期乳腺癌患者的辅助治疗。

【给药途径】静脉滴注，不得采用静脉内推注或快速注射。

【用法用量】

1.在接受帕妥珠单抗治疗前，应进行HER2检测，帕妥珠单抗只能用于HER2阳性的乳腺癌患者。HER2阳性定义为经已验证的检测方法评估，免疫组织化学法（IHC）得分为3+或原位杂交法（ISH）比值≥2.0。该检测必须在专业实验室进行，以确保结果的可靠性。

2.帕妥珠单抗的推荐起始剂量为840mg，静脉输注60分钟，此后每3周给药一次，给药剂量为420mg，输注时间30~60分钟。

3.在每次完成帕妥珠单抗输液后，建议观察30~60分钟。观察结束后可继续曲妥珠单抗或化疗治疗。

4.帕妥珠单抗和曲妥珠单抗必须序贯给药，但两者可按任意顺序给药。曲妥珠单抗与帕妥珠单抗联合使用时，建议遵循3周疗程，即曲妥珠单抗的起始剂量为按体重计8mg/kg，静脉输注90分钟；此后每3周一次，剂量为按体重计6mg/kg，静脉输注30~90分钟。

5.对于接受紫杉类药物治疗的患者，帕妥珠单抗和曲妥珠单抗给药应先于紫杉类药物。多西他赛与帕妥珠单抗联合使用时推荐起始剂量为75mg/m^2，根据所选择的方案以及对于起始剂量的耐受性，可将多西他赛剂量升高至100mg/m^2。如果与卡铂为基础的化疗方案联合，多西他赛的剂量应一直为75mg/m^2（无剂量升高）。当辅助治疗为紫杉醇与帕妥珠单抗联合时，推荐紫杉醇为80mg/m^{2}周疗，总计12周。

6.对于接受蒽环类药物治疗的患者，帕妥珠单抗和曲妥珠单抗应在完成完整蒽环类药物治疗方案后给予。

7.用于术后辅助治疗时，本品应联合曲妥珠单抗，每3周一次治疗，持续用药1年（最多18个周期）或至疾病复发或发生无法耐受的毒性（以先发生者为准），与含蒽环类和（或）紫杉烷类标准化疗构成早期乳腺癌的完整治疗方案。本品联合曲妥珠单抗治疗应在含紫杉类药物治疗的第1个周期第1天开始使用，即使化疗停药，也应继续完成为期1年的曲妥珠单抗和帕妥珠单抗治疗。

8.如果停止曲妥珠单抗治疗，则帕妥珠单抗亦应停用。

9.不建议对帕妥珠单抗和曲妥珠单抗减量给药。患者可在因化疗导致的可逆性骨髓抑制期间继续接受靶向治疗，但在此期间应仔细监测中性粒细胞减少的并发症。

【禁忌】已知对帕妥珠单抗或其任何赋形剂有超敏反应的患者禁用帕妥珠单抗。

【溶媒要求】只可用0.9%氯化钠注射液。

【配伍禁忌】

1.未观察到帕妥珠单抗与聚氯乙烯、聚乙烯或非PVC聚烯烃袋之间存在不相容性。

2.帕妥珠单抗不得与其他药物混合或使用其他药物稀释。

3.不得使用5%葡萄糖溶液稀释帕妥珠单抗，因其在5%葡萄糖溶液中的化学和物理性质不稳定。

【调配方法】

1.为避免用药错误，务必检查药瓶标签以确保所制备和使用的药品是帕妥珠单抗。帕妥珠单抗仅供单次使用，静脉输注。帕妥珠单抗不含抗菌防腐剂，必须确保已制备输液的无菌性。帕妥珠单抗应由专业医疗人员采用无菌技术制备静脉输注溶液。

2.从西林瓶中抽出14ml帕妥珠单抗浓缩液，注入于250ml 0.9%氯化钠PVC或非PVC聚烯烃输液袋中稀释。请勿将0.9%氯化钠注射液从输液袋中抽出。

3.起始剂量需要使用两瓶帕妥珠单抗，稀释后溶液浓度约为3.0mg/ml，后续剂量使用一瓶帕妥珠单抗，稀释后溶液浓度约为1.6mg/ml。

4.应轻轻倒置输液袋以混匀溶液，请勿振摇，避免起泡。

5.注射用药物在给药前应进行目视检查，以查看有无颗粒和变色。

6.一旦制备好输液，应立即输注。

【成品输液】

颜色性状：无色、澄明、少量泡沫溶液。

保存环境及稳定性：帕妥珠单抗输注用溶液在含0.9%氯化钠注射液的聚氯乙烯（PVC）或非PVC聚烯烃袋中稀释，该稀释液在使用前应储存于2~8℃（36~46℉）的温度下，最多24小时。已稀释的帕妥珠单抗可稳定长达24小时（最高30℃）。然而，由于已稀释的帕妥珠单抗不含防腐剂，该稀释液应冷藏（2~8℃）储存。

【滴注要求】输液反应：帕妥珠单抗与输液反应有关，包括有致命后果的事件。建议在帕妥珠单抗首次输注期间及之后60分钟内、后续输注期间及之后30分钟内对患者进行密切观察。如果发生显著的输液反应，应减慢或中断输注，并进行适当的药物治疗。在症状和体征完全消退之前，应仔细对患者进行评估并予以监测。对于有重度输液反应的患者应考虑永久停药。该临床评估应基于既往反应的严重程度，以及患者对不良反应治疗的应答。

【药物相互作用】

1.关键试验CLEOPATRA中37例患者的子研究显示，尚无证据表明帕妥珠单抗和曲妥珠单抗以及帕妥珠单抗与紫杉醇之间存在药物相互作用。此外，群体药代动力学分析结果显示，应用帕妥珠单抗+多西他赛或曲妥珠单抗时，未显示临床相关的药代动力学相互作用。NEOSPHERE 和 APHINITY 研究的药代动力学数据也证实不存在上述药物相互作用。

2.在五项研究中对评估了帕妥珠单抗对同时给药的细胞毒性药物多西他赛、紫杉醇、吉西他滨，卡培他滨、卡铂和厄洛替尼等药代动力学的作用，尚无证据表明帕妥珠单抗与上述任一药物之间存在任何药代动力学相互作用。帕妥珠单抗在这些研究中的药代动力学与单药研究中观察到的结果类似。

【生产企业】Roche Pharma（Schweiz）AG

【说明书修改日期】2018年12月17日

（廖定钦　陈雄斌）

特瑞普利单抗注射液

【商品名】拓益

【规格】6ml：240mg/瓶

【适应证】

1.特瑞普利单抗适用于既往接受全身系统治疗失败的不可切除或转移性黑色素瘤的治疗。

2.该适应证是基于一项单臂临床试验的客观缓解率结果给予的有条件批准。本适应证的完全批准将取决于正在开展中的确证性随机对照临床试验能否证实晚期黑色素瘤患者的长期临床获益。

【给药途径】静脉滴注。不得采用静脉推注或单次快速静脉注射给药。

【用法用量】特瑞普利单抗推荐剂量为3mg/kg，静脉输注每2周一次，直到疾病进展或出现不可耐受的毒性。

【禁忌】对活性成分或任何辅料（活性成分：每瓶含特瑞普利单抗240mg，通过DNA重组技术由中国仓鼠卵巢细胞制得；辅料：一水合枸橼酸，二水合枸橼酸钠，氯化钠，甘露醇，聚山梨酯80）存在超敏反应的患者禁用本品。

【溶媒要求】只可用0.9%氯化钠注射液。

【浓度要求】终浓度为1~3mg/ml。

【配伍禁忌】在没有进行配伍性研究的情况下，本品不得与其他医药产品混合。本品不应与其他医药产品经相同的静脉通道合并输注。

【调配方法】

1.本品从冰箱取出后应在24小时内完成稀释液的配置。

2.配药前肉眼检查药品有无颗粒物以及颜色变化。本品为无色或淡黄色澄明液体，可带轻微乳光。如观察到可见颗粒物或颜色异常应弃用药物。

3.本品不含防腐剂，无菌操作下，抽取所需要体积的药物缓慢注入100ml

0.9％氯化钠注射液输液袋中，配制成终浓度为1~3mg/ml的稀释液，轻轻翻转混匀后静脉输注。

4.不可与其他药品混合或稀释。

【成品输液】

颜色性状：无色、澄明、不易起泡溶液。

保存环境及稳定性：①无菌操作下配制的稀释液，室温下放置不超过8小时，这包括室温下贮存在输液袋的时间以及输液过程的持续时间。在2~8℃保存时间不超过24小时。②如果冷藏，请在给药前使稀释液恢复至室温。③不得冷冻保存。

【滴注要求】

1.本品首次静脉输注时间至少为60分钟，如果第一次输注耐受性良好，则第二次输注时间可以缩短到30分钟。如果患者对30分钟的输注也具有良好的耐受性，后续所有输注均可在30分钟完成。

2.输注时所采用的输液管必须配有一个无菌、无热源、低蛋白结合的输液管过滤器（孔径0.2或0.22μm）。

【药物相互作用】

1.特瑞普利单抗是一种人源化单克隆抗体，尚未进行与其他药物药代动力学相互作用研究。因单克隆抗体不经细胞色素P450（CYP）酶或其他药物代谢酶代谢，因此，合并使用的药物对这些酶的抑制或诱导作用预期不会影响本品的药代动力学。

2.因可能干扰本品的药学活性，应避免在开始本品治疗前使用全身性皮质类固醇及其他免疫抑制剂。但是如果为了治疗免疫相关性不良反应，可在开始本品治疗后使用全身性皮质类固醇及其他免疫抑制剂。

【生产企业】苏州众合生物医药科技有限公司

【说明书修改日期】2018年12月17日

（廖定钦　陈雄斌）

西妥昔单抗注射液

【商品名】爱必妥

【规格】20ml：100mg/瓶

【适应证】西妥昔单抗用于治疗表达表皮生长因子受体（EGFR）、RAS基因野生型的转移性结直肠癌，与伊立替康联合用于经含伊立替康治疗失败后的患者。

【给药途径】本品可使用输液泵、重力滴注或注射泵进行静脉给药。

【用法用量】本品每周给药一次。初始剂量按体表面积为400mg/m²，之后每周给药剂量按体表面积为250mg/m²。

【禁忌】以下患者禁用本品。

1.已知对西妥昔单抗有严重（3级或4级）超敏反应的患者禁用本品。

2.在开始联合治疗前，应考虑伊立替康的有关禁忌。

【用量要求】单剂量超过400mg/m²或每周剂量超过250mg/m²的用药经验有限。

【溶媒要求】只可用0.9%氯化钠注射液。

【配伍禁忌】不得与除0.9%氯化钠注射液以外的其他药物混合使用。

【成品输液】

颜色性状：无色、澄明、不易起泡溶液。

保存环境及稳定性：暂无资料。

【滴注要求】西妥昔单抗可通过输液泵、重力滴注或注射泵给药，必须使用单独的输液管。滴注结束时必须使用0.9%的无菌氯化钠溶液冲洗输液管。

【药物相互作用】

1.与单独输注5-氟尿嘧啶相比，本品联合输注5-氟尿嘧啶会增加心肌缺血，包括心肌梗死及充血性心力衰竭的发生，还会增加手足综合征的发生（掌跖红肿疼痛综合征）。

2.伊立替康不会影响本品的安全性、药代动力学特性，反之亦然。

【生产企业】德国默克公司

【说明书修改日期】2017年12月27日

（廖定钦　杨林青　陈雄斌）

信迪利单抗注射液

【商品名】达伯舒

【规格】10ml：100mg

【适应证】

1.本品适用于至少经过二线系统化疗的复发或难治性经典型霍奇金淋巴瘤的治疗。

2.本适应证是基于一项单臂临床试验的客观缓解率和缓解持续时间结果给予的有条件批准。本适应证的完全批准将取决于正在计划开展中的确证性随机对照临床试验能否证实信迪利单抗治疗相对于标准治疗的显著临床获益。

【给药途径】本品不得通过静脉推注或单次快速静脉注射给药。

【用法用量】本品采用静脉输注的方式给药，静脉输注的推荐剂量为200mg，每3周给药一次，直至出现疾病进展或产生不可耐受的毒性。

【禁忌】对本品的活性成分或辅料［活性成分：信迪利单抗（重组全人源抗程序性死亡受体1单克隆抗体），本品中的辅料组成如下：甘露醇、组氨酸、枸橼酸钠（二水）、氯化钠、依地酸二钠、聚山梨酯80、枸橼酸（一水）、注射用水］过敏者禁用。

【溶媒要求】只可用0.9%氯化钠注射液。

【浓度要求】终浓度范围为1.5~5.0mg/ml。

【配伍禁忌】在没有进行配伍性研究的情况下，本品不得与其他医药产品混合。本品不应与其他医药产品经相同的静脉通道合并输注。

【调配方法】

1.请勿摇晃药瓶。

2.使用前将药瓶恢复至室温（25℃或以下）。

3.药瓶从冰箱取出后，稀释前可在室温下（25℃或以下）最长放置24小时。

4.给药前应目测注射用药是否存在悬浮颗粒和变色的情况。本品是一种澄明至微乳光、无色至淡黄色液体，无异物。如观察到可见颗粒，应丢弃药瓶。

5.抽取2瓶本品注射液（200mg），转移到0.9%氯化钠溶液的静脉输液袋中，制备终浓度范围为1.5~5.0mg/ml。将稀释液轻轻翻转混匀。

6.从微生物学的角度，本品一经稀释必须立即使用，不得冷冻。本品稳定性研究表明，2~8℃避光可保存24小时，该24小时包括20~25℃室内光照下最多保存6小时（6小时包括给药时间）。

【成品输液】

颜色性状：澄明至微乳光、无色至淡黄色液体。

保存环境及稳定性：本品稳定性研究表明，2~8℃避光可保存24小时，该24小时包括20~25℃室内光照下最多保存6小时（6小时包括给药时间）。

【滴注要求】

1.冷藏后，药瓶和（或）静脉输液袋必须在使用前恢复至室温。输注时所采用的输液管必须配有一个无菌、无热源、低蛋白结合的输液管过滤器（孔径0.2μm）。输液时间在30~60分钟内。

2.请勿使用同一输液管与其他药物同时给药。

3.本品仅供一次性使用。必须丢弃药瓶中剩余的任何未使用药物。

【药物相互作用】

1.本品是一种人源化单克隆抗体，尚未进行与其他药物药代动力学相互作用研究。因单克隆抗体不经细胞色素P450（CYP）酶或其他药物代谢酶代谢，因此，合并使用的药物对这些酶的抑制或诱导作用预期不会影响本品的药代动力学。

2.因可能干扰本品药效学活性，应避免在开始本品治疗前使用全身性皮质类固醇及其他免疫抑制剂。但是，如果为了治疗免疫相关性不良反应，可在开始本品治疗后使用全身性皮质类固醇及其他免疫抑制剂。

【生产企业】信达生物制药（苏州）有限公司

【说明书修改日期】2018年12月24日

（廖定钦　陈雄斌）

注射用曲妥珠单抗

【商品名】赫赛汀

【规格】20ml：440mg/瓶

【适应证】

1.转移性乳腺癌：本品适用于HER2阳性的转移性乳腺癌。作为单一药物治疗已接受过1个或多个化疗方案的转移性乳腺癌；与紫杉醇或者多西他赛联合，用于未接受化疗的转移性乳腺癌患者。

2.乳腺癌辅助治疗：本品单药适用于接受了手术、含蒽环类抗生素辅助化疗和放疗（如果适用）后的HER2阳性乳腺癌的辅助治疗。

3.转移性胃癌：本品联合卡培他滨或5-氟尿嘧啶和顺铂适用于既往未接受过针对转移性疾病治疗的HER2阳性的转移性胃腺癌或胃食管交界腺癌患者。

曲妥珠单抗只能用于HER2阳性的转移性胃癌患者，HER2阳性的定义为使用已验证的检测方法得到的IHC3+或IHC2+/FISH+结果。

【给药途径】静脉输注，勿静推或静脉快速注射。

【用法用量】

1.转移性乳腺癌

（1）初始负荷剂量：建议本品的初始负荷量为4mg/kg。静脉输注90分钟以上。

（2）维持剂量：建议本品每周用量为2mg/kg。如果患者在首次输注时耐受性良好，则后输注可改为30分钟。维持治疗直至疾病进展。

2.乳腺癌辅助治疗：在完成所有化疗后开始曲妥珠单抗治疗。曲妥珠单抗的给药方案为8mg/kg初始负荷量后接着每3周6mg/kg维持量，静脉滴注约90分钟。共使用17剂（疗程52周）。

3.转移性胃癌：建议采用每3周一次的给药方案，初始负荷剂量为8mg/kg，随后6mg/kg每3周给药一次。首次输注时间约为90分钟。如果患者在首次输注时耐受性良好，后续输注可改为30分钟。维持治疗直至疾病进展。

【禁忌】以下患者禁用本品。

　1.禁用于已知对曲妥珠单抗过敏或者对任何本品辅料过敏的患者。

　2.本品使用苯甲醇作为溶媒，禁止用于儿童肌内注射。

【用量要求】2~8mg/kg。

【溶媒要求】0.9％氯化钠注射液（不能使用5％的葡萄糖溶液，因其可使蛋白聚集）。

【浓度要求】加入250ml 0.9％氯化钠注射液。

【配伍禁忌】

　1.使用聚氯乙烯、聚乙烯或者聚丙烯袋未观察到本品失效。

　2.不能使用5％的葡萄糖溶液，因其可使蛋白聚集。

　3.不可与其他药混合或稀释。

【调配方法】

　1.应采用正确的无菌操作。每瓶注射用曲妥珠单抗应由同时配送的稀释液稀释，配好的溶液可多次使用，曲妥珠单抗的浓度为21mg/ml，pH约6.0。配制成的溶液为无色至淡黄色的透明液体。溶液注射前应目测有无颗粒产生和变色点。配制好的溶液超过28天应丢弃。

　2.注射用水（未提供）也可以用于单剂量输液准备。其他液体不能用于配制溶液。应避免使用配送的稀释液之外的溶剂，除非有禁忌证。对苯甲醇过敏的患者，曲妥珠单抗必须使用无菌注射用水配制。用无菌注射器将20ml注射用水在装有曲妥珠单抗冻干粉的西林瓶中缓慢注入，直接注射在冻干药饼中。

　3.轻轻旋动药瓶以帮助复溶。不得振摇。

　4.配制好的溶液可能会有少量泡沫，将西林瓶静止大约5分钟。

【成品输液】

颜色性状：无色、澄明、少量泡沫溶液。

保存环境及稳定性如下。

　1.复溶后溶液的有效期：本品用配套提供的稀释液溶解后在2~8℃可稳定保存28天。配好的溶液中含防腐剂，因此可多次使用。28天后剩余的溶液应弃去。

　2.含复溶后溶液的输注用溶液的有效期：含0.9％氯化钠溶液的配好的曲妥珠单抗输注液，可在聚氯乙烯、聚乙烯或聚丙烯袋中2~8℃条件下稳定保存24小时。30℃条件下，稀释后的本品最长可稳定保存24小时。但由于稀释后曲妥珠单抗不含有效浓度的防腐剂，配置和稀释后溶液最好还是保存在2~8℃条件下。为控制微生物污染，输注液应马上使用。除非稀释是在严格控制和证实为无菌条件下进行的，否则稀释后的溶液不能保存。

3.不得将配好的溶液冷冻。

【滴注要求】滴注时间90分钟以上。

【药物相互作用】

1.尚未在人体中进行曲妥珠单抗的药物相互作用研究。临床试验显示，本品与其他药物合并用药后，未发现有临床意义的相互作用。

2.在临床试验中，曲妥珠单抗与紫杉醇联用时，曲妥珠单抗血清浓度相对基线升高1.5倍。在药物相互作用研究中，与曲妥珠单抗联用时，多西他赛和紫杉醇的药代动力学没有发生改变。

3.在试验B015935中对曲妥珠单抗与紫杉醇之间的药物相互作用进行了评估，这两种药物之间没有明显的相互作用。在试验M77004中，对HER2阳性的转移性乳腺癌女性患者接受曲妥珠单抗与多柔比星+紫杉醇治疗，之后每周一次接受紫杉醇治疗的药代动力学进行了评价，该试验中曲妥珠单抗与紫杉醇和多柔比星（及其主要代谢物）之间未见明显的相互作用。试验JP16003是在HER2阳性的转移性乳腺癌日本女性患者进行的一项单组试验。在该试验中，曲妥珠单抗与多柔比星之间没有明显的药物相互作用（DDI）。

4.试验JP19959是B018255试验的一个子试验，在日本男性和女性晚期胃癌患者中进行，旨在研究卡培他滨和顺铂与或不与曲妥珠单抗合并用药的药代动力学。该小型子试验的结果表明，卡培他滨（及其代谢物）的药代动力学不受顺铂合并用药或顺铂+曲妥珠单抗合并用药的影响。数据还表明，顺铂的药代动力学不受卡培他滨合并用药或卡培他滨+曲妥珠单抗合并用药的影响。该试验未对曲妥珠单抗的药代动力学进行评价。

5.与阿那曲唑联合治疗未明显影响曲妥珠单抗的药代动力学。

【生产企业】Roche Pharma（Schweiz）Ltd.

【说明书修改日期】2018年07月04日

（杨林青 廖定钦 陈雄斌）

第四节 其他抗肿瘤药物与治疗肿瘤辅助药物

美司钠注射液

【规格】4ml：0.4g。

【适应证】预防oxazaphosphrine类药物（包括异环磷酰胺、环磷酰胺、trophasfamide）引起的泌尿道毒性。在肿瘤的化疗中使用异环磷酰胺时应当同时使用美司钠。应用大剂量（大于10mg/kg）环磷酰胺和trophasfamide时，应配合使用美司钠。下列患者使用oxazaphosphrine类药物的治疗时也应配合使用美司钠，即曾作骨盆放射、曾使用以上三种药物治疗而治疗发生膀胱炎以及有泌尿道损伤病史者。

【给药途径】静脉注射、静脉滴注。

【用法用量】除经医师指导外，成人常用量为环磷酰胺、异环磷酰胺、trophasfamide剂量的20％，时间为0时段（即应用抗肿瘤制剂的同一时间）、4小时后及8小时后的时段。

【禁忌】对美司钠或其他硫醇化合物过敏者。

【溶媒要求】0.9％氯化钠注射液、5％葡萄糖注射液。

【配伍禁忌】与卡铂和氮芥不能配伍。

【成品输液】

颜色性状：无色的澄明液体。

保存环境及稳定性：暂无资料。

【生产企业】齐鲁制药（海南）有限公司

【说明书修改日期】2009年02月18日

（王　韵　张俊鹏　陈雄斌）

尿多酸肽注射液

【商品名】喜滴克

【规格】100ml

【适应证】与化疗联合应用，可用于晚期乳腺癌、非小细胞肺癌的辅助治疗。

【给药途径】静脉滴注。

【用法用量】与化疗联合应用，每次300ml，每天1次，于化疗前3~7天开始给药，再与化疗联合治疗2~3周，化疗药使用的当天停用本品。

【禁忌】身体极度衰竭者慎用。

【溶媒要求】氯化钠注射液、5％葡萄糖注射液。

【浓度要求】将尿多酸肽注射液与氯化钠注射液或5％葡萄糖注射液，按1∶1稀释后静脉滴注。

【成品输液】

颜色性状：无色、澄明、容易起泡溶液。

保存环境及稳定性：暂无资料。

【滴注要求】建议采用锁骨下静脉滴注或者使用PICC管，滴速以原药100ml/小时为宜。

【药物相互作用】尚不明确。

【生产企业】合肥永生制药有限公司

【说明书修改日期】2019年12月09日

（廖定钦 陈雄斌）

亚叶酸钙注射液

【商品名】世明

【规格】10ml：100mg

【适应证】

1.叶酸拮抗剂的解毒剂。

2.预防甲氨蝶呤过量或大剂量治疗所引起的严重毒性作用。

3.叶酸缺乏所引起的巨幼细胞贫血。

4.与5-氟尿嘧啶合用，治疗晚期结肠、直肠癌。

【给药途径】肌内注射、静脉注射。

【用法用量】

1.高剂量甲氨蝶呤治疗后亚叶酸钙"解救"疗法：一般静脉注射甲氨蝶呤24小时后，给予亚叶酸$10mg/m^2$，每6小时1次，共10次。

2.甲氨蝶呤消除不畅或不慎超剂量使用时：一般每6小时肌内注射、静脉注射本品$10mg/m^2$，直到血中甲氨蝶呤水平低于$5 \times 10^{-8}mol/L$。

3.叶酸缺乏引起的巨幼细胞性贫血：一般每天1mg。

4.结直肠癌

（1）5-Fu $370mg/m^2$静脉注射后，亚叶酸钙$200mg/m^2$，缓慢静脉注射，不少于3分钟。

（2）5-Fu $425mg/m^2$静脉注射后，亚叶酸钙$20mg/m^2$，缓慢静脉注射。

【禁忌】以下情况禁用本品。

1.恶性贫血。

2.维生素B_{12}缺乏引起的巨幼细胞性贫血。

【溶媒要求】0.9%氯化钠注射液、5%葡萄糖注射液。

【配伍禁忌】不能与含钙制剂配伍的药物、转化糖电解质注射液、碳酸氢钠。

【成品输液】

颜色性状：微黄色、透明、澄清、不易起泡溶液。

保存环境及稳定性：暂无资料。

【滴注要求】避免光线直接照射及热接触。

【药物相互作用】

1.大量叶酸可能对抗苯巴比妥、苯妥英和扑痫酮的抗癫痫作用，使某些正在服用抗癫痫病药儿童的癫痫病发作率增加。

2.高剂量的亚叶酸可能降低甲氨蝶呤鞘内给药的效果。

3.亚叶酸可能增加氟尿嘧啶的毒性。

4.过量的亚叶酸可能使叶酸拮抗剂的化疗作用失效。

【生产企业】重庆药友制药有限公司

【说明书修改日期】2015年12月01日

（曾康婵　邓锐敏　陈雄斌）

盐酸米托蒽醌注射液

【商品名】米西宁

【规格】2ml：2mg

【适应证】主要用于恶性淋巴瘤、乳腺癌和急性白血病。对肺癌、黑色素瘤、软组织肉瘤、多发性骨髓瘤、肝癌、大肠癌、肾癌、前列腺癌、子宫内膜癌、睾丸肿瘤、卵巢瘤和头颈部癌也有一定疗效。

【给药途径】静脉滴注。

【用法用量】将本品溶于50ml以上的氯化钠注射液或5%葡萄糖注射液中滴注，时间不少于30分钟。静脉滴注：单用本品，按体表面积一次12~14mg/m^2，每3~4周一次；或按体表面积4~8mg/m^2，一天一次，连用3~5天，间隔2~3周。联合用药，按体表面积一次5~10mg/m^2。

【禁忌】对其他棘白菌素类药物过敏的患者。

【溶媒要求】0.9%氯化钠注射液、5%葡萄糖注射液。

【成品输液】

颜色性状：深蓝色、澄明液体。

保存环境及稳定性：暂无资料。

【生产企业】四川升和药业股份有限公司

【说明书修改日期】2018年01月15日

（王　韵　张俊鹏　陈雄斌）

重组人血管内皮抑制素注射液

【商品名】恩度

【规格】15mg/2.4×10^5U/3ml/支

【适应证】本品联合NP化疗方案用于治疗初治或复治Ⅲ/Ⅳ期非小细胞肺癌患者。

【给药途径】静脉给药。

【用法用量】临用时将本品加入250~500ml 0.9%氯化钠注射液中，匀速静脉点滴。与NP化疗方案联合给药时，本品在治疗周期的第1~14天，每天给药一次，每次7.5mg/m^2（1.2×10^5U/m^2），连续给药14天，休息一周，再继续下一周期治疗。

【禁忌】心、肾功能不全者慎用。

【用量要求】每天给药一次，每次7.5mg/m^2（1.2×10^5U/m^2）。

【溶媒要求】0.9%氯化钠注射液。

【成品输液】

颜色性状：无色、澄明溶液。

保存环境及稳定性：暂无资料。

【滴注要求】滴注时间3~4小时。

【药物相互作用】未系统研究过本品与其他药物的相互作用。在临床使用时，应注意勿与可能影响本品酸碱度的其他药物或溶液混合使用。

【生产企业】山东先声麦得津生物制药有限公司

【说明书修改日期】2017年07月14日

（张俊鹏　吴　茹　陈雄斌）

注射用氨磷汀

【规格】0.4g（按无水物计）

【适应证】对于反复接受顺铂治疗的晚期卵巢癌或非小细胞肺癌的患者，氨磷汀用于降低顺铂对肾脏的蓄积性毒性，而不降低上述病例中顺铂的治疗效果。对于进行术后放疗且照射窗包括大部分腮腺的头颈部癌患者，氨磷汀用于降低中度至重度口腔干燥的发生率，而不降低放疗的疗效。对于所批准的适应证，临床资料表明，氨磷汀对基于顺铂的化疗方案或放疗的疗效并无影响。但是，由于目前关于在其他疾病情况下氨磷汀对化疗或放疗疗效影响的资料较少，因此对于那些化、放疗可以产生显著治疗效果或治愈的肿瘤（如某些生殖细胞起源的肿瘤）患者，则不建议使用氨磷汀。

【给药途径】静脉滴注。

【用法用量】用于成人。

1.化疗患者：推荐氨磷汀初始剂量为500~600mg/m^2，每天一次，化疗前30分钟使用，在15分钟内静脉滴注完。

2.放疗患者：推荐氨磷汀初始剂量为200mg/m^2，每天一次，在常规分次放疗（1.8~2.0Gy）前15~30分钟使用，在3分钟内静脉滴注完。

【禁忌】以下患者禁用本品。

1.对氨基硫醇化合物过敏者。

2.低血压或脱水患者。

3.妊娠和哺乳期妇女。

4.肝或肾功能不全者。

5.儿童和70岁以上患者。

【溶媒要求】不推荐使用0.9%氯化钠注射液以外的其他溶液溶解。

【调配方法】氨磷汀为注射用无菌粉末，在静脉滴注前，用0.9%无菌氯化钠注射液9.7ml配成氨磷汀溶液。

【成品输液】

颜色性状：淡黄色、透明、澄清溶液。

保存环境及稳定性：复溶溶液（500mg/10ml）在室温下（约25℃）可保持化学稳定达6小时，在冷藏条件下（2~8℃）可保持稳定达24小时。

【滴注要求】应持续输注不超过15分钟，长于15分钟注射可能会产生较多的副作用。

【药物相互作用】因本品可以迅速从血浆中清除。所以氨磷汀产生药物相互作用的可能性低。但对服用抗高血压药物或其他可引起低血压的药物治疗的患者，要谨慎使用氨磷汀。

【生产企业】开封明仁药业有限公司

【说明书修改日期】2012年04月16日

（廖定钦 杨林青 陈雄斌）

注射用达卡巴嗪

【规格】100mg

【适应证】恶性黑色素瘤。

【给药途径】静脉滴注、静脉注射、动脉注射。

【用法用量】

1.静脉滴注：每天一次，2.5~6mg/kg或200~400mg/m²，用0.9%氯化钠注射液10~15ml溶解后用5%葡萄糖溶液250~500ml稀释后滴注。30分钟以上滴完，连用5~10天为一疗程，一般间歇3~6周重复给药。单次大剂量为650~1450mg/m²，每4~6周一次。

2.静脉推注：每次200mg/m²，每天一次，连用5天，每3~4周重复给药。

3.动脉灌注：位于四肢恶性黑色素瘤，可用同样剂量动脉注射。

【禁忌】以下患者禁用本品。

1.水痘或带状疱疹患者禁用。

2.严重过敏史者禁用。

3.妊娠期妇女禁用。

【用量要求】单次大剂量：650~1450mg/m²。

【溶媒要求】5%葡萄糖注射液。

【配伍禁忌】奈达铂、表柔比星。

【调配方法】用0.9%氯化钠注射液10~15ml溶解后用5%葡萄糖溶液250~500ml稀释后滴注。

【成品输液】

颜色性状：无色、澄明溶液。

保存环境及稳定性：因本品对光和热极不稳定、遇光或热易变红，在水中不稳定，放置后溶液变浅红色。需临时配制，溶解后立即注射。并尽量避光。

【滴注要求】30分钟以上滴完，速度不宜太快。

【药物相互作用】本品与其他对骨髓有抑制的药物或放疗联合应用时，应减少本品的剂量。

【生产企业】国药一心制药有限公司

【说明书修改日期】2010年09月19日

（陈雄斌 杨林青）

注射用三氧化二砷

【规格】10mg

【适应证】本品适用于急性早幼粒细胞白血病，原发性肝癌晚期。

【给药途径】静脉滴注。

【用法用量】

1.治疗白血病

（1）成人：每天一次，每次5~10mg（或按体表面积每次7mg/m^2），用5%葡萄糖注射液或0.9%的氯化钠注射液500ml溶解稀释后静脉滴注3~4小时。4周为一疗程，间歇1~2周，也可连续用药。注射后勿存留残余本品以后继续使用。

（2）儿童：每次0.16mg/kg，用法同上。

2.治疗肝癌：每天一次给药，每次7~8mg/m^2，用5%葡萄糖注射液或0.9%氯化钠注射液500ml溶解稀释后静脉滴注3~4小时。2周为一疗程，间歇1~2周可进行下一疗程。

【禁忌】严重的肝、肾功能损害者、孕妇及长期接触砷或有砷中毒者禁用。

【溶媒要求】0.9%氯化钠注射液、5%葡萄糖注射液。

【配伍禁忌】勿将本品与其他药物混合使用。

【成品输液】

颜色性状：无色、澄明溶液。

保存环境及稳定性：暂无资料。

【滴注要求】滴注3~4个小时。

【药物相互作用】在本品的使用过程中，避免使用含硒药品及食用含硒食品。使用本品期间，不宜同时使用能延长QT间期的药物（一些抗心律失常药，硫利达嗪）或导致电解质异常的药物（利尿剂或两性霉素B）。

【生产企业】北京双鹭药业股份有限公司

【说明书修改日期】2012年04月07日

（吴　茹　杨舒韵　陈雄斌）

注射用右雷佐生

【商品名】奥诺先

【规格】250mg

【适应证】本品可减少多柔比星引起的心脏毒性的发生率和严重程度，适用于接受多柔比星治疗累积量达300mg/m^2，并且医生认为继续使用多柔比星有利的女性转移性乳腺癌患者。对刚开始使用多柔比星者不推荐用此药。

【给药途径】静脉注射、静脉滴注。

【用法用量】

1.推荐剂量比为10∶1（右雷佐生500mg/m^2∶多柔比星50mg/m^2）。

2.本品需用0.167mol/L乳酸钠25ml配成溶液，缓慢静脉推注或转移入输液袋内，浓度为10mg/ml，快速静脉点滴，30分钟内滴完，滴完后即刻给予多柔比星。

3.用0.167mol/L乳酸钠溶液配成的溶液可用0.9%氯化钠注射液或5%葡萄糖注射液进一步稀释成右雷佐生1.3~5.0mg/ml溶液，转移入输液袋，快速静脉滴注。

【禁忌】禁用于不含有蒽环类药物的化学治疗。

【用量要求】推荐剂量比为10∶1（右丙亚胺500mg/m^2∶多柔比星50mg/m^2）。

【溶媒要求】0.9%氯化钠注射液、5%葡萄糖注射液。

【浓度要求】稀释成右雷佐生1.3~5.0mg/ml溶液。

【调配方法】需用0.167mol/L乳酸钠25ml配成溶液。

【成品输液】

颜色性状：无色至淡黄色、澄明、不易起泡溶液。

保存环境及稳定性：输液在室温15~30℃或冷藏2~8℃，只能保存6小时。

【滴注要求】缓慢静脉推注或进一步稀释后快速静脉滴注，30分钟内滴完。

【药物相互作用】右雷佐生不影响多柔比星的药代动力学。

【生产企业】江苏奥赛康药业股份有限公司

【说明书修改日期】2016年11月04日

（廖定钦　杨林青　陈雄斌）

注射用左亚叶酸钙

【规格】50mg（以左亚叶酸计）

【适应证】与5-氟尿嘧啶合用，用于治疗胃癌和结直肠癌。

【给药途径】静脉滴注。

【用法用量】左亚叶酸钙100mg/m²（以左亚叶酸计）加入0.9%氯化钠注射液100ml中静脉滴注1小时，之后予以5-氟尿嘧啶375~425mg/m²静脉滴注4~6小时。

【禁忌】以下患者禁用。

1.严重骨髓抑制患者。

2.腹泻患者。

3.合并重症感染的患者。

4.胸水、腹水多的患者。

5.严重心脏疾病患者或有其既往史患者。

6.全身情况恶化的患者。

7.对本品成分或氟尿嘧啶有严重过敏症既往史患者。

8.与替吉奥合用或停止使用后7天之内的患者禁用本疗法。

【溶媒要求】0.9%氯化钠注射液。

【成品输液】

颜色性状：无色、澄明溶液。

保存环境及稳定性：本品不含防腐剂，故配制时充分注意细菌污染，配制后24小时内使用。

【滴注要求】静脉滴注持续一小时。

【药物相互作用】

1.不能联合使用的药物：替吉奥。

（1）临床症状、处理方法：由于早期可出现严重的血液学损害及腹泻、口腔内膜炎等消化道损害，因此正在服用替吉奥及停止服用替吉奥后7天内的患者不能应用本疗法。

（2）机制、危险因子：吉美嘧啶可抑制5-Fu的分解代谢，5-Fu在血中浓度显著升高。

2.联合用药注意事项如下。

（1）苯妥英。

　　1)临床症状、处理方法：有时出现语言障碍、运动失调、意识障碍等苯妥英中毒症状。

　　2)机制、危险因子：机理不明。氟尿嘧啶可使苯妥英血中浓度升高。

　　(2)华法林钾。

　　1)临床症状、处理方法：氟尿嘧啶有时会增强华法林钾的作用。

　　2)机制、危险因子：机理不明。

　　(3)其他化疗、放疗。

　　1)临床症状、处理方法：有时会增强血液学毒性、消化道反应的不良反应。

　　2)机制、危险因子：相互加重不良反应。

　　(4)叶酸代谢拮抗剂磺胺甲基异噁唑、甲氧苄啶等。

　　1)临床症状、处理方法：减弱药物作用。

　　2)机制、危险因子：亚叶酸钙可减弱叶酸代谢拮抗作用。

【生产企业】广东岭南制药有限公司

【说明书修改日期】2011年03月23日

（黄淑仪　　陈雄斌）

唑来膦酸注射液

【商品名】择泰

【规格】4mg

【适应证】

　　1.与标准抗肿瘤药物治疗合用，用于治疗实体肿瘤骨转移患者和多发性骨髓瘤患者的骨骼损害。

　　2.用于治疗恶性肿瘤引起的高钙血症（HCM）。

【给药途径】静脉输注。

【用法用量】成人和老年人推荐剂量为每次4mg（1支）。

【禁忌】以下患者禁用。

　　1.对唑来膦酸、其他双磷酸盐或本品任何成分过敏者。

　　2.孕妇和哺乳期妇女禁用。

【用量要求】每次4mg。

【溶媒要求】0.9%氯化钠注射液、5%葡萄糖注射液。

【配伍禁忌】钙剂、硫酸镁、奈达铂。

【成品输液】

颜色性状：无色、澄明溶液。

保存环境及稳定性：室温下，配置好的溶液的物理和化学性质在24小时内保持稳定。

【滴注要求】不少于15分钟静脉输注。

【药物相互作用】

1.临床研究表明，本品与常用的抑制细胞生长药物（如抗癌药、利尿药、抗生素和止痛药等）同时用药时未发现明显的相互作用。

2.没有进行过正式的临床相互作用的研究。由于双磷酸盐类药物与氨基苷同时使用能够产生降低血钙的叠加作用，从而导致长期低血钙。因而建议使用时需格外小心。

3.本品与其他潜在对肾脏有害的药物一起使用时，应谨慎使用。另外，在治疗过程中也应注意低血镁的发生。

4.本品不得与含钙或者其他二价阳离子的输注溶液（例如乳酸林格液）配伍使用，应使用与其他药品分开的输液管进行单次静脉输注。

【生产企业】Novartis Pharma Schweiz AG

【说明书修改日期】2011年09月27日

（黄淑仪　陈雄斌）

第十一章
解热、镇痛、抗炎药

氟比洛芬酯注射液

【商品名】凯纷

【规格】5ml：50mg

【适应证】术后及癌症的镇痛。

【给药途径】静脉注射，不可以肌内注射。

【用法用量】通常成人每次静脉给予氟比洛芬酯50mg，并根据年龄、症状适当增减用量。

【禁忌】以下患者禁用本品。

1.已知对本品过敏的患者。

2.服用阿司匹林或其他非甾体类抗炎药后诱发哮喘、荨麻疹或过敏反应的患者。

3.禁用于冠状动脉搭桥手术（CABG）围手术期疼痛的治疗。

4.有应用非甾体抗炎药后发生胃肠道出血或穿孔病史的患者。

5.有活动性消化道溃疡/出血，或者既往曾复发溃疡/出血的患者。

6.重度心力衰竭患者。

7.重度高血压患者。

8.严重的肝、肾及血液系统功能障碍患者。

9.正在使用依洛沙星、洛美沙星、诺氟沙星、普卢利沙星的患者。

【溶媒要求】0.9%氯化钠注射液、5%葡萄糖注射液、葡萄糖氯化钠注射液。

【配伍禁忌】禁止与洛美沙星、诺氟沙星、依诺沙星合用，合用有导致抽搐发生的可能。

【成品输液】

颜色性状：乳白色、无泡沫乳状液体。

保存环境及稳定性：暂无资料。

【滴注要求】尽可能缓慢给药（1分钟以上），根据需要使用镇痛泵，必要时可重复应用。

【药物相互作用】慎与双香豆素类抗凝剂（华法林等）、甲氨蝶呤、锂剂、噻嗪类利尿剂（氢氯噻嗪）、髓袢利尿剂（呋塞米）、新喹诺酮类抗生素（氧氟沙星等）、肾上腺皮质激素类（甲基泼尼松龙等）药物合用。

【生产企业】北京泰德制药股份有限公司
【说明书修改日期】2015年05月25日

（邓锐敏　廖定钦　杨林青）

牛痘疫苗接种家兔炎症皮肤提取物注射液

【商品名】神经妥乐平
【规格】3ml：3.6单位
【适应证】
　1.腰痛症、颈肩腕综合征、症状性神经痛、皮肤疾病伴随的瘙痒、过敏性鼻炎。
　2.亚急性视神经脊髓病（SMON）后遗症的冷感、疼痛、异常知觉症状。
【给药途径】皮下注射、肌内注射、静脉注射。
【用法用量】
　1.腰痛症、颈肩腕综合征、症状性神经痛、皮肤疾病伴随的瘙痒、过敏性鼻炎：每天一次，皮下、肌肉或者静脉注射3.6个神经妥乐平单位（1支）。根据年龄和症状可酌量增减。
　2.亚急性视神经脊髓病后遗症的冷感、疼痛、异常知觉：每天一次，静脉注射7.2个神经妥乐平单位（2支）。
【禁忌】对本剂有过敏反应既往史的患者禁用。
【溶媒要求】0.9％氯化钠注射液、5％葡萄糖注射液、葡萄糖氯化钠注射液。
【配伍禁忌】混合产生沉淀：①安定注射剂；②盐酸阿米替林注射剂。
【成品输液】
颜色性状：无色、澄明、不易起泡溶液。
保存环境及稳定性：暂无资料。
【药物相互作用】与麻醉性镇痛药、非麻醉性镇痛药、弱镇静剂、解热镇痛药、局部麻醉药等药物合用时，会出现合用药物作用增大的结果，应注意减少该药用量。
【生产企业】日本脏器制药株式会社
【说明书修改日期】2014年10月23日

（曾康婵　邓锐敏　杨林青）

注射用帕瑞昔布钠

【商品名】特耐
【规格】40mg
【适应证】手术后疼痛的短期治疗。

【给药途径】肌内注射、静脉注射、静脉滴注。

【用法用量】

1.成人：推荐剂量为40mg，随后视需要间隔6~12小时给予20mg或40mg。

2.体重低于50kg的老年患者：本品的初始剂量应减至常规推荐剂量的一半且每天最高剂量应减至40mg。

3.中度肝功能损伤的患者：剂量应减至常规推荐剂量的一半且每天最高剂量降至40mg。

4.重度肾功能损伤或有液体潴留倾向的患者：由最低推荐剂量（20mg）开始治疗并密切监测肾功能。

【禁忌】以下患者禁用本品。

1.对注射用帕瑞昔布钠活性成分或辅料中任何成分有过敏史的患者。

2.有严重药物过敏反应史，尤其是皮肤反应或已知对磺胺类药物超敏者。

3.有应用非甾体抗炎药后发生胃肠道出血或穿孔病史的患者。

4.有活动性消化道溃疡或胃肠道出血的患者。

5.服用阿司匹林或NSAIDs后出现支气管痉挛、急性鼻炎、鼻息肉、血管神经性水肿、荨麻疹以及其他过敏反应的患者。

6.处于妊娠晚期或正在哺乳的患者。

7.严重肝功能损伤患者。

8.炎症性肠病患者。

9.充血性心力衰竭（NYHA Ⅱ~Ⅳ）患者。

10.禁用于冠状动脉搭桥手术者。

【用量要求】每天总剂量不超过80mg。

【溶媒要求】0.9%氯化钠注射液、5%葡萄糖注射液、0.45%氯化钠注射液+5%葡萄糖注射液。

【配伍禁忌】本品严禁与其他药物混合。

【成品输液】

颜色性状：无色、透明、澄清、不易起泡溶液。

保存环境及稳定性：25℃条件下保存不应超过12小时。

【滴注要求】如帕瑞昔布与其他药物使用同一条静脉通路，帕瑞昔布溶液注射前后须采用相容溶液充分冲洗静脉通路。

【药物相互作用】

1.正在接受华法林或其他抗凝血药物治疗的患者使用帕瑞昔布，将增加发生出血并发症的风险，尤其在治疗开始后数天内。

2.帕瑞昔布和低剂量阿司匹林合用将增加发生消化道溃疡或其他消化道并发症的风险。

3.AIDs可以减弱利尿药以及抗高血压药的作用。

4.NSAIDs与环孢霉素或他克莫司合用可以增强环孢霉素或他克莫司的肾

毒性。

5.与帕瑞昔布联合用药时，可以显著减少按需给药的阿片类药物的每天需求量。

6.正在接受氟康唑治疗的患者合并使用帕瑞昔布，应降低帕瑞昔布剂量。

7.与酶诱导剂合用时，可加速伐地昔布的代谢过程。

【生产企业】Pharmacia & Upjohn Company LLC

【说明书修改日期】2018年04月17日

（曾康婵　邓锐敏　杨林青）

注射用乌司他丁

【商品名】天普洛安

【规格】10万单位

【适应证】

1.急性胰腺炎。

2.慢性复发性胰腺炎的急性恶化期。

3.急性循环衰竭的抢救辅助用药。

【给药途径】静脉注射、静脉滴注。

【用法用量】

1.10万单位溶于500ml注射液中，每次静滴1~2小时，每天1~3次，以后随症状消退而减量

2.10万单位溶于5~10ml氯化钠注射液中，每天缓慢静脉推注1~3次。

【禁忌】对本品过敏者禁用。

【溶媒要求】0.9%氯化钠注射液、5%葡萄糖注射液。

【成品输液】

颜色性状：无色、澄明、少量起泡溶液。

保存环境及稳定性：溶解后应迅速使用。

【药物相互作用】本品避免与加贝酯或globulin制剂混合使用。

【生产企业】广东天普生化医药股份有限公司

【说明书修改日期】2015年11月30日

（曾康婵　邓锐敏　杨林青）

第十二章
肠外肠内营养制剂

第一节 概　述

一、肠外营养液的理化性质

肠外营养是指通过胃肠道以外的途径（即静脉途径）提供营养物质的一种方式。肠外营养液的基本组成包括氨基酸、脂肪乳、糖类、维生素、电解质、微量元素和水。当患者所需要的所有营养物质均从胃肠外途径供给时，称为全肠外营养（total parenteral nutrition，TPN）。从制剂角度，将葡萄糖、氨基酸和脂肪乳混合在一起，加入其他各种营养素后放置于一个袋子中输注，称为"全合一"（All-in-One，AIO）系统。1988年，美国肠外肠内营养学会（American Society for Parenteral and Enteral Nutrition，ASPEN）称之为全营养混合液（total nutrition admixture，TNA）。

已经过验证可以加入肠外营养的药物有生长激素类制剂、胰岛素制剂，除上述制剂外，不再加入任何其他未经相容性试验验证的药物。一般认为具有生物活性、半衰期短或性质不稳定（如冻干制剂）等制剂均不应加入TNA中。已证实肝素能影响脂肪乳稳定性，禁止加入TNA，用于封管前必须冲管。

（一）肠外营养混合液的组成

TNA配方包括水、葡萄糖、氨基酸、脂肪乳、电解质、多种微量元素和维生素。为了维持血浆中有效药物浓度，降低输液总量，减少污染和器材费用，某些药理营养素（如ω-3脂肪酸、谷氨酰胺等）也可加入混合液中。所有添加物和添加顺序以及添加方式均能影响TNA的稳定性和相容性。

（二）肠外营养混合液的稳定性和相容性

稳定性是指各种物质维持在一定浓度范围内不降解，而相容性是指在一定时间内（包装、运输、储存和输注过程）物质间无相互作用。

1.影响脂肪乳稳定性的因素及应对措施：脂肪乳的稳定性受溶液pH、氨基酸浓度、葡萄糖浓度、电解质浓度、脂肪乳脂肪酸种类及影响脂肪乳脂质过氧化的其他因素影响，详见表15。

表15 影响脂肪乳稳定性的因素及应对措施

因素	特点	应对措施
溶液pH	溶液pH影响脂肪乳油水界面双电层间的电位差，随pH降低，电位差逐渐缩小，乳剂趋于不稳定。脂肪乳的储存时间延长和TNA中的酸性物质可致体系pH降低	常用的TNA配方pH对脂肪乳稳定性的影响小，可忽略不计，但需注意在配置过程中，勿将脂肪乳与酸性的葡萄糖溶液直接混合，TNA的储存时间不宜过长
葡萄糖浓度	葡萄糖溶液的pH在3.2~5.5；50%葡萄糖为高渗液，可使脂肪颗粒间空隙消失，产生凝聚	TNA的葡萄糖终浓度在3.3%~23%为宜，即33~230g/L
电解质浓度	阳离子浓度价位越高对脂肪乳稳定性影响越大。三价阳离子作用强于二价阳离子，一价阳离子虽然作用较弱，但达到一定高的浓度，也会产生"破乳"	TNA的一价离子浓度<130~150mmol/L；二价阳离子浓度<5~10mmol/L为宜
氨基酸浓度	氨基酸浓度低时，对营养液的缓冲能力差，脂肪乳趋于不稳定	TNA的氨基酸终浓度≥2.5%为宜
影响脂质过氧化的因素	氧气存在时，PUFA会发生过氧化。脂质过氧化可能加剧处于过激状态患者炎症反应与免疫功能紊乱，进而影响组织器官功能	某些脂肪乳制剂含维生素E等抗氧化剂，或TNA中含抗氧化组分 应用透气较少的多层袋、避光和应用避光输液装置等可减少输液中过氧化物的产生

2.配伍不当产生沉淀：不相容的各种盐类混合会产生不溶性晶体小微粒，如果直径超过5~7μm，肺栓塞风险增加。磷酸钙沉淀和草酸钙沉淀是TNA中最常见的不溶性微粒。

草酸钙沉淀是极不稳定的维生素C降解成草酸后与钙离子结合而成的不溶性微粒。因此在需要给予治疗剂量的维生素C时，建议单独输注。

3.维生素的降解：空气中的氧气、包装材料的空气透过率、光照等多种因素都会加速维生素的降解，为最大限度地减少维生素降解，应采取以下措施：①在配置完成后尽量排尽营养袋中残留的空气；②有条件的话，在储存、运输及输注过程中避光；③有条件的话，选用多层袋。

（三）肠外营养液的混合配置

TNA混合顺序

```
  胰岛素    高渗糖    电解质          磷酸盐              微量元素
     \        |        /               |                    |
      \       |       /                ↓                    ↓
        葡萄糖                       氨基酸            另一瓶氨基酸
         |  \                           \               /
维生素    |    \                          \            /
  ↓       |      \                     排入营养袋中混合，检
脂肪乳    |        \                   差是否有变色和沉淀
  \       |          \                   /
   \      |            _____/
    \     |            /
     \    |           /
      一次性完成混合，并不断轻摇营
      养袋，使之混合均匀，充袋完毕
      时尽量挤出袋中存留的空气
```

二、肠外营养处方审核参考标准

表16　肠外营养处方审核参考标准表

分类	计算项目	计算公式	参考值	备注
总液体量	总液体量			1. 对于普通成年患者维持性的液量可按照：每日1500ml+（20ml/kg）（体重kg-20kg）]计算 2. 估算：成人为每天40~60ml/（kg），小儿为每天50~70ml/kg
患者指征	体表面积	体表面积（m^2）=0.00659×身高（cm）+0.0126×体重（kg）-0.1603		
	体质指数（body mass index，BMI）	体质指数（kg/m^2）=体重（kg）/［身高（m）］^{2}	BMI<18.5为营养不足 BMI介于18.5~23.9为体重正常 BMI介于24.0~27.9为超重 BMI≥28.0为肥胖	体质指数正常者给予35kcal/kg，超重给予30kcal/kg，肥胖给予25kcal/kg，即依次递减5kcal/kg

分类	计算项目	计算公式	参考值	备注
热量	总热量	总热量（kcal）=葡萄糖总量（g）×3.4（kcal/g）+脂肪乳总量（g）×9（kcal/g）+氨基酸总量（g）×4（kcal/g）	Harris-Benedict 公式： 男：BEE（kcal/d）=66.4730+13.7513W+5.0033H−6.7750A 女：BEE（kcal/d）=655.0955+9.5634W+1.8496H−4.6756A （BEE：基础能量消耗，kcal/d；W：体重，kg；H：身高，cm；A：年龄，岁） 能量需求=BEE×活动系数×应激系数	1千卡（kcal）的定义为使1000g（1L）纯水从15℃上升到16℃所需的能量。卡与焦耳之间的换算关系是：1kal=4.187J 或1J=0.238kal
热量	单位热量	单位热量（kcal/kg）=总热量（kcal）/体重（kg）	体质指数正常者给予35kcal/kg，超重给予30kcal/kg，肥胖给予25kcal/kg，即依次递减5kcal/kg。	BMI<18.5 为营养不足 BMI介于18.5~23.9为体重正常 BMI介于24.0~27.9为超重 BMI≥28.0 为肥胖
热量	三大营养物质热量比例	三大营养物质热量比例=［葡萄糖总量（g）×3.4（kcal/g）/总热量（kcal）］：［脂肪乳总量（g）×9（kcal/g）/总热量（kcal）］：［氨基酸总量（g）×4（kcal/g）/总热量（kcal）］	60%：25%：15%	三大产能营养素供给适宜比例为：碳水化合物60%、脂肪25%、蛋白质15%
热量	非蛋白热量	非蛋白热量（kcal）=脂肪乳总量（g）×9（kcal/g）+葡萄糖总量（g）×3.4（kcal/g）		非蛋白热量（non-protein calorie，NPC）：指总能量减去氨基酸提供的能量
占比	糖脂比	糖脂比=［葡萄糖总量（g）×3.4（kcal/g）/非蛋白热量（kcal）］：［脂肪乳总量（g）×9（kcal/g）/非蛋白热量（kcal）］	通常为7：3~6：4，但任何情况下脂肪乳供能都不应超过60%	通常糖脂比应为7：3~6：4，特定疾病如呼吸系统疾病或肿瘤恶质病可以为1：1，但任何情况下脂肪乳供能都不应超过60%

续表

分类	计算项目	计算公式	参考值	备注
占比	热氮比	热氮比（kcal：g）＝非蛋白热量（kcal）：［复方氨基酸（g）×16％＋丙氨酰谷氨酰胺（g）×12.89％］	100：1~200：1	热氮比：指非蛋白热量（kcal）与氮量（g）的比例
	鱼油脂肪乳占比	鱼油脂肪乳占比＝鱼油脂肪乳用量（g）/脂肪乳总量（g）	≤20％	鱼油脂肪乳注射液（尤文）所提供的鱼油应占每天脂肪输入量10%~20%
	丙氨酰谷氨酰胺用量占比	丙氨酰谷氨酰胺用量占比（％）＝丙氨酰谷氨酰胺用量（g）/氨基酸总量（g）	≤20％	通过本品供给的氨基酸量不应超过全部氨基酸供给量的20%
各组分含量	葡萄糖含量	葡萄糖含量（g）＝各种含葡萄糖制剂葡萄糖含量（g）相加	每天200~300g或2~4g/kg	
	脂肪乳含量	脂肪乳含量（g）＝各种含脂肪乳制剂脂肪乳含量（g）相加	每天50~75g或1~1.5g/kg	
	氨基酸含量	氨基酸含量（g）＝各种含氨基酸制剂氨基酸含量（g）相加	每天35~70g或0.6~1.5g/kg	
	氮含量	氮含量（g）＝氨基酸含量（g）/6.25	0.1~0.25g/kg	氮平衡（g/d）＝氮摄入量－［尿尿素氮（g/d）+3］
各组分供给量	葡萄糖供给量	葡萄糖供给量（g/kg）＝葡萄糖总量（g）/体重（kg）	≤7g/kg	每天碳水化合物摄入不应超过7g/kg［4.8mg/（kg·min）］
	脂肪乳供给量	脂肪乳供给量（g/kg）＝脂肪乳总量（g）/体重（kg）	≤2g/kg	每天脂肪摄入不应超过2g/kg
	氨基酸供给量	氨基酸供给量（g/kg）＝氨基酸总量（g）/体重（kg）	0.6~1.5g/kg	

分类	计算项目	计算公式	参考值	备注
渗透压	渗透压	渗透压（mOsm/L）=［葡萄糖（g）×5mOsm/g＋脂肪（g）×1.3~1.5 mOsm/g＋氨基酸（g）×10mOsm/g＋丙氨酰谷氨酰胺（g）×5 mOsm/g＋电解质（钠、钾、钙、镁、磷制剂）（mEq）×1mOsm/mEq＋微量元素×19 mOsm/支］/总液量（L）	周围静脉营养（PPN）：600~900mOsm/L 中心静脉营养（CPN）：1300~1800mOsm/L	当外周静脉输注的肠外营养液渗透浓度>600~900mOsm/L 时，容易导致血栓性静脉炎，而中心静脉可输注2000mOsm/L 以上的输液，故对于高渗溶液尽量选择中心静脉输注
各组分浓度	氨基酸浓度	氨基酸浓度（%）=［氨基酸总量（g）/总液量（ml）］×100	≥2.5%	
	脂肪乳浓度	脂肪乳浓度（%）=［脂肪乳总量（g）/总液量（ml）］×100		
	葡萄糖浓度	葡萄糖浓度（%）=［葡萄糖总量（g）/总液量（ml）］×100	3.3%~23%	
	丙氨酰谷氨酰胺浓度	丙氨酰谷氨酰胺浓度（%）=丙氨酰谷氨酰胺用量（g）/总液体量（L）×10	≤3.5%	混合液中本品的最大浓度不应超过3.5%
	安达美浓度	安达美浓度=安达美用量（ml）/总液体量（ml）	10：500	
阳离子浓度	钾离子浓度	钾离子浓度（mmol/L）	≤45mmol/L	钾浓度不超过45mmol/L，补钾速度不超过0.75g/h（10mmol/h）
	钙磷乘积	钙磷乘积=钙离子浓度（mmol/L）×磷离子浓度（mmol/L）	≤72	当钙磷乘积>72时将破坏无机钙和磷的稳定性
	一价阳离子浓度	一价阳离子浓度（mmol/L）=［Na^+含量（mmol）＋K^+含量（mmol）］/总液量（L）	小于130~150mmol/L	
	二价阳离子浓度	二价阳离子浓度（mmol/L）=［Ca^{2+}含量（mmol）＋Mg^{2+}含量（mmol）］/总液量（L）	小于5~10mmol/L	

续表

分类	计算项目	计算公式	参考值	备注
胰岛素	糖量比胰岛素量	糖量比胰岛素量 = 葡萄糖含量（g）：胰岛素用量（IU）	10g：1IU	可按照1g葡萄糖加0.1IU胰岛素的比例加入肠外营养液中，通常建议胰岛素单独输注
输液时间	最少输液时间	最少输液时间（h）= 葡萄糖总量(g)×1000/体重（kg)/(4~5)[mg/（kg·min⁻¹）]/60		
其他问题	不能单独使用	丙氨酰谷氨酰胺注射液不得作为肠外营养液中唯一的氨基酸来源，应与复方氨基酸注射液合用		丙氨酰谷氨酰胺注射液不得作为肠外营养液中唯一的氨基酸来源，应与复方氨基酸注射液合用。通过本品供给的氨基酸量不应超过全部氨基酸供给量的20%
		鱼油脂肪乳注射液（尤文）不得作为肠外营养液中唯一的脂肪乳来源，应与脂肪乳注射液合用。鱼油脂肪乳注射液（尤文）所提供的鱼油应占每天脂肪输入量10%~20%		鱼油脂肪乳注射液（尤文）所提供的鱼油应占每天脂肪输入量10%~20%

三、肠外营养各参数估算公式

1.总热量（kcal）= 葡萄糖总量（g）× 3.4（kcal/g)+脂肪乳总量（g）× 9（kcal/g)+氨基酸总量（g）× 4（kcal/g)

2.单位热量（kcal/kg）= 总热量（kcal）/体重（kg）

3.三大营养物质热量比例 =［葡萄糖总量（g）× 3.4（kcal/g)/总热量（kcal）]:［脂肪乳总量（g）×9（kcal/g)/总热量（kcal）]:［氨基酸总量（g）× 4（kcal/g）/总热量（kcal）]

4.非蛋白热量（kcal）= 脂肪乳总量（g）× 9（kcal/g)+葡萄糖总量（g）× 3.4（kcal/g)

5.糖脂比 =［葡萄糖总量（g）× 3.4（kcal/g)/非蛋白热量（kcal）]:［脂

肪乳总量（g）×9（kcal/g）/非蛋白热量（kcal）]

6.热氮比（kcal：g）=非蛋白热量（kcal）:[复方氨基酸（g）×16%+丙氨酰谷氨酰胺（g）×12.89%]

7.葡萄糖供给量（g/kg）=葡萄糖总量（g）/体重（kg）

8.脂肪乳供给量（g/kg）=脂肪乳总量（g）/体重（kg）

9.氨基酸供给量（g/kg）=氨基酸总量（g）/体重（kg）

10.丙氨酰谷氨酰胺用量占比（%）=丙氨酰谷氨酰胺用量（g）/氨基酸总量（g）

11.渗透压（mOsm/L）=[葡萄糖（g）×5mOsm/g+脂肪（g）×1.3~1.5mOsm/g+氨基酸（g）×10 mOsm/g+丙氨酰谷氨酰胺（g）×5 mOsm/g+电解质（钠、钾、钙、镁、磷制剂）（mEq）×1mOsm/mEq+微量元素×19 mOsm/支]/总液量（L）

12.最少输液时间（h）=葡萄糖总量（g）×1000/体重（kg）/（4~5）[mg/（kg·min^{-1}）]/60

13.氨基酸浓度（%）=[氨基酸总量（g）/总液量（ml）]×100

14.脂肪乳浓度（%）=[脂肪乳总量（g）/总液量（ml）]×100

15.葡萄糖浓度（%）=[葡萄糖总量（g）/总液量（ml）]×100

16.单价阳离子浓度（mmol/L）=[Na$^+$含量（mmol）+ K$^+$含量（mmol）]/总液量（L）

17.二价阳离子浓度（mmol/L）=[Ca^{2+}含量（mmol）+ Mg^{2+}含量（mmol）]/总液量（L）

（廖定钦　邓锐敏）

第二节　维生素

一、单剂

核黄素磷酸钠注射液

【商品名】君亮

【规格】2ml：10mg

【适应证】核黄素补充剂。用于由核黄素缺乏引起的口角炎、唇炎、舌炎、眼结膜炎及阴囊炎等疾病的治疗。

【给药途径】皮下注射、肌内注射、静脉注射。

【用法用量】

1.皮下、肌内注射或静脉注射。一次5~30mg，一天一次。

2.注意事项：大量使用本药后尿液呈黄色（或黄绿色），也可引起类似甲状腺功能亢进症状。

【禁忌】对本药过敏者禁用。

【用量要求】一次5~30mg。

【成品输液】

颜色性状：亮黄色、澄明、不易起泡溶液。

保存环境及稳定性：暂无资料。

【药物相互作用】甲氧氯普胺可降低本药吸收。故不宜合用。

【生产企业】江西制药有限责任公司

【说明书修改日期】2019年12月09日

（杨林青　廖定钦　张俊鹏）

维生素 B_6 注射液

【规格】1ml：50mg

【适应证】

1.适用于维生素 B_6 缺乏的预防和治疗，防治异烟肼中毒；也可用于妊娠、放射病及抗癌药所致的呕吐、脂溢性皮炎等。

2.全胃肠道外营养及因摄入不足所致营养不良、进行性体重下降时维生素 B_6 的补充。

3.下列情况对维生素 B_6 需要量增加：妊娠及哺乳期、甲状腺功能亢进、烧伤、长期慢性感染、发热、先天性代谢障碍病（胱硫醚尿症、高草酸盐症、高胱氨酸尿症、黄嘌呤酸尿症）、充血性心力衰竭、长期血液透析、吸收不良综合征伴肝胆系统疾病、肠道疾病、胃切除术后。

4.新生儿遗传性维生素 B_6 依赖综合征。

【给药途径】静脉注射、肌内注射、皮下注射。

【用法用量】皮下注射、肌肉或静脉注射，1次50~100mg（1~2支），一天一次。用于环丝氨酸中毒的解毒时，每天300mg（6支）或以上。用于异烟肼中毒解毒时，每1g异烟肼给1g维生素 B_6 静注。

【禁忌】尚不明确。

【溶媒要求】0.9%氯化钠注射液、5%葡萄糖注射液、葡萄糖氯化钠注射液、林格液。

【成品输液】

颜色性状：无色、澄明溶液。

保存环境及稳定性：暂无资料。

【药物相互作用】

1.氯霉素、环丝氨酸、乙硫异烟胺、盐酸肼屈嗪、免疫抑制剂包括肾上腺皮质激素、环磷酰胺、环孢素、异烟肼、青霉胺等药物可拮抗维生素B_6或增加维生素B_6经肾排泄，可引起贫血或周围神经炎。

2.服用雌激素时应增加维生素B_6用量。

3.左旋多巴与小剂量维生素B_6（每天5mg）合用，即可拮抗左旋多巴的抗震颤作用。

【生产企业】新乡市常乐制药有限责任公司

【说明书修改日期】2015年12月01日

（余欣欣 吴 茹 张俊鹏）

维生素C注射液

【规格】2ml：0.5g

【适应证】

1.用于防治坏血病，也可用于各种急慢性传染病及紫癜等辅助治疗。

2.慢性铁中毒的治疗：维生素C促进去铁胺对铁的螯合，使铁排除加速。

3.特发性高铁血红蛋白症的治疗。

4.下列情况对维生素C的需要量增加。

（1）患者接受慢性血液透析、胃肠道疾病（长期腹泻、胃或回肠切除术后）、结核病、癌症、溃疡病、甲状腺功能亢进、发热、感染、创伤、烧伤、手术等。

（2）因严格控制或选择饮食接受肠道外营养的患者，因营养不良体重骤降，以及在妊娠期和哺乳期。

（3）应用巴比妥类、四环素类、水杨酸类，或以维生素C作为泌尿系统酸化药时。

【给药途径】肌内注射、静脉注射、静脉滴注。

【用法用量】成人每次100~250mg，每天1~3次，必要时，成人每次2~4g，每天1~2次，或遵医嘱，小儿每天100~300mg，分次注射。救治克山病可用大剂量，由医师决定。

【溶媒要求】0.9%氯化钠注射液、5%葡萄糖注射液、葡萄糖氯化钠注射液、林格液。

【成品输液】

颜色性状：无色、澄明溶液。

保存环境及稳定性：暂无资料。

【药物相互作用】

1.大剂量维生素C可干扰抗凝药的抗凝效果。

2.与巴比妥或扑米酮等合用，可促使维生素C的排泄增加。

3.纤维素磷酸钠可促使维生素C代谢为草酸盐。

4.长期或大量应用维生素C时，能干扰双硫仑对乙醇的作用。

5.水杨酸类能增加维生素C的排泄。

6.不宜与碱性药物（如氨茶碱、碳酸氢钠、谷氨酸钠等）、核黄素、三氯叔丁醇、铜离子、铁离子（微量）的溶液配伍，以免影响疗效。

7.与维生素K₃配伍，因后者有氧化性，可产生氧化还原反应，使两者疗效减弱或消失。

【生产企业】广州白云山天心药业股份有限公司

【说明书修改日期】2015年11月30日

（余欣欣　吴　茹　张俊鹏）

维生素K₁注射液

【规格】1ml：10mg

【适应证】用于维生素K缺乏引起的出血，新生儿出血以及长期应用广谱抗生素所致的体内维生素K缺乏。

【给药途径】静脉注射、肌内注射、皮下注射。

【用法用量】

1.低凝血酶原血症：肌内或深部皮下注射，每次10mg，每天1~2次，24小时内总量不超过40mg。

2.预防新生儿出血：可于分娩前12~24小时给母亲肌内注射或缓慢静脉注射2~5mg。也可在新生儿出生后肌内注射或皮下注射0.5~1mg，8小时后可重复。

3.本品用于重症患者静注时，给药速度不应超过1mg/min。

【禁忌】严重肝脏疾患或肝功不良者禁用。

【用量要求】24小时内总量不超过40mg。

【溶媒要求】0.9%氯化钠注射液、5%葡萄糖注射液、葡萄糖氯化钠注射液。

【成品输液】

颜色性状：黄色、澄明溶液。

保存环境及稳定性：暂无资料。

【滴注要求】静脉注射宜缓慢，本品用于重症患者静脉注射时，给药速度不应超过1mg/min。

【药物相互作用】

1.本品与苯妥英钠混合2小时后可出现颗粒沉淀。

2.与维生素C、维生素B₁₂、右旋糖酐混合易出现混浊。

3.与双香豆素类口服抗凝剂合用，作用相互抵消。水杨酸类、磺胺、奎宁、奎尼丁等也影响维生素K$_1$的效果。

【生产企业】上海现代哈森（商丘）药业有限公司

【说明书修改日期】2015年12月01日

（余欣欣　吴　茹　张俊鹏）

二、合剂

脂溶性维生素（Ⅱ）／水溶性维生素组合包装

【规格】复方

【适应证】肠外营养不可缺少的组成部分之一，用以满足成人和11岁以上儿童每人对脂溶性维生素和水溶性维生素的生理需要。

【给药途径】静脉滴注。

【用法用量】成人和11岁以上儿童每天使用2支注射用脂溶性维生素（Ⅱ）和1支注射用水溶性维生素（一盒装）。

【禁忌】以下患者禁用本品。

1.对本品任一成分过敏的患者禁用。

2.维生素过多症者禁用。

【溶媒要求】0.9％氯化钠注射液、5％葡萄糖注射液、10％葡萄糖注射液、葡萄糖氯化钠注射液、脂肪乳。

【调配方法】将注射用水溶性维生素用注射用水10ml加以溶解，将注射用脂溶性维生素（Ⅱ）分别用2ml注射用水溶解，再加入到5％葡萄糖注射液内，轻摇匀后输注。

【成品输液】

颜色性状：黄色、澄明溶液。

保存环境及稳定性：用前1小时内配制，24小时内用完。

【药物相互作用】本品含维生素K$_1$，可与香豆素类抗凝血药发生相互作用，不宜合用。

【生产企业】成都天台山制药有限公司

【说明书修改日期】2018年01月19日

（黄淑仪　陈雄斌　张俊鹏）

脂溶性维生素注射液（Ⅱ）

【商品名】维他利匹特

【规格】10ml

【适应证】本品为肠外营养不可缺少的组成部分之一，用以满足成人每天对脂溶性维生素A、维生素D$_2$、维生素E、维生素K$_1$的生理需要。

【给药途径】静脉滴注。

【用法用量】成人和11岁以上儿童一天1支（10ml）。

【禁忌】以下患者禁用本品。

　1.对本品任一成分过敏者禁用。

　2.维生素过多症者禁用。

【溶媒要求】脂肪乳注射液。

【成品输液】

颜色性状：乳白色、乳状溶液。

保存环境及稳定性：用前1小时内配制，24小时内用完。

【滴注要求】必须稀释后静脉滴注。

【药物相互作用】本品含维生素K$_1$，可与香豆素类抗凝血药发生相互作用，不宜合用。

【生产企业】华瑞制药有限公司

【说明书修改日期】2018年01月08日

（余欣欣　吴　茹　张俊鹏）

附：脂溶性维生素注射液（Ⅱ）（不同厂家）

【商品名】旨维

【规格】10ml

【适应证】本品为肠外营养不可缺少组成部分之一，用以满足成人及11岁以上儿童每天对脂溶性维生素A、维生素D$_2$、维生素E、维生素K$_1$的生理需要。

【给药途径】静脉滴注。

【用法用量】成人和11岁以上儿童一天10ml（1支）。

【禁忌】维生素过多症者禁用。

【溶媒要求】脂肪乳注射液或5%葡萄糖注射液。

【成品输液】

颜色性状：乳白色。

保存环境及稳定性：用前1小时内配置，24小时内用完。

【药物相互作用】本品含维生素K$_1$，可与香豆素类抗凝血药发生相互作用，不宜合用。

【生产企业】西安安健药业有限公司

【说明书修改日期】2013年01月17日

（黄淑仪　陈雄斌　张俊鹏）

注射用水溶性维生素

【规格】复方

【适应证】肠外营养不可少的组成部分，用以满足成人和儿童每日对水溶性维生素的生理需要。

【给药途径】静脉滴注。

【用法用量】

1.成人和体重10kg以上儿童，每天1瓶。

2.新生儿及体重不满10kg的儿童，按体重一天1/10瓶/kg。

【禁忌】对本品中任何一种成分过敏的患者禁用。

【溶媒要求】脂肪乳注射液、无电解质的葡萄糖注射液、注射用水。

【配伍禁忌】维生素B_{12}、维生素K、青霉素类、头孢类。

【成品输液】

颜色性状：黄色、透明、澄清、不易起泡溶液

保存环境及稳定性：24小时内用完。

【滴注要求】加入葡萄糖注射液中进行输注时，应注意避光。

【药物相互作用】

1.本品所含维生素B_6能降低左旋多巴的作用。

2.本品所含叶酸可能降低苯妥英钠的血浆浓度和掩盖恶性贫血的临床表现。

3.维生素B_{12}对大剂量羟钴胺治疗某些神经疾病有不利影响。

【生产企业】山东罗欣药业集团股份有限公司

【说明书修改日期】2014年08月08日

（曾康婵　邓锐敏　张俊鹏）

左卡尼汀注射液

【商品名】可益能

【规格】5ml：2g

【适应证】适用于慢性肾衰竭长期血透患者因继发性肉碱缺乏产生的一系列并发症状，临床表现如心肌病、骨骼肌病、心律失常、高脂血症，以及低血压和透析中肌痉挛等。

【给药途径】静脉推注。

【用法用量】每次血透后推荐起始剂量是10~20mg/kg，溶于5~10ml注射用水中，2~3分钟一次静脉推注。

【禁忌】对本品过敏者禁用。

【溶媒要求】0.9％氯化钠注射液、5％葡萄糖注射液、葡萄糖氯化钠注射液。

【成品输液】

颜色性状：无色、无泡沫澄明溶液。

保存环境及稳定性：暂无资料。

【药物相互作用】根据临床潜在的意义，接受丙戊酸的患者需增加左卡尼汀的用量。

【生产企业】Sigma-Tau Industrie Farmaceutiche Riunite S.p.A

【说明书修改日期】2008年09月18日

（邓锐敏　廖定钦　张俊鹏）

第三节　矿物质与微量元素

多种微量元素注射液（Ⅱ）

【商品名】安达美

【规格】10ml

【适应证】本品为肠外营养的添加剂。10ml能满足成人每天对铬、铜、铁、锰、钼、硒、锌、氟和碘的基本和中等需要。也适用于妊娠妇女补充微量元素。

【给药途径】静脉滴注。

【用法用量】本品10ml加入500ml复方氨基酸注射液或葡萄糖注射液中。不可添加其他药物，以避免可能发生的沉淀。

【禁忌】不耐果糖患者禁用。

【用量要求】成人推荐剂量为一天一支（10ml）。

【溶媒要求】复方氨基酸注射液、葡萄糖注射液、0.9％氯化钠注射液。

【浓度要求】本品经外周静脉输注时，每500ml复方氨基酸注射液或葡萄糖注射液最多可以加入本品10ml。

【配伍禁忌】不可添加其他药物，以避免可能发生的沉淀。

【调配方法】本品10ml加入500ml复方氨基酸注射液或葡萄糖注射液中。

【成品输液】

颜色性状：近乎无色或微黄、澄明、不易起泡溶液

保存环境及稳定性：在无菌条件下，配置好的输液必须在24小时内输注完毕。

【滴注要求】本品具有高渗透压和低pH，故未稀释不能输注。

【药物相互作用】

1.在配伍得到保证的前提下可用复方氨基酸注射液或葡萄糖注射液稀释本品。

2.使用时不可直接添加其他药物，以避免发生沉淀。

【生产企业】费森尤斯卡比华瑞制药有限公司

【说明书修改日期】2017年03月20日

（廖定钦　杨林青　张俊鹏）

第四节　常用肠外营养药物

一、氨基酸类

氨基酸注射液

【商品名】洛安命

【规格】250ml

【适应证】低蛋白血症。用于蛋白质摄入不足、吸收障碍等氨基酸不能满足机体代谢需要的患者。亦用于改善手术后患者的营养状况。

【给药途径】静脉滴注。

【用法用量】静脉滴注，每次250~500ml，儿童35~50ml/kg。

【禁忌】以下患者禁用或慎用本品。

1严重肝肾功能不全、肝昏迷、严重氮质血症、严重尿毒症患者及氨基酸代谢障碍者禁用。

2.严重酸中毒、充血型心力衰竭者慎用。

【配伍禁忌】酚磺乙胺、伏立康唑、依达拉奉、脑蛋白水解物、长春西汀、夫西地酸钠。

【成品输液】

颜色性状：无色或微黄色、澄明溶液。

保存环境及稳定性：暂无资料。

【滴注要求】严格控制滴注速度。

【药物相互作用】未进行该项实验且无可靠参考文献。

【生产企业】广东利泰制药股份有限公司

【说明书修改日期】2007年03月23日

（李蓓蓓　陈雄斌　张俊鹏）

丙氨酰谷氨酰胺注射液

【商品名】力太

【规格】100ml：20g

【适应证】用于肠外营养，为接受肠外营养的患者提供谷氨酰胺。

【给药途径】静脉滴注。

【用法用量】每天剂量：按体重1.5~2.0ml/kg，每天最大剂量：按体重2.0ml/kg。

【禁忌】力太不能用于严重肾功能不全（肌酐清除率<25ml/min）或严重肝功能不全的患者。

【用量要求】通过力太供给的氨基酸量不应超过全部氨基酸供给量的20％。

【溶媒要求】本品是一种高浓度溶液，不可直接输注。在输注前，必须与可配伍的氨基酸溶液或含有氨基酸的输液相混合，然后与载体溶液一起输注。

【浓度要求】1体积的本品应与至少5体积的载体溶液混合（如100ml本品应加入至少500ml载体溶液），混合液中本品的最大浓度不应超过3.5％。

【配伍禁忌】多种微量元素。

【成品输液】

颜色性状：无色、澄明溶液。

保存环境及稳定性：本品中加入其他成分后，不能再贮藏。

【滴注要求】输注速度依载体溶液而定，但不应超过每小时0.1g氨基酸/kg体重。

【药物相互作用】本品只能加入与之可配伍的载体溶液中后一起输注，未发现本品与其他药物有相互作用。

【生产企业】华润制药有限公司

【说明书修改日期】2016年01月18日

（余靖雯　陈雄斌　张俊鹏）

复方氨基酸注射液（18AA-Ⅲ）

【规格】250ml

【适应证】氨基酸类静脉营养药，用于临床营养支持，用于外科。

【给药途径】静脉滴注。

【用法用量】成人一般每天250~1000ml。缓慢静脉滴注。

【禁忌】

1.肝性脑昏迷或有肝性脑昏迷倾向的患者。

2.严重肾功能衰竭或尿毒症的患者。

3.对氨基酸有代谢障碍的患者。

【成品输液】

颜色性状：无色、澄明溶液。

保存环境及稳定性：暂无资料。

【滴注要求】注射速度每小时输注氨基酸相当10g左右（本品100ml），1分钟约25滴缓慢滴注。老人及重症患者更需缓慢滴注。

【药物相互作用】未进行该项实验且无可靠参考文献。

【生产企业】哈尔滨三联药业有限公司

【说明书修改日期】2013年12月01日

（张俊鹏 吴 茹）

复方氨基酸注射液（18AA-Ⅱ）

【商品名】法谱

【规格】250ml

【适应证】

1.改善外科手术前后患者的营养状态。

2.适于各种疾病所引起的营养不良，作为节氮疗法补充营养。

【给药途径】静脉滴注。

【用法用量】静脉滴注：成人，一般一天500~1000ml；由周围静脉缓慢滴注。注射速度为每小时100~200ml。可根据年龄、症状、体重等情况按医嘱适当增减用量。

【禁忌】肝昏迷和无条件透析的尿毒症患者以及对本品过敏者禁用。

【成品输液】

颜色性状：无色、澄明溶液。

保存环境及稳定性：暂无资料。

【药物相互作用】未进行该项实验且无可靠参考文献。

【生产企业】广东利泰制药股份有限公司

【说明书修改日期】2015年11月30日

（张俊鹏 吴 茹）

复方氨基酸注射液

【商品名】安平

【规格】500ml：50g

【适应证】用于严重肝功能不全和即将或者已经发展为肝性脑病患者的肠

外营养以提供氨基酸。

【给药途径】静脉滴注。

【用法用量】经中央静脉输注。

成人：根据个体需求给药。

标准剂量：每天7~10ml/kg体重，相当于每天0.7~1.0g氨基酸/kg体重。

最大剂量：每天15ml/kg体重，相当于每天1.5g氨基酸/kg体重。

【禁忌】以下情况禁用本品。

1.对本品任何活性物质或辅料过敏。

2.非肝源性的氨基酸代谢紊乱。

3.伴随着重要功能受损的血流动力学不稳定状态（衰竭和休克状态）。

4.组织缺氧。

5.代谢性酸中毒。

6.无法进行血液过滤或血液透析的严重肾功能不全。

7.体液潴留。

8.急性肺水肿。

9.心功能不全失代偿期。

10.对于适应证之外的情况使用，本品的成分可能引起严重的代谢紊乱，因此，应该严格避免在适应证之外使用本品。

【成品输液】

颜色性状：无色至微黄色、澄明、不易起泡溶液。

保存环境及稳定性：暂无资料。

【药物相互作用】

1.将氨基酸溶液与其他液体或药物混合，会增加理化不相容和微生物污染的危险，混合过程应在无菌条件下进行，并且混合物之间应是相容的。

2.为避免微生物污染和物理化学的配伍禁忌危险，不推荐向本品加入任何添加剂。但适宜将本品加入使用标准的碳水化合物或电解质溶液。

【生产企业】B.Braun Melsungen AG

【说明书修改日期】2014年04月01日

（廖定钦　杨林青　张俊鹏）

小儿复方氨基酸注射液（18AA-Ⅰ）

【规格】100ml：6.74g

【适应证】

1.适用于小儿消化系统疾病，不能经胃肠摄取食物者。

2.适用于小儿由各种疾病所引起的低蛋白血症者。

3.适用于小儿受严重创伤、烧伤及败血症等体内氮平衡失调者。

4.适用于难治性腹泻、吸收不良综合征。

5.适用于早产儿、低体重儿的肠外营养。

【给药途径】静脉滴注。

【用法用量】

1.本品经中心静脉长时间应用时，应与高渗葡萄糖（或葡萄糖和脂肪乳剂）、电解质、维生素、微量元素等联合应用，以期达到营养支持的目的。

2.本品经外周静脉应用时，可用10%葡萄糖注射液稀释后缓慢滴注。

3.输注速度：外周静脉全营养输注时，将药液稀释后，全日用量不少于16小时，均匀滴注，部分静脉营养输注、中心静脉输注时遵医嘱。

4.输注量应以小儿的年龄、体重、病情等不同而定，一般用量，开始时氨基酸每天15ml/kg（相当氨基酸约1g），以后递增至每天30ml/kg（相当氨基酸2.0g），疗程结束时，应注意逐渐减量，防止产生低血糖症。

【禁忌】以下患者禁用本品。

1.肝、肾功能损害的病儿禁用。

2.对氨基酸有代谢障碍的患儿禁用。

【成品输液】

颜色性状：无色或微黄色的澄明、不易起泡溶液。

保存环境及稳定性：暂无资料。

【滴注要求】输注速度：外周静脉全营养输注时，将药液稀释后，全日用量不少于16小时，均匀滴注。部分静脉营养输注、中心静脉输注时遵医嘱。

【药物相互作用】尚不明确。

【生产企业】广东利泰制药股份有限公司

【说明书修改日期】2016年11月02日

（廖定钦 杨林青 张俊鹏）

注射用丙氨酰谷氨酰胺

【商品名】欣坤畅

【规格】10g

【适应证】用于肠外营养，为接受肠外营养的患者提供谷氨酰胺。

【给药途径】静脉滴注。

【用法用量】

1.每天剂量：0.3~0.4g本品/kg体重（如70kg体重患者每天需20~28g本品）。

2.加入载体溶液时，用量的调整如下。

（1）当氨基酸需要量为每天1.5g/kg体重时，其中1.2g氨基酸由载体溶液提供，0.3g氨基酸由注射用本品提供。

（2）当氨基酸需要量为每天2g/kg体重时，采用1.6g氨基酸由载体溶液提供，0.4g氨基酸由注射用本品提供。

【禁忌】N（2）–L–丙氨酰–L–谷氨酰胺不能用于严重肾功能不全（肌酐清除率<25ml/min）或严重肝功能不全的患者。

【用量要求】每天最大剂量：0.4g/kg体重。本品连续使用时间不应超过3周。

【溶媒要求】氨基酸或含氨基酸的输液。

【浓度要求】最大浓度不应超过3.5%。

【调配方法】每瓶规格20g的本品用100ml注射用水溶解，规格10g的本品每瓶用50ml注射用水溶解后，再与可配伍的氨基酸溶液或含有氨基酸的输液相混合，然后与载体溶液一起输注。溶解后的本品应与至少五体积的载体溶液混合，混合液中本品的最大浓度不应超过3.5%。

【成品输液】

颜色性状：无色、澄明溶液。

保存环境及稳定性：本品中加入其他成分后，不能再贮藏。

【滴注要求】输注速度依载体溶液而定，但不应超过每小时0.1g氨基酸/kg体重。

【药物相互作用】尚无本品与其他药物相互作用的信息。

【生产企业】海南灵康制药有限公司

【说明书修改日期】2014年04月04日

（余欣欣 吴 茹 张俊鹏）

二、脂肪乳类

ω–3鱼脂肪乳注射液

【商品名】尤文

【规格】100ml：10g（精制鱼油）；1.2g（卵磷脂）。

【适应证】当口服或肠内营养不可能、功能不全或有禁忌时，为患者补充长链ω–3脂肪酸，特别是二十碳五烯酸与二十二碳六烯酸。

【给药途径】中心静脉或外周静脉输注。

【用法用量】每天剂量：按体重一天输注本品1~2ml/kg，相当于鱼油0.1~0.2g/kg。以体重70kg患者为例，其每天输注量为70~140ml。

【禁忌】以下情况禁用本品。

1.脂质代谢受损。

2.严重出血性疾病。

3.未控制的糖尿病。

4.某些急症及危及生命的状况。

（1）虚脱与休克。

（2）近期心肌梗死。

（3）中风。

（4）栓塞。

（5）不明原因昏迷。

5.由于缺少临床经验，本品不可用于严重肝功能或肾功能不全患者。

6.由于临床经验有限，本品不可用于早产儿、新生儿、婴儿以及儿童。

7.胃肠外营养的一般禁忌证。

（1）低钾血症。

（2）水分过多。

（3）低渗性脱水。

（4）代谢不稳定。

（5）酸中毒。

8.本品不可用于对鱼或鸡蛋蛋白过敏的患者。

【配伍禁忌】混合其他脂肪乳剂后，可与其他输液（如氨基酸溶液、碳水化合物溶液）同时输注。

【成品输液】

颜色性状：乳白色。

保存环境及稳定性：①本品开启后应立即在无菌条件下与脂肪乳或含脂溶性维生素的脂肪乳混合。在25℃以下，该混合液的物理与化学稳定性可保持24小时不变。②本品一旦与脂肪乳、脂肪乳及脂溶性维生素混合后应尽早使用，配制后的混合液应在24小时内完成输注。③开瓶后一次未配制完的药液应予以丢弃，未使用完的已配制的药液也应予以丢弃。

【药物相互作用】

1.与多价阳离子（如钙离子）混合使用时，可能出现不相容性，尤其是与肝素共用时。

2.使用本品有可能导致出血时间延长与血小板的凝集出现抑制，因此，同时接受抗凝治疗的患者，给予本品时要特别小心，可以考虑减少抗凝剂的使用量。

【生产企业】华润制药有限公司

【说明书修改日期】2015年03月27日

（黄淑仪　陈雄斌　张俊鹏）

多种油脂肪乳注射液（$C_{6\sim24}$）

【商品名】合文

【规格】250ml

【适应证】用于肠外营养，为经口/肠道摄取营养不能、不足或有禁忌的患者提供能量、必需脂肪酸和 ω–3 脂肪酸。

【给药途径】静脉输注。

【用法用量】

1.标准剂量为每天 1.0~2.0g 脂肪/kg 体重（相当于本品每天 5~10ml/kg 体重）。

2.推荐输注速率为每小时 0.125g 脂肪/kg 体重（相当于本品每小时 0.63ml/kg 体重）。最大输注速率不超过每小时 0.15g 脂肪/kg 体重（相当于本品每小时 0.75ml/kg 体重）。

3.本品可用于新生儿、婴儿和儿童。

（1）新生儿和婴儿：起始剂量为每天 0.5~1.0g 脂肪/kg 体重，在此剂量基础上持续增加每天 0.5~1.0g 脂肪/kg 体重至 3.0g 脂肪/kg 体重。推荐剂量每天不超过 3g 脂肪/kg 体重（相当于本品 15ml/kg 体重）。最大输注速率不超过每小时 0.125g 脂肪/kg 体重。在早产和出生体重较轻的新生儿中，应持续24小时输注本品。

（2）儿童：推荐剂量为每天不超过 3g 脂肪/kg 体重（相当于本品 15ml/kg 体重）。在第一周给药期间，每天用量应持续增加。最大输注速率不超过每小时 0.15g 脂肪/kg 体重。

【禁忌】以下情况禁用本品。

1.对鱼蛋白、鸡蛋蛋白、大豆蛋白、花生蛋白或本品中任何成分过敏

2.严重高脂血症。

3.严重肝功能不全。

4.严重凝血障碍。

5.严重肾功能不全且无法进行血液滤过或透析。

6.急性休克。

7.输液的一般禁忌：急性肺水肿，水潴留，失代偿性心功能不全。

8.疾病非稳定期（如严重创伤后、失代偿性糖尿病、急性心肌梗死、卒中、栓塞、代谢性酸中毒、严重败血症和低渗性脱水）。

【用量要求】每天 1.0~2.0g 脂肪/kg 体重。

【配伍禁忌】除非了解药物间的相容性，一般应避免在本品中加入其他药物或物质。

【调配方法】本品可与氨基酸、葡萄糖和电解质溶液混合配制成肠外营养"全合一"混合液，从微生物学角度考虑，混合液应立即使用。配制前应确认溶液间的相容性，配制过程需无菌操作。

【成品输液】

颜色性状：白色均匀乳状液体。

保存环境及稳定性：在2~8℃下贮藏时间不得超过24小时。

【滴注要求】本品可用于中心或外周静脉输注。根据患者的脂肪廓清能力调整本品的用量和输注速度。

【药物相互作用】

1.给予临床剂量的肝素会使释放入血液循环的脂蛋白脂肪酶短暂增加，从而先导致血浆脂解能力增强，随后是短暂的甘油三酯廓清能力降低。

2.大豆油中含有天然维生素K_1，但本品中含有的低含量维生素K_1，不会显著影响接受香豆素衍生物治疗患者的血液凝结过程。

【生产企业】华润制药有限公司

【说明书修改日期】2015年03月26日

（杨林青　廖定钦　张俊鹏）

结构脂肪乳注射液（C_{6-24}）

【商品名】力文

【规格】250ml

【适应证】作为肠外营养的组成部分，提供能量和必需脂肪酸。

【给药途径】静脉滴注。

【用法用量】推荐剂量：按体重一天静脉滴注本品5~7.5ml/kg，相当于1~1.5g甘油三酯/kg；一般于10~24小时内滴注完毕。

【禁忌】以下情况禁用本品。

1.对鸡蛋蛋白、大豆蛋白、花生蛋白或处方中任一成分过敏者。

2.严重高脂血症。

3.严重肝功能不全。

4.噬红细胞综合征。

5.严重凝血障碍。

6.急性休克。

7.输液治疗的一般禁忌证：急性肺水肿、水中毒、失代偿性心功能不全等。

【成品输液】

颜色性状：乳白色、乳状溶液。

保存环境及稳定性：滴注后剩余在袋内的输液，不得再用，必须丢弃。

【滴注要求】通常于10~24小时滴完，滴速不超过每小时0.75ml/kg。

【药物相互作用】

1.某些药物，如胰岛素，可能干扰机体脂酶系统，但这种相互作用的临床意义十分微小。

2.治疗剂量的肝素引起脂蛋白脂酶—过性释放入血，先导致血浆脂质水解增加，而后继以甘油三酯清除能力短暂下降。

3.大豆油天然含有维生素K_1，但本品中因大豆油而含的维生素K_1浓度很低，故本品对香豆素类药物的治疗效果没有明显影响。

【生产企业】Fresenius Kabi AB

【说明书修改日期】2011年07月17日

（余靖雯　陈雄斌　张俊鹏）

长链脂肪乳注射液（OO）

【商品名】克凌诺

【规格】250ml

【适应证】适用于口服或肠内营养摄取不能、不足或禁忌的患者，进行肠外营养补充脂肪。

【给药途径】静脉输注。

【用法用量】

1.成人：每天5~10ml/kg。

2.儿童：本品应连续24小时/天输注给药。

建议每天输注剂量不超过3g脂质/kg体重，且输注速率为每小时0.15g脂质/kg体重。

在治疗第一周内逐渐增加每天剂量。

3.早产儿和低体重的新生儿：本品禁用于妊娠不足28周的早产儿。

本品应连续24小时/天输注给药。

起始每天剂量为0.5~1.0g脂质/kg体重。该剂量可每24小时增加0.5~1.0g脂质/kg体重，最高至每天剂量为2g脂质/kg体重。

【禁忌】以下情况禁用本品。

1.对鸡蛋蛋白、大豆蛋白或花生蛋白过敏，或对任一成分过敏者（包括脂肪乳剂和（或）辅料）。

2.患严重血脂异常，或表现为高甘油三酯血症的严重脂类代谢异常，及不可纠正的代谢紊乱包括乳酸性酸中毒和非代偿性糖尿病。

3.严重脓毒血症。

4.严重肝脏疾病。

5.凝血障碍，血栓性静脉炎。

6.急性或慢性肾功能衰竭（未作专属研究）。

7.心肌梗死。

8.本品禁用于妊娠不足28周的早产儿。

【用量要求】每天2g脂肪乳/kg体重。

【配伍禁忌】切勿将其他药物或电解质直接加入脂肪乳剂中。

【成品输液】

颜色性状：乳白色、无泡沫乳状液体。

保存环境及稳定性：暂无资料。

【滴注要求】开始输注的10分钟内输注速率必须缓慢且不超过每分钟0.1g（脂肪乳）或0.5ml（10滴），随后逐渐增加直到半小时后达到要求的速率。

最大输注速率不得超过每小时0.15g脂质/kg体重（0.75ml/kg体重）。

【药物相互作用】本品尚无详尽的药物配伍禁忌资料。橄榄油和大豆油中含天然含维生素K_1，可减弱香豆素类衍生物抗凝剂的活性（其中包括华法林）。本品在推荐剂量下的维生素K含量预计不会影响香豆素类抗凝剂的治疗效果。

【生产企业】Baxter S.A.

【说明书修改日期】2017年03月16日

（邓锐敏　廖定钦　张俊鹏）

中／长链脂肪乳注射液（$C_{8\sim24}$）

【商品名】卡路

【规格】100ml；250ml。

【适应证】肠外营养药，能量补充剂。用于胃肠外营养，满足能量和必需脂肪酸的要求。

【给药途径】静脉滴注。

【用法用量】

1.除非另外规定或根据能量需要而定外，建议用量为按体重一天1~2g脂肪/kg，相当于本品按体重一天5~10ml/kg。

2.新生儿：可递增至按体重一天3g脂肪/kg。

【禁忌】以下情况禁用本品。

1.严重凝血障碍、休克状态和虚脱状态、急性血栓栓塞、伴有酸中毒和组织缺氧的严重败血状态、脂肪栓塞、急性心肌梗死和中风、酮体酸中毒性昏迷、糖尿病代谢失常和代谢不稳定状态。

2.输注期间甘油三酯蓄积禁忌证：脂肪代谢障碍、肝功能不全、网状内皮系统疾病、急性胰腺出血性坏死性炎症。

3.胃肠外营养的一般禁忌证如下。

（1）由各种原因引起的酸中毒、未经治疗的电解质代谢和水分代谢障碍（指低渗脱水、低钾血症、间质性肺水肿）、肝内胆汁淤积。

（2）脂肪代谢异常，如病理性血脂过多、脂性肾病、严重肝损伤或急性胰腺炎伴高脂血症的患者，则禁用本品。

【用量要求】患者第一天的治疗剂量不宜超过250ml，如患者无不良反应，随后剂量可增加。

【浓度要求】使用本品应同时使用糖类输液，糖类输液提供的能量应不少于40%。

【配伍禁忌】一般情况下，本品不宜与电解质、其他药物或其他附加剂在同一瓶内混合。

【成品输液】

颜色性状：乳白色、乳状溶液。

保存环境及稳定性：暂无资料。

【滴注要求】成人：最初30分钟内输入速度不应超过按体重每小时0.25~0.5ml/kg（约一分钟10滴），此期间若无不良反应，可将速度增至按体重每小时0.75~1.0ml/kg（约一分钟20滴）。含脂肪乳剂的混合输注液的输注时间不少于16小时，最好能够24小时内均匀输注。一般情况下，输注脂肪乳应尽可能地慢。

【药物相互作用】未进行该项实验且无可靠参考文献。

【生产企业】广州侨光制药有限公司

【说明书修改日期】2014年12月29日

（邓锐敏　廖定钦　张俊鹏）

中／长链脂肪乳注射液（$C_{8\sim24}Ve$）

【商品名】力保肪宁

【规格】100ml

【适应证】为需要进行静脉营养的患者提供能源。

【给药途径】静脉滴注。

【用法用量】

1.成人和学龄儿童：每天1~2g脂肪/kg体重，相当于每天5~10ml本品/kg体重。

2.新生儿：每天2~3g（最多4g）脂肪/kg体重，相当于每天10~15ml（最多20ml）本品/kg体重。特别是早产儿和营养不良的新生儿，完全不具备成熟的排除甘油三酯和脂类的能力，因此建议必须在严密监视血清甘油三酯情况下遵守用量规定，应避免出现高脂血。

3.婴儿和学龄前儿童：每天5~15ml本品/kg体重。

【禁忌】以下患者禁用本品。

1.严重凝血障碍、休克状态和虚脱状态、妊娠、急性血栓栓塞、伴有酸中毒和组织缺氧的严重败血状态、脂肪栓塞、急性心肌梗死和中风、酮体酸中毒性昏迷、糖尿病代谢失常和代谢不稳定状态。

2.输注期间甘油三酯蓄积禁忌证：脂肪代谢障碍、肝功能不全、网状内皮系统疾病、急性胰腺出血性坏死性炎症。

3.胃肠外营养的一般禁忌证：由各种原因引起的酸中毒、未经治疗的电解质代谢和水分代谢障碍（低渗性脱水、低钾血症、间质性肺水肿）、肝内胆汁淤积。

4.脂肪代谢异常的患者，如病理性血脂过高、脂性肾病、急性胰腺炎伴高脂血症者禁用。

5.对本品中任何成分过敏者禁用。

【配伍禁忌】力保肪宁不能作为电解质浓缩液或其他药物的载体溶液使用，也不能以非控方式将该乳剂与其他输注溶液混合使用。仅在控制且确保药物相容性后，才将联合用药方案用于胃肠外营养。

【成品输液】

颜色性状：乳白色、乳状溶液。

保存环境及稳定性：仅供一次性使用，应丢弃所有未使用的乳剂。

【滴注要求】

1.婴儿和学龄前儿童：最大点滴速度为每分钟0.25滴/kg体重。

2.体重为70kg的患者，输注速度相当于约每小时50ml，点滴速度相当于最多每分钟18滴。

【药物相互作用】

1.不允许将本品作为浓缩电解质和其他药物的载体溶液使用，不允许未经检验即与其他输注溶液混合，否则不能保证乳液具有足够的稳定性。

2.只有在经过检验并保证具有盖伦式可配伍性的条件下，才允许使用胃肠外营养的混合方案。

3.应避免将本品与含有酒精的输注液或注射液混合使用。

【生产企业】德国贝朗医疗有限公司

【说明书修改日期】2009年05月27日

（余靖雯 陈雄斌 张俊鹏）

中／长链脂肪乳注射液（C₆~₂₄）

【商品名】力能

【规格】250ml

【适应证】用于需要接受胃肠外营养和（或）必需脂肪酸缺乏的患者。

【给药途径】静脉滴注。

【用法用量】

静脉滴注。除非另外规定或根据能量需要而定，建议剂量：按体重一天静脉滴注本品5~10ml/kg，相当于1~2g（2g为最大推荐剂量）脂肪/kg。

【禁忌】以下情况禁用本品。

1.严重凝血障碍、休克和虚脱、妊娠、急性血栓栓塞、伴有酸中毒和缺氧的严重脓毒血症、脂肪栓塞、急性心肌梗死和中风、酮症酸中毒昏迷和糖尿病性前期昏迷。

2.输液过程中出现甘油三酯蓄积时，以下也将禁忌。

（1）脂类代谢障碍、肝功能不全、肾功能不全、网状内皮系统障碍、急性出血坏死性胰腺炎。

（2）胃肠外营养的一般禁忌：各种原因引起的酸中毒、未治疗的水电解质代谢紊乱（低渗性脱水、低钾血症、水潴留）、代谢不稳定、肝内胆汁淤积。

【配伍禁忌】只有当可配伍性得到证实时，本品才能与其他注射液、电解质浓缩液或药物混合。

【成品输液】

颜色性状：乳白色、乳状溶液。

保存环境及稳定性：①本品在加入其他成分后不能继续贮存。②本品开瓶后一次未使用完的药液应予以丢弃，不得再次使用。

【药物相互作用】尚无本品与其他药物相互作用的信息。

【生产企业】华瑞制药有限公司

【说明书修改日期】2007年02月14日

（余靖雯 陈雄斌 张俊鹏）

附：中／长链脂肪乳注射液（C$_{6-24}$）（不同厂家）

【商品名】肽力佳

【规格】250ml：25g（大豆油）：25g（中链甘油三酸酯）：3g（卵磷脂）：6.25g（甘油）。

【适应证】口服或肠内营养不能或不够时补充能量和必需脂肪酸。

【给药途径】外周静脉或中心静脉输注。

【用法用量】

1.成人：一天1~2g脂肪/kg。

2.新生儿：可递增至按体重一天3g脂肪/kg。

【禁忌】以下患者禁用本品。

1.严重高脂血症、严重肝功能不全、严重凝血功能异常、严重肾功能不全、急性休克者。

2.机体处于不稳定状态者。

3.存在输液禁忌者：急性肺水肿、水潴留、失代偿性心功能不全。

【配伍禁忌】除可与等渗葡萄糖液、氨基酸注射液、脂溶性维生素配伍外，不得与其他药物、营养素或电解质溶液混合使用。

【成品输液】

颜色性状：白色、乳状、不易起泡液体。

保存环境及稳定性：暂无资料。

【滴注要求】最初30分钟内输注速度不应超过每小时0.25~0.5g脂肪/kg体重（约一分钟10滴）；此期间若无不良反应，可将速度增至每小时0.75~0.2g脂肪/kg体重（约一分钟20滴）。每天脂肪乳输注时间不少于16小时。

【药物相互作用】添加水溶性维生素后溶液要避光。

【生产企业】安徽丰原药业股份有限公司

【说明书修改日期】2016年12月22日

（曾康婵　邓锐敏　张俊鹏）

中／长链脂肪乳注射液（C$_{8-24}$）

【商品名】世新

【规格】100ml

【适应证】口服或肠内营养不能或不够时补充能量和必需脂肪酸。

【给药途径】外周静脉或中心静脉缓慢输注。

【用法用量】

1.成人：一天1~2g脂肪/kg体重。

2.新生儿：可递增至一天3g脂肪/kg体重。

【禁忌】以下患者禁用本品。

1.严重高脂血症、严重肝功能不全、严重凝血功能异常、严重肾功能不全、急性休克者。

2.机体处于不稳定状态者。

3.存在输液禁忌者：急性肺水肿、水潴留、失代偿性心功能不全。

【配伍禁忌】除可与等渗葡萄糖液、氨基酸注射液、脂溶性维生素配伍外，不得与其他药物、营养素或电解质溶液混合使用。

【成品输液】

颜色性状：白色、乳状、不易起泡液体。

保存环境及稳定性：暂无资料。

【滴注要求】最初30分钟内输注速度不应超过每小时0.05~0.1g脂肪/kg；此期间若无不良反应，可将速度增至每小时0.1~0.2g脂肪/kg。每天脂肪乳输注时间不少于16小时。

【药物相互作用】添加水溶性维生素后溶液要避光。

【生产企业】重庆药友制药有限责任公司

【说明书修改日期】2012年02月28日

（曾康婵 邓锐敏 张俊鹏）

中／长链脂肪乳注射液（$C_{8~24}$Ve）

【商品名】力邦特

【规格】250ml

【适应证】肠外营养药。用于口服或肠内营养不能或不够时补充能量和必需脂肪酸。

【给药途径】静脉滴注。

【用法用量】

1.除非另外规定或根据能量需要而定外，建议用量为按体重一天1~2g脂肪/kg，相当于本品按体重一天5~10ml/kg。

2.新生儿：可递增至按体重一天3g脂肪/kg。

【禁忌】以下患者禁用本品。

1.对本品任何成分或辅料过敏者。

2.严重高脂血症、严重肝功能不全、严重凝血功能异常、严重肾功能不全、急性休克者。

3.机体处于不稳定状态者（如严重创伤后状态、失代偿性糖尿病、急性心肌梗死、卒中、栓塞、代谢性酸中毒、严重脓毒症、低渗性脱水）。

4.存在输液禁忌者：急性肺水肿、水潴留、失代偿性心功能不全。

【用量要求】建议用量为：按体重一天1~2g脂肪/kg。

【调配方法】通过Y型接头，本品可与葡萄糖和氨基酸溶液经外周或中心静脉输注；在相容和稳定性得到确证的前提下，本品可与其他营养素在混合袋内混合后使用。

【成品输液】

颜色性状：乳白色、乳状溶液。

保存环境及稳定性：暂无资料。

【滴注要求】使用本品应同时使用糖类输液，糖类输液提供的能量应不少于40%。

【药物相互作用】为了保证脂肪乳注射液稳定状态，除可与等渗葡萄糖、氨基酸注射液配伍外，本品不得与其他药物、营养素或电解质溶液混合使用，但可直接添加脂溶性维生素。添加水溶性维生素后的溶液应避光。

【生产企业】西安力邦制药有限公司

【说明书修改日期】2012年12月31日

（余靖雯　陈雄斌　张俊鹏）

三、多腔袋肠外营养制剂

氨基酸葡萄糖注射液

【商品名】克灵麦

【规格】1L：（5.5%氨基酸-电解质溶液+15%葡萄糖-氯化钙溶液）500 ml×2

【适应证】

1.肠外营养用药。适用于口服或肠内营养供给不能、不足或禁忌者。

2.对长期进行肠外营养的患者，可以在克灵麦中加入脂肪乳以提供热量和必需脂肪酸。

【给药途径】中心静脉输注。

【用法用量】

1.剂量及输注速度：根据患者的代谢需要、能量消耗及患者的临床状况选择剂量。

（1）成人：要求范围每天从0.16g氮/kg体重（约1g氨基酸/kg）至0.35g氮/kg体重（约2g氨基酸/kg）。

（2）婴儿：要求范围每天从0.35g氮/kg体重（约2g氨基酸/kg）至0.45g氮/kg体重（约3g氨基酸/kg）。

2.根据患者的营养状况及分解代谢程度，热量的需求范围每天从25~40kal/kg。对某些病例，建议向克灵麦中加入脂肪乳。

【禁忌】以下患者禁用本品。

1.已知对本品中任何活性成分或辅料过敏者，或者容器中的成分过敏者。

2.未经血液透析、血液滤过及血液透析滤过治疗的肾功能衰竭患者。

3.严重的肝脏疾病。

4.先天性氨基酸代谢紊乱。

5.重度高血糖。

6.代谢性酸中毒及高乳酸血症。

7.肾上腺功能不足。

8.高渗性昏迷。

9.输注治疗的一般禁忌证如肺水肿、水过多及失代偿性心功能不全。

10.含电解质的克灵麦不能用于血浆钠、钾、镁、钙和（或）磷的浓度出现病理性升高的患者。

11.像其他含钙注射液一样，即使采用单独的输液管，禁止对新生儿（年龄≤28天）合并使用头。

【用量要求】每天最大剂量是40ml/kg或2400~2800ml（对于一个体重60~70kg的患者来说）。

【配伍禁忌】头孢曲松、依达拉奉、曲克芦丁、长春西汀、伏立康唑。

【成品输液】

颜色性状：乳白色、无泡沫、乳状液体。

保存环境及稳定性：封条挤破后，化学及物理的使用稳定性已证明为2~8℃下7天，继以25℃下48小时。当使用添加剂后，从微生物角度来看，应立即使用该混合物。

【滴注要求】最大输注速度是每小时3ml/kg体重或180~210ml（对于一个体重60~70kg的患者来说），输注时间应长于8小时。

【药物相互作用】

1.加入的药物可能存在配伍禁忌，请向生产商查询详细资料。

2.如果需要加入其他药物，则必需检查其配伍性，并控制混合物的稳定性。

3.不得应用同一输液器在输注本品的同时、之前和之后输血，因可能出现假凝集现象。

4.本品含有钙离子，可增加使用枸橼酸盐抗凝/保存的血液或血液成分中形成凝结物沉淀的附加风险。

【生产企业】Baxter Healthcare Ltd.

【说明书修改日期】2014年09月18日

（邓锐敏 廖定钦 张俊鹏）

脂肪乳氨基酸（17）葡萄糖（11%）注射液

【商品名】卡文

【规格】900ml；1440ml；1920ml。

【适应证】本品用于不能或功能不全或被禁忌经口/肠道摄取营养的成人患者。

【给药途径】周围静脉或中心静脉输注。

【用法用量】

1.维持机体氮平衡所需的氮量应根据患者实际情况（如营养状况与代谢应激等）决定。一般营养状况或轻度应激的患者，其氮的需要量为按体重一天0.10~0.15g/kg；有中度或重度代谢应激（无论有无营养不良）的患者，其氮需要量为按体重一天0.15~0.30g/kg（相当于氨基酸量一天1.0~2.0g/kg）。而葡萄糖与脂肪一般推荐需要量分别为按体重一天2.0~6.0g/kg与1.0~2.0g/kg。

2.患者总的能量需要量由其实际临床状况决定，通常情况下为按体重一天20~30kcal/kg。肥胖患者则根据其理想体重决定。三个规格的卡文是根据患者代谢中度增加、轻度增加以及基础值设计的。为满足患者全部的营养需求，应考虑添加微量元素以及维生素。

【禁忌】以下情况禁用本品。

1.对鸡蛋、大豆蛋白或处方中任一成分过敏者。

2.重度高脂血症。

3.严重肝功能不全。

4.严重凝血机制障碍。

5.先天性氨基酸代谢异常。

6.严重肾功能不全且无法进行腹透与血透者。

7.急性休克。

8.高糖血症（胰岛素治疗超过6单位/小时）。

9.血电解质（指本品处方中所含有的）水平出现异常升高。

10.其他一般禁忌（如急性肺水肿、水潴留、失代偿性心功能不全、低渗性脱水）。

11.吞噬血细胞综合征。

12.疾病状态处于非稳定期（如严重创伤后期、失代偿性糖尿病、急性心梗、代谢性酸中毒、严重败血症、高渗性昏迷等）。

13.本品不适宜新生儿与2岁以下婴幼儿使用。

【成品输液】

颜色性状：乳白色、无泡沫、乳状液体。

保存环境及稳定性：使用前开通腔塞间的可剥离封条，使三腔内液体混合均匀，混合液在25℃下可放置24小时。添加药物后的混合液在2~8℃下放置时间不可超过24小时。

【滴注要求】

1.葡萄糖的最大输注速率为按体重一小时0.25g/kg，氨基酸的输注速率按体重不宜超过一小时0.1g/kg，脂肪按体重则不超过一小时0.15g/kg。

2.本品输注速率按患者体重不宜超过一小时3.7ml/kg（相当于0.25g葡萄糖、0.09g氨基酸、0.13g脂肪/kg）。推荐输注时间为12~24小时。

3.为避免可能发生的静脉炎，建议每天更换输液针刺入的位置。

【药物相互作用】

1.只有在相容性得到证实的前提下，且所有的添加操作在严格无菌条件下，其他治疗药物或营养药物方可加入到本品中。

2.从用药的安全性出发，添加药物后的混合液应立即使用。如需存放，2~8℃下混合液的放置时间不宜超过24小时。

【生产企业】费森尤斯卡比华瑞制药有限公司

【说明书修改日期】2017年03月20日

（邓锐敏　廖定钦　张俊鹏）

脂肪乳氨基酸（17）葡萄糖（19%）注射液

【商品名】卡全

【规格】1026ml

【适应证】本品用于不能或功能不全或被禁忌经口/肠道摄取营养的成人患者。

【给药途径】仅推荐经中心静脉输注。

【用法用量】

1.一般营养状况或轻度代谢应激的患者，其氮的需要量为按体重一天0.10~0.15g/kg；有中度或重度代谢应激（无论有无营养不良）的患者，其氮需要量为按体重为一天0.15~0.30g/kg（相当于氨基酸量一天1.0~2.0g/kg）。而葡萄糖与脂肪一般推荐需要量分别为按体重一天2.0~6.0g/kg与1.0~2.0g/kg。

2.本品不适宜新生儿与2岁以下婴幼儿使用。

【禁忌】以下情况禁用本品。

1.对鸡蛋、大豆蛋白或处方中任一成分过敏者。

2.重度高脂血症。

3.严重肝功能不全。

4.严重凝血机制障碍。

5.先天性氨基酸代谢异常。

6.严重肾功能不全且无法进行腹透与血透者。

7.急性休克。

8.高糖血症（胰岛素治疗超过6单位/小时）。

9.血电解质（指本品处方中所含有的）水平出现异常升高。

10.其他一般禁忌（如急性肺水肿、水潴留、失代偿性心功能不全、低渗性脱水）。

11.吞噬血细胞综合征。

12.疾病状态处于非稳定期（如严重创伤后期、失代偿性糖尿病、急性心梗、代谢性酸中毒、严重败血症、高渗性昏迷等）。

13.本品不适宜新生儿与2岁以下婴幼儿使用。

【成品输液】

颜色性状：三腔袋的混合溶液为白色、乳状液体。

保存环境及稳定性：①使用前须将三腔内液体互相混合。当打开可撕裂封条、三腔内液体混合均匀后，在25℃下其物理和化学性质能稳定24小时。②从用药的安全性出发，添加药物后的混合液应立即使用。如需存放，2~8℃下混合液的放置时间不宜超过24小时。

【滴注要求】

1.按患者体重葡萄糖最大输注速率为一小时0.25g/kg，氨基酸输注速率不宜超过一小时0.1g/kg，脂肪则不超过一小时0.15g/kg。

2.本品输注速率按患者体重不宜超过一小时2.6ml/kg（相当于0.25g葡萄糖、0.09g氨基酸、0.1g脂肪/kg）。推荐输注时间为12~24小时。

【药物相互作用】

1.只有在相容性得到证实的前提下，且所有的添加操作在严格无菌条件下，其他治疗药物或营养药物方可加入到本品中。

2.从用药的安全性出发，添加药物后的混合液应立即使用。如需存放，2~8℃下混合液的放置时间不宜超过24小时。

【生产企业】费森尤斯卡比华瑞制药有限公司

【说明书修改日期】2014年01月16日

（邓锐敏　廖定钦　张俊鹏）

第十三章
糖类、盐类与酸碱平衡调节药

第一节　糖类

10%葡萄糖注射液

【规格】500ml：50g；100ml：10g。

【适应证】

1.补充能量和体液；用于各种原因引起的进食不足或大量体液丢失（如呕吐、腹泻等），全静脉内营养，饥饿性酮症。

2.低糖血症。

3.高钾血症。

4.高渗溶液用作组织脱水剂。

5.配制腹膜透析液。

6.药物稀释剂。

7.静脉法葡萄糖耐量试验。

8.供配制GIK（极化液）液用。

【给药途径】静脉注射、静脉滴注。

【用法用量】

1.应根据患者的年龄、体重、临床和代谢的状况以及伴随的治疗计算滴速和输液量。

2.全静脉营养疗法：葡萄糖是此疗法最重要的能量供给物质。具体用量依据临床热量需要而定。

【禁忌】以下情况禁用本品。

1.糖尿病酮症酸中毒未控制者。

2.高血糖非酮症性高渗状态。

【成品输液】

颜色性状：无色、澄明、不易起泡溶液。

保存环境及稳定性：暂无资料。

【生产企业】广东大冢制药有限公司

【说明书修改日期】2015年12月02日

（杨舒韵　张俊鹏　杨林青）

5%葡萄糖注射液

【规格】50ml：2.5g；100ml：5g；500ml：25g。

【适应证】

1.补充能量和体液：用于各种原因引起的进食不足或大量体液丢失（如呕吐、腹泻等），全静脉内营养，饥饿性酮症。

2.低糖血症。

3.高钾血症。

4.高渗溶液用作组织脱水剂。

5.配制腹膜透析液。

6.药物稀释剂。

7.静脉法葡萄糖耐量试验。

8.供配制GIK（极化液）液用。

【给药途径】静脉注射、静脉滴注。

【用法用量】

1.应根据患者的年龄、体重、临床和代谢的状况以及伴随的治疗计算滴速和输液量。

2.全静脉营养疗法：葡萄糖是此疗法最重要的能量供给物质。具体用量依据临床热量需要而定。

【禁忌】以下情况禁用本品。

1.糖尿病酮症酸中毒未控制者。

2.高血糖非酮症性高渗状态。

【成品输液】

颜色性状：无色、澄明、不易起泡溶液。

保存环境及稳定性：暂无资料。

【生产企业】广东大冢制药有限公司

【说明书修改日期】2015年12月02日

（杨舒韵　张俊鹏　杨林青）

50%葡萄糖注射液

【规格】250ml：125g

【适应证】

1.补充能量：全静脉内营养。

2.低血糖症。

3.用作组织脱水剂。

4.配制腹膜透析液。

5.静脉法葡萄糖耐量试验。

【给药途径】静脉注射、静脉滴注。

【用法用量】

1.全静脉营养疗法：葡萄糖是此疗法中最重要的能量供给物质。具体用量依据临床热量需要而定。

2.低血糖症：重者可先予50％葡萄糖注射液20~40ml静脉推注。

3.组织脱水：高渗溶液（一般采用50％葡萄糖注射液）快速静脉注射20~50ml。但作用短暂。临床上应注意防止高血糖，目前少用。用于调节腹膜透析液渗透压时，50％葡萄糖注射液20ml即10g葡萄糖可使1L腹膜透析液渗透压提高55mosm/kg·H_2O。

【禁忌】以下情况禁用本品。

1.糖尿病酮症酸中毒未控制者。

2.高血糖非酮症性高渗状态。

【成品输液】

颜色性状：无色至微黄色、澄明、不易起泡溶液。

保存环境及稳定性：暂无资料。

【生产企业】费森尤斯卡比华瑞制药有限公司

【说明书修改日期】2017年03月20日

（杨舒韵　张俊鹏　杨林青）

果糖注射液

【商品名】丰海能

【规格】250ml：12.5g

【适应证】

1.注射剂的稀释剂。

2.用于烧创伤、术后及感染等胰岛素抵抗状态下或不适宜使用葡萄糖时需补充水分或能源的患者的补液治疗。

【给药途径】静脉滴注。

【用法用量】缓慢静脉滴注，一般每天500~1000ml（2~4瓶）。剂量根据患者的年龄、体重和临床症状调整。

【禁忌】以下情况禁用本品。

1.遗传性果糖不耐受症、痛风和高尿酸血症患者禁用。

2.警告：使用时应警惕本品过量使用有可能引起危及生命的乳酸性酸中毒，未诊断的遗传性果糖不耐受症患者使用本品时可能有致命的危险。

【用量要求】输注本品每天最多不超过300g果糖。

【配伍禁忌】本品不宜与下列药物配伍：氨基己酸、氨苄西林、呋塞米、硫酸肼苯哒嗪、硫喷妥、华法林等。

【成品输液】

颜色性状：无色、澄明溶液。

保存环境及稳定性：暂无资料。

【滴注要求】本品注射速度宜缓慢，以不超过每小时0.5g/kg体重为宜。

【药物相互作用】本品不宜与下列药物配伍：氨基己酸、氨苄西林、呋塞米、硫酸肼苯哒嗪、硫喷妥、华法林等。

【生产企业】江苏正大丰海制药有限公司

【说明书修改日期】2015年11月15日

（张俊鹏　吴　茹　杨林青）

转化糖注射液

【商品名】耐能

【规格】250ml：果糖6.25g与葡萄糖6.25g

【适应证】

1.药物稀释剂。

2.适用于需要非口服途径补充水分或能源的患者的补液治疗。尤其是下列情况下。

（1）糖尿病患者的能量补充剂。

（2）烧创伤、术后及感染等胰岛素抵抗（糖尿病状态）患者的能量补充剂。

（3）药物中毒。

（4）酒精中毒。

【给药途径】静脉滴注。

【用法用量】静脉滴注，用量视病情需要而定。成人常用量为每次250~1000ml，滴注速度应低于每小时0.5g/kg体重（以果糖计）。

【禁忌】以下情况禁用本品。

1.遗传性果糖不耐受患者及痛风和高尿酸血症患者禁用。

2.警告：应警惕本品过量使用或不正确使用有可能引起危及生命的乳酸性酸中毒，未诊断的遗传性果糖不耐受症患者使用本品时可能有致命的危险。

【用量要求】输注本品每天最多不应超过300g果糖。因大量输注有可能引起乳酸性酸中毒和高尿酸血症，因此也有部分国家将每天果糖用量限定在25g以内。

【成品输液】

颜色性状：无色、澄明液体。

保存环境及稳定性：本品启封后立即使用，输液后的剩余药液切勿贮藏再用。

【滴注要求】滴注速度应低于每小时0.5g/kg体重（以果糖计）。

【药物相互作用】不得与已知与果糖和（或）葡萄糖有配伍禁忌的药品同用。

【生产企业】四川美大康佳乐药业有限公司

【说明书修改日期】2015年03月03日

（王　韵　张俊鹏　杨林青）

第二节　盐类

一、钠盐

0.9%氯化钠注射液

【规格】100ml：0.9g；250ml：2.25g；500ml：4.5g。

【适应证】

1.各种原因所致的失水，包括低渗性、等渗性和高渗性失水。

2.高渗性非酮症糖尿病昏迷，应用等渗或低渗氯化钠可纠正失水和高渗状态。

3.低氯性代谢性碱中毒。

4.外用0.9%氯化钠注射液冲洗眼部、洗涤伤口等。

5.还用于产科的水囊引产。

【给药途径】肌内注射、静脉注射、静脉滴注。

【用法用量】

1.根据治疗的适应证及患者的年龄、体重、病情和伴随治疗以及患者对治疗的临床和实验室反应选择和调整给药剂量、速度和持续时间。

2.低氯性碱中毒给予0.9%氯化钠注射液或复方氯化钠注射液（林格液）500~1000ml，以后根据碱中毒情况决定用量。

3.外用，用生理氯化钠溶液洗涤伤口、冲洗眼部。

【禁忌】妊娠高血压综合征禁用。

【成品输液】

颜色性状：无色、澄明液体。

保存环境及稳定性：暂无资料。

【药物相互作用】作为药物溶剂或稀释剂时，应注意药物之间的配伍禁忌。建议谨慎与锂制剂合用，与锂制剂合用可能导致锂浓度下降。

【生产企业】上海百特医疗用品有限公司

【说明书修改日期】2015年12月01日

（王　韵　张俊鹏　杨林青）

氯化钾注射液

【规格】10ml：1.0g

【适应证】

1.治疗各种原因引起的低钾血症，如进食不足、呕吐、严重腹泻、应用排钾性利尿药、低钾性家族周期性瘫痪、长期应用糖皮质激素和补充高渗葡萄糖后引起的低钾血症等。

2.预防低钾血症，当患者存在失钾情况，尤其是如果发生低钾血症对患者危害较大时（如使用洋地黄类药物的患者），需预防性补充钾盐，如进食很少、严重或慢性腹泻、长期服用肾上腺皮质激素、失钾性肾病、Bartter综合征等。

3.洋地黄中毒引起频发性、多源性期前收缩或快速心律失常。

【给药途径】静脉滴注。

【用法用量】

1.每1g氯化钾的含钾量为13.4mmol。用于严重低钾血症或不能口服者。一般用法将10%氯化钾注射液10~15ml加入5%葡萄糖注射液500ml中滴注。补钾剂量、浓度和速度根据临床病情和血钾浓度及心电图缺钾图形改善而定。钾浓度不超过 3.4g/L（45mmol/L），补钾速度不超过0.75g/h（10mmol/h），每天补钾量为3~4.5g（40~60mmol）。

2.在体内缺钾引起严重快速室性异位心律失常时，如尖端扭转型心室性心动过速、短阵、反复发作多行性室性心动过速、心室扑动等威胁生命的严重心律失常时，钾盐浓度要高（0.5%，甚至1%），滴速要快，1.5g/h（20mmol/h），补钾量可达每天10g或10g以上。如病情危急，补钾浓度和速度可超过上述规定。但需严密动态观察血钾及心电图等，防止高钾血症的发生。

3.小儿剂量每天按体重0.22g/kg（3mmol/kg）或按体表面积3g/m² 计算。

4.本品不得直接静脉注射，未经稀释不得进行静脉滴注。

【禁忌】以下患者禁用本品。

1.高钾血症患者禁用。

2.急性肾功能不全、慢性肾功能不全者禁用。

【浓度要求】钾浓度不超过3.4g/L（45mmol/L）。

【成品输液】

颜色性状：无色、澄明液体。

保存环境及稳定性：配置后24小时内使用。

【滴注要求】本品不得直接静脉注射，未经稀释不得进行静脉滴注。

【药物相互作用】

1.肾上腺糖皮质激素类药，尤其是具有较明显盐皮质激素作用者，肾上腺盐皮质激素和促肾上腺皮质激素（ACTH），因能促进尿钾排泄，与其合用时降低钾盐疗效。

2.抗胆碱药物能加重口服钾盐尤其是氯化钾的胃肠道刺激作用。

3.非甾体类抗炎镇痛药加重口服钾盐的胃肠道反应。

4.与库存血（库存10天以下含钾30mmol/L，库存10天以上含钾65mmol/L）、含钾药物和保钾利尿药合用时，发生高钾血症的机会增多，尤其是有肾损害者。

5.血管紧张素转化酶抑制剂和环孢素A能抑制醛固酮分泌，尿钾排泄减少，故合用时易发生高钾血症。

6.肝素能抑制醛固酮的合成，尿钾排泄减少，合用时易发生高钾血症。另外，肝素可使胃肠道出血机会增多。

【生产企业】中国大冢制药有限公司 China Otsuka Pharmaceutical Co.，Ltd.

【说明书修改日期】2015年12月01日

（王　韵　张俊鹏　杨林青）

门冬氨酸钾镁注射液

【商品名】潘南金

【规格】10ml

【适应证】

1.电解质补充药。用于低钾血症、洋地黄中毒引起的心律失常（主要是室性心律失常）以及心肌炎后遗症、充血性心力衰竭、心肌梗死的辅助治疗。

2.肾功能损害、房室传导阻滞患者慎用。

【给药途径】静脉滴注。

【用法用量】静脉滴注，一次10~20ml，加入5％葡萄糖注射液250ml或500ml中缓慢滴注。

【禁忌】下列患者禁用本品。

1.对本药过敏者。

3.高钾血症患者。

4.急、慢性肾衰竭患者。

5. Addison's病患者。

6.三度房室传导阻滞患者。

7.心源性休克患者（血压低于90mmHg）。

【配伍禁忌】林格液、氯化钙、葡萄糖酸钙、甲氨蝶呤。

【成品输液】

颜色性状：无色至微黄、澄明、不易起泡溶液。

保存环境及稳定性：暂无资料。

【滴注要求】本品不能肌内注射和静脉推注，静脉滴注速度宜缓慢。本品未经稀释不得进行注射。

【药物相互作用】

1.本品能抑制四环素、铁盐、氯化钠的吸收。

2.本品与保钾性利尿药和（或）血管紧张素转化酶抑制（ACEI）药配伍时，可能会发生高钾血症。

【生产企业】匈牙利吉瑞大药厂 Gedeon Richter Plc.

【说明书修改日期】2007年02月20日

（杨舒韵　张俊鹏　杨林青）

门冬氨酸钾注射液

【规格】10ml：1.712g

【适应证】电解质补充药。用于各种原因引起的低钾血症，可在出现下列症状或情况下，使用本品进行补钾。

1.合并使用降压利尿药、肾上腺皮质激素、强心苷、胰岛素，或者某些抗生素时。

2.低钾型周期性四肢麻痹。

3.心脏疾病情况下的低钾血症状态。

4.严重呕吐、腹泻、钾离子摄取不足或手术后。

【给药途径】静脉滴注。

【用法用量】

1.静脉滴注。成人每次给以门冬氨酸钾1.71~5.14g（即K$^+$ 10~30mEq，本品1~3支），用注射用水、5%葡萄糖注射液、10%葡萄糖注射液、0.9%氯化钠注射液或其他适宜稀释剂稀释，稀释液浓度在0.68%（K$^+$ 40mEq/L）以下，静脉滴注速度每分钟不超过8ml。每天给药量不超过17.1g（即K$^+$ 100mEq，本品10支）。

2.给药量根据患者的年龄和症状增减，或遵医嘱。

【禁忌】下列患者禁用或慎用本品。

1.严重肾功能不全者（用药前一天的排尿量少于500ml，或给药前排尿量少于20ml/h，或更少。）

2.肾上腺皮质功能减退（Addison's病）患者。

3.高钾血症患者。

4.高钾型周期性瘫痪者。

5.对本品成分过敏者。

6.正在使用依普利酮的患者。

7.哺乳期妇女应尽量避免给予本品。

8.不推荐低体重出生儿、新生儿、婴儿使用本品。

【用量要求】每天给药量不超过17.1g（即K^+100mEq，本品10支）。

【溶媒要求】0.9%氯化钠注射液、5%葡萄糖注射液、10%葡萄糖注射液。

【浓度要求】稀释液浓度在0.68%（K^+40mEq/L）以下。

【配伍禁忌】复方水溶性维生素、脂肪乳。

【成品输液】

颜色性状：无色、澄明液体。

保存环境及稳定性：暂无资料。

【滴注要求】静脉滴注速度每分钟不超过8ml。

【药物相互作用】

1.依普利酮：具有增强钾离子蓄积的作用，可以提高血钾浓度，因此与本品不能同时使用。

2.保钾性利尿药（安体舒通、氨苯蝶啶等）可以促进钠和水的排出、抑制钾的排出；血管紧张素转化酶抑制药（盐酸咪达普利、卡托普利、马来酸依那普利等）或血管紧张素Ⅱ受体阻断药（氯沙坦钾、坎地沙坦酯、缬沙坦等）可以减少醛固酮的分泌进而减少钾的清除；非甾体类消炎镇痛药（吲哚美辛等）、β受体阻断药、环孢素、肝素或地高辛可能会增加血钾含量，因此本品与上述药物共同使用时，易出现高钾血症，应定期检测血钾含量，如有异常应采取减少本品用量等适当措施。

【生产企业】内蒙古白医制药股份有限公司

【说明书修改日期】2018年02月02日

（王　韵　张俊鹏　杨林青）

浓氯化钠注射液

【规格】10ml：1g

【适应证】各种原因所致的水中毒及严重低钠血症。

【给药途径】静脉滴注。

【用法用量】

1.严重低渗性失水时，脑细胞内溶质减少以维持细胞容积。若治疗使血浆和细胞外液的钠浓度和渗透浓度迅速回升，可致脑细胞损伤。一般认为，当血钠低于120mmol/L时，治疗使血钠上升速度在每小时0.5mmol/L，不得超过每小时1.5mmol/L。当血钠低于120mmol/L或出现中枢神经系统症状时，可给予3%~5%氯化钠注射液缓慢滴注。一般要求在6小时内将血钠浓度提高至120mmol/L以上。

2.补钠量（mmol）=［142−实际血钠浓度（mmol/L）］×体重（kg）×0.2。待血钠回升至120~125mmol/L以上，可改用等渗溶液或等渗溶液中酌情加入高渗葡萄糖注射液或10%氯化钠注射液。

【禁忌】以下情况禁用本品。

1.对本药过敏者。

2.妊娠高血压综合征患者禁用本药注射液。

3.水肿性疾病：如肾病综合征、肝硬化腹水等。

4.急性肾功能衰竭少尿期，慢性肾功能衰竭尿量减少而对利尿药反应不佳者。

5.高血压、低钾血症者。

6.高渗或等渗性失水者。

【溶媒要求】0.9%氯化钠注射液、5%葡萄糖注射液。

【成品输液】

颜色性状：无色、清明溶液。

保存环境及稳定性：暂无资料。

【药物相互作用】未进行该项试验且无可靠参考文献。

【生产企业】扬州中宝药业股份有限公司

【说明书修改日期】2015年12月01日

（杨舒韵　张俊鹏　杨林青）

二、钙盐与磷酸盐

葡萄糖酸钙注射液

【规格】10ml：1g

【适应证】

1.治疗钙缺乏，急性血钙过低、碱中毒及甲状旁腺功能低下所致的手足搐搦症。

2.过敏性疾患。

3.镁中毒时的解救。

4.氟中毒时的解救。

5.心脏复苏时应用（如高血钾或低血钙，或钙通道阻滞引起的心功能异常的解救）。

【给药途径】静脉注射、静脉滴注。

【用法用量】

1.用10%葡萄糖注射液稀释后缓慢注射，每分钟不超过5ml。成人用于低钙血症，一次1g（1支），需要时可重复；用于高镁血症，一次1~2g（1~2支）。用于氟中毒解救，静脉注射本品1g（1支），1小时后重复，如有搐搦可静注本品3g（3支）；加有皮肤组织氟化物损伤，每平方厘米受损面积应用10%葡萄糖酸钙50mg。

2.一天用量不超过15g。

3.不宜用于肾功能不全患者与呼吸性酸中毒患者。

4.小儿用于低钙血症，按体重25mg/kg（6.8mg钙）缓慢静注。但因刺激性较大，本品一般情况下不用于小儿。

【禁忌】以下情况禁用本品。

1.对本品中任何成分过敏者禁用。

2.应用强心苷期间禁止使用本品。

3.高血钙症患者禁用。

【配伍禁忌】阿糖胞苷、长春新碱、多柔比星、放线菌素D、呋塞米、辅酶A、甘露醇、克林霉素、两性霉素B、硫酸镁、碳酸氢钠。

【成品输液】

颜色性状：无色、澄明、不易起泡溶液。

保存环境及稳定性：暂无资料。

【滴注要求】静脉注射每分钟不超过5ml。

【药物相互作用】

1.禁与氧化剂、枸橼酸盐、可溶性碳酸盐、磷酸盐及硫酸盐配伍。

2.与噻嗪类利尿药同用，可增加肾脏对钙的重吸收而致高钙血症。

【生产企业】河北天成药业股份有限公司

【说明书修改日期】2018年04月25日

（杨舒韵 张俊鹏 杨林青）

第三节 糖盐

葡萄糖氯化钠注射液

【规格】100ml；500ml。

【适应证】补充热能和体液。用于各种原因引起的进食不足或大量体液丢失。

【给药途径】静脉注射、静脉滴注。

【用法用量】

1.应同时考虑葡萄糖和氯化钠的用法用量：具体的氯化钠和葡萄糖浓度、剂量、体积、给药速率和持续时间的选择取决于患者的年龄、体重和临床状况以及伴同疗法，并应由临床医生来确定给药。对于有电解质和葡萄糖异常的患者和儿童患者，应咨询在静脉输液治疗方面经验丰富的医生。

2.低钠血症和高钠血症的快速纠正具有潜在的危险性（严重的神经系统并发症风险）。剂量、给药速率和持续时间应由在静脉输液治疗方面经验丰富的医生确定。

3.当开始给予含葡萄糖产品时，应考虑逐步增加滴速。

4.电解质补充可根据患者的临床需要来指示。

【禁忌】本品不得用于有以下情况的患者。

1.脑、肾、心脏功能不全者。

2.血浆蛋白过低者。

3.糖尿病及酮症酸中毒未控制患者。

4.高渗性脱水患者。

5.高血糖非酮症性高渗状态。

6.已知对本产品过敏者。

7.临床上明显的高血糖症者。

【成品输液】

颜色性状：无色、澄明溶液。

保存环境及稳定性：暂无资料。

【生产企业】中国大冢制药有限公司

【说明书修改日期】2007年04月02日

（吴　茹　杨舒韵　杨林青）

小儿电解质补给注射液

【规格】100ml（葡萄糖3.75g与氯化钠0.225g）

【适应证】补充热能和体液。

【给药途径】静脉滴注。

【用法用量】小儿输液速度为每小时50~100ml，新生儿、早产儿输液速度为每小时不得超过100ml。并根据患者的年龄、症状和体重酌情调节。

【禁忌】以下情况禁用本品。

1.糖尿病及酮症酸中毒未控制患者。

2.高血糖症高渗状态。

【成品输液】

颜色性状：无色、澄明溶液。

保存环境及稳定性：暂无资料。

【滴注要求】新生儿、早产儿输液速度为每小时不得超过100ml。

【药物相互作用】应用糖皮质激素时容易诱发高血糖。

【生产企业】四川科伦药业股份有限公司

【说明书修改日期】2015年05月15日

（余欣欣 吴茹 杨林青）

第四节 酸碱平衡调节药

复方氯化钠注射液

【规格】500ml

【适应证】

1.各种原因所致的失水，包括低渗性、等渗性和高渗性失水。

2.高渗性非酮症昏迷，应用等渗或低渗氯化钠可纠正失水和高渗状态。

3.低氯性代谢性碱中毒。

4.患者因某种原因不能进食或进食减少而需补充每天生理需要量时，一般可给予氯化钠注射液或复方氯化钠注射液等。因本品含钾量极少，低钾血症需根据需要另行补充。

【给药途径】静脉滴注。

【用法用量】

1.高渗性失水：一般第一天补给半量，余量在以后2~3天内补给，并根据心肺肾功能酌情调节。

2.等渗性失水：原则给予等渗溶液，如0.9%氯化钠注射液或复方氯化钠注射液，但上述溶液氯浓度明显高于血浆，单独大量使用可致高氯血症，故可将0.9%氯化钠注射液和1.25%碳酸氢钠或1.86%（1/6M）乳酸钠以7:3的比例配制后补给。后者氯浓度为107mmol/L，并可纠正代谢性酸中毒。补给量可按体重或红细胞压积计算，作为参考。

3.低渗性失水：当血钠低于120mmol/L时，治疗使血钠上升速度在每小时0.5mmol/L，不超过每小时1.5mmol/L。当血钠低于120mmol/L时或出现中枢神经系统症状时，可给予3%~5%氯化钠注射液缓慢滴注。一般要求在6小时内将血钠浓度提高至120mmol/L以上。

4.低氯性碱中毒：给予0.9%氯化钠注射液或复方氯化钠注射液（林格液）500~1000ml，以后根据碱中毒情况决定用量。

【禁忌】以下情况禁用本品。

1.心力衰竭。

2.肺水肿。

3.脑水肿、颅内压增高。

4.肝硬化腹水。

5.急性肾功能衰竭少尿期；慢性肾功能衰竭对利尿剂反应不佳者。

6.高钠血症。

【成品输液】

颜色性状：无色、澄明溶液。

保存环境及稳定性：暂无资料。

【药物相互作用】

1.与两性霉素B等配伍，有浑浊或沉淀、变色现象。

2.禁忌与利血平、多黏菌素B硫酸盐、多黏菌素E硫酸盐、先锋霉素I配伍。

【生产企业】四川科伦药业股份有限公司

【说明书修改日期】2016年05月30日

（张俊鹏　吴　茹　杨林青）

混合糖电解质注射液

【商品名】新海能

【规格】500ml

【适应证】不能口服给药或口服给药不能充分摄取时，补充和维持水分及电解质，并补给能量。

【给药途径】静脉滴注。

【用法用量】缓慢静脉滴注，通常成人每次500~1000ml。给药速度（按葡萄糖计）通常成人每小时不得超过0.5g/kg体重。根据年龄、症状及体重等不同情况可酌量增减。

【禁忌】以下患者禁用本品。

1.有严重肝功能障碍和严重肾功能障碍的患者。

2.电解质代谢异常的患者。

（1）高钾血症（尿液过少、肾上腺皮质机能减退、严重灼伤及氮质血症等）患者。

（2）高钙血症患者。

（3）高磷血症患者。

（4）高镁血症患者。

3.遗传性果糖不耐受患者。

【成品输液】

颜色性状：无色、澄明溶液。

保存环境及稳定性：包装启封后立刻使用，残液绝不能使用。

【滴注要求】给药速度（按葡萄糖计），通常成人每小时不得超过0.5g/kg体重。

【药物相互作用】未进行该项实验且无可靠参考文献。

【生产企业】江苏正大丰海制药有限公司

【说明书修改日期】2013年06月03日

（余欣欣　吴　茹　杨林青）

钠钾镁钙葡萄糖注射液

【商品名】乐加

【规格】500ml

【适应证】循环血量及组织间液减少时的细胞外液补充，代谢性酸中毒的纠正。

【给药途径】静脉滴注。

【用法用量】

1.用法：静脉滴注，输入速度通常为每小时15ml/kg以下。

2.用量：通常成人一次500~1000ml（1~2袋）。根据年龄、症状和体重不同适当增减。

3.渗透压摩尔浓度应为300~350mOsmol/kg。

【禁忌】下列情况禁用本品。

1.对本品中任何成分过敏者。

2.高钾血症。

3.高钙血症。

4.高镁血症。

5.甲状腺功能低下。

【配伍禁忌】

1.含磷酸根离子或碳酸根离子的制剂。

2.头孢匹林钠盐、硫酸阿贝卡星和头孢他啶。

【成品输液】

颜色性状：无色至淡黄色、澄明液体。

保存环境及稳定性：本品开封后一次性使用，残留液体不得留作下次使用。

【滴注要求】输入速度通常为每小时15ml/kg体重以下。

【药物相互作用】

1.本品含钙离子，当与枸橼酸和血液混合时可引起凝血。

2.本品遇磷酸根离子和碳酸根离子会生成沉淀，不应与含磷酸根离子或碳酸根离子的制剂配合使用。

3.本品与头孢匹林钠盐、硫酸阿贝卡星和头孢他啶配合应用时，会使这些抗生素效价降低，故配制后3小时内用完。

4.本品与硫喷妥钠、坎利酸钾混合时，会有沉淀生成和结晶析出。

【生产企业】江苏恒瑞医药股份有限公司

【说明书修改日期】2018年03月02日

（邓锐敏　廖定钦　杨林青）

乳酸钠林格注射液

【规格】500ml

【适应证】调节体液、电解质及酸碱平衡药。用于代谢性酸中毒或有代谢性酸中毒的脱水患者。

【给药途径】静脉滴注。

【用法用量】成人一次500~1000ml，按年龄、体重及症状不同可适当增减。

【禁忌】下列情况应禁用本品。

1.心力衰竭及急性肺水肿。

2.脑水肿。

3.乳酸性酸中毒已显著时。

4.重症肝功能不全。

5.严重肾功能衰竭有少尿或无尿。

【配伍禁忌】1，6-二磷酸果糖、氨苄西林、氨苄西林钠、多柔比星、多烯磷脂酰胆碱。

【成品输液】

颜色性状：无色、澄明溶液。

保存环境及稳定性：暂无资料。

【滴注要求】成人每小时300~500ml。

【药物相互作用】

1.与其他药物合用时，注意药物（如大环内酯类抗生素、生物碱、磺胺类）因 pH 及离子强度变化而产生配伍禁忌。

2.由于本品含有钙离子，与含有枸橼酸钠的血液混合时会产生沉淀。

【生产企业】安徽双鹤药业有限责任公司

【说明书修改日期】2013年11月13日

（吴 茹 杨舒韵 杨林青）

碳酸氢钠注射液

【规格】250ml：12.5g

【适应证】

1.代谢性酸中毒。

2.碱化尿液。

3.作为制酸药，治疗胃酸过多引起的症状。

4.静脉滴注对某些药物中毒有非特异性的治疗作用。

【给药途径】静脉滴注。

【用法用量】代谢性酸中毒，静脉滴注。所需剂量计算：补碱量（mmol）=（-2.3-实际测得的BE值）×0.25×体重（kg），或补碱量（mmol）=正常的CO_2CP-实际测得的CO_2CP（mmol）×0.25×体重（kg）。

【禁忌】禁用于吞食强酸中毒时的洗胃，因本品与强酸反应产生大量二氧化碳，导致急性胃扩张甚至胃破裂。

【浓度要求】1.5%（等渗）至8.4%。

【配伍禁忌】肠外营养、不能与碱性溶液合用的药品、多种微量元素。

【成品输液】

颜色性状：无色、澄明、不易起泡溶液。

保存环境及稳定性：暂无资料。

【滴注要求】

1.除非体内丢失碳酸氢盐，一般先给计算剂量的1/3~1/2，4~8小时内滴注完毕。

2.以5%溶液输注时，速度不能超过每分钟8mmol钠。但在心肺复苏时因存在致命的酸中毒，应快速静脉输注。

【药物相互作用】

1.合用肾上腺皮质激素、促肾上腺皮质激素、雄激素时，易发生高钠血症和水肿。

2.与苯丙胺、奎尼丁合用，后两者经肾排泄减少，易出现毒性作用。

3.与抗凝药（如华法林）和M胆碱酯酶药、西咪替丁、雷尼替丁等H_2受体阻断剂等合用，后者吸收减少。

4.与含钙药物、乳及乳制品合用，可致乳-碱综合征。

5.与排钾利尿药合用，增加发生低氯性碱中毒的危险性。

6.本品可使尿液碱化，影响肾对麻黄碱的排泄，故合用时麻黄碱剂量应减小。

7.钠负荷增加使肾脏排泄锂增多，锂制剂的用量应酌情调整。

8.碱化尿液能抑制乌洛托品转化成甲醛，从而抑制后者治疗作用，故不主张两药合用。

9.本品碱化尿液可增加肾脏对水杨酸制剂的排泄。

【生产企业】回音必集团（江西）东亚制药有限公司

【说明书修改日期】2017年09月05日

（曾康婵　邓锐敏　杨林青）

转化糖电解质注射液

【商品名】田力

【规格】250ml

【适应证】适用于需要非口服途径补充水分或能源及电解质的患者的补液治疗。

【给药途径】静脉滴注。

【用法用量】

1.静脉滴注，在医生指导下使用。

2.用量视病情需要而定，成人用量为每次250~1000ml，根据患者年龄、体重、临床情况和实验室检测结果调整剂量。

【禁忌】以下患者禁用本品。

1.遗传性果糖不耐受患者禁用。

2.痛风和高尿酸血症患者禁用。

【成品输液】

颜色性状：无色、澄明溶液。

保存环境及稳定性：本品开启后必须立即一次性使用

【滴注要求】滴注速度应低于每小时0.5g/kg体重（以果糖计）。

【药物相互作用】

1.与其他药物合用时，注意药物（如大环内酯类抗生素、生物碱、磺胺类）因pH及离子强度变化而产生配伍禁忌。

2.遇钙离子可能会产生沉淀，其余添加剂亦可能与本品不相容。

3.与含碳酸根离子的药物混合时可能产生沉淀。

【生产企业】扬子江药业集团上海海尼药业有限公司

【说明书修改日期】2015年12月01日

（余欣欣　吴　茹　杨林青）

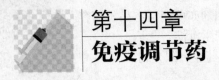

第十四章
免疫调节药

第一节 免疫增强药

薄芝糖肽注射液

【商品名】赛升

【规格】2ml

【适应证】用于进行性肌营养不良、萎缩性肌强直，及前庭功能障碍、高血压等引起的眩晕和自主神经功能紊乱、癫痫、失眠等症。亦可用于肿瘤、肝炎的辅助治疗。

【给药途径】肌内注射、静脉滴注。

【用法用量】

1.肌内注射：一次2ml（1支），一天2次。

2.静脉滴注：一天4ml（2支），用250ml 0.9％氯化钠注射液或5％葡萄糖注射液稀释后静脉滴注。1~3个月为一疗程或遵医嘱。

【禁忌】对本品过敏者禁用。

【溶媒要求】0.9％氯化钠注射液、5％葡萄糖注射液。

【成品输液】

颜色性状：淡黄色至淡棕黄色、澄明液体。

保存环境及稳定性：暂无资料。

【药物相互作用】本品能加强利血平、氯丙嗪的中枢镇静作用，拮抗苯丙胺的中枢兴奋作用，延长戊巴比妥钠和巴比妥钠的睡眠时间，加强戊巴妥钠阈下剂量的睡眠作用。

【生产企业】北京赛升药业股份有限公司

【说明书修改日期】2011年08月29日

（吴　茹　杨舒韵　杨林青）

脾多肽注射液

【规格】2ml

【适应证】可用于原发性和继发性细胞免疫缺陷病（如湿疹、血小板减少、多次感染综合征等）、呼吸道及肺部感染，可供治疗放化疗引起的白细胞减少症、白血病、再生障碍性贫血、淋巴瘤及其他恶性肿瘤恶变质、改善术后或重症患者身体虚弱时辅助使用。

【给药途径】肌内注射、静脉滴注。

【用法用量】

1.肌内注射：一次2~8ml，一天一次，或遵医嘱。

2.静脉滴注：一次10ml，溶于500ml的0.9%氯化钠注射液或5%~10%葡萄糖注射液中，一天一次。或遵医嘱。

3.儿童酌减或遵医嘱。

【禁忌】以下情况禁用本品。

1.对本品过敏者禁用。

2.接受本品治疗的哺乳期妇女不应哺乳。

【溶媒要求】0.9%氯化钠注射液、5%葡萄糖注射液。

【成品输液】

颜色性状：淡黄色、澄明、不易起泡溶液。

保存环境及稳定性：暂无资料。

【生产企业】吉林丰生制药有限公司

【说明书修改日期】2015年05月28日

（杨舒韵 张俊鹏 杨林青）

脱氧核苷酸钠注射液

【规格】2ml：50mg

【适应证】用于急、慢性肝炎，白细胞减少症，血小板减少症及再生障碍性贫血等的辅助治疗。

【给药途径】肌内注射、静脉滴注。

【用法用量】

1.肌内注射：一次50~100mg，一天一次。

2.静脉滴注：一次50~150mg，一天一次，30天为一疗程。将本品加入250ml的5%葡萄糖注射液中。

【禁忌】对本品过敏患者禁用。

【溶媒要求】5%葡萄糖注射液。

【成品输液】

颜色性状：无色或微黄色、澄明溶液。

保存环境及稳定性：暂无资料。

【滴注要求】缓慢滴注（每分钟2ml）。

【药物相互作用】未进行该项实验且无可靠参考文献。

【生产企业】北京赛升药业股份有限公司

【说明书修改日期】2011年08月29日

（余欣欣　吴　茹　杨林青）

香菇多糖注射液

【商品名】力提能

【规格】2ml：1mg

【适应证】免疫调节剂，用于恶性肿瘤的辅助治疗。

【给药途径】静脉注射、静脉滴注。

【用法用量】每周2次，每次一瓶2ml（含1mg），加入250ml 0.9%氯化钠注射液或5%葡萄糖注射液中滴注，或用5%葡萄糖注射液20ml稀释后静注。

【禁忌】对本品过敏患者禁用。

【溶媒要求】0.9%氯化钠注射液、5%葡萄糖注射液。

【配伍禁忌】维生素A。

【成品输液】

颜色性状：无色、澄明溶液。

保存环境及稳定性：暂无资料。

【药物相互作用】本品应避免与维生素A制剂混用。

【生产企业】金陵药业股份有限公司福州梅峰制药厂

【说明书修改日期】2015年12月08日

（余靖雯　陈雄斌　杨林青）

小牛脾提取物注射液

【商品名】斯普林

【规格】2ml

【适应证】提高机体免疫力。

【给药途径】肌内注射、静脉滴住。

【用法用量】

1.肌内注射：一次2~8ml，一天一次；或遵医嘱。

2.静脉滴注：一次10ml，一天一次；或遵医嘱。

【禁忌】对本品过敏者禁用。

【溶媒要求】0.9%氯化钠注射液、5%葡萄糖注射液、10%葡萄糖注射液。

【调配方法】一次10ml，溶于500ml的0.9%氯化钠注射液或5%~10%葡萄糖注射液中

【成品输液】

颜色性状：微黄色、澄明、不易起泡溶液。

保存环境及稳定性：暂无资料。

【滴注要求】第一次静脉输液时，开始时速度应慢，每分钟10~20滴。

【生产企业】吉林敖东洮南药业股份有限公司

【说明书修改日期】2014年03月31日

（曾康婵　邓锐敏　杨林青）

注射用甘露聚糖肽

【商品名】力尔凡

【规格】5mg

【适应证】用于恶性肿瘤放、化疗中改善免疫功能低下的辅助治疗。

【给药途径】静脉滴注、肌内注射、瘤体注射。

【用法用量】一次10~20mg。一天一次或隔天一次或遵医嘱，一个月为一疗程，视患者状态可酌量增减。

【禁忌】对本品过敏者、风湿性心脏病、支气管哮喘、气管炎患者禁用，高敏体质者禁用。

【溶媒要求】0.9%氯化钠注射液、5%葡萄糖注射液。

【成品输液】

颜色性状：无色、澄明溶液。

保存环境及稳定性：暂无资料。

【药物相互作用】未进行该项实验且无可靠参考文献。

【生产企业】国药一心制药有限公司

【说明书修改日期】2014年09月17日

（余靖雯　陈雄斌　杨林青）

注射用核糖核酸Ⅱ

【规格】100mg

【适应证】免疫调节药。适用于胰腺癌、肝癌、胃癌、肺癌、乳腺癌、软组织肉瘤及其他癌症的辅助治疗，对乙型肝炎的辅助治疗有较好的效果。本品亦可用于其他免疫功能低下引起的各种疾病。

【给药途径】静脉注射、肌内注射。

【用法用量】

1. 静脉注射或肌内注射。以5%葡萄糖注射液或0.9%氯化钠注射液溶解后静脉注射，100~300mg（1~3支），一天一次。

2. 以2ml无菌0.9%氯化钠注射液或无菌注射用水溶解后肌内注射，

50~100mg，一天一次。

【禁忌】对本品过敏者禁用。

【用量要求】100~300mg（1~3支）。

【溶媒要求】0.9%氯化钠注射液、5%葡萄糖注射液。

【调配方法】

1.以5%葡萄糖注射液或0.9%氯化钠注射液溶解后静脉注射。

2.以2ml无菌0.9%氯化钠注射液或无菌注射用水溶解后肌内注射。

【成品输液】

颜色性状：无色、澄明、不易起泡溶液。

保存环境及稳定性：药品与稀释液配药后，应即配即用，不可长时间放置。

【药物相互作用】本品未进行该项实验且无可靠参考文献。

【生产企业】吉林敖东药业集团延吉股份有限公司

【说明书修改日期】2015年07月27日

（杨林青　廖定钦）

第二节　免疫抑制剂

环孢素注射液

【商品名】山地明

【规格】5ml：250mg

【适应证】

1.器官移植

（1）预防肾、肝、心脏、心肺联合、肺和胰腺移植的排斥反应。

（2）治疗既往接受其他免疫抑制剂治疗但出现排斥反应的患者。

2.骨髓移植

（1）预防移植物排斥反应。

（2）移植物抗宿主病（GVHD）的初期预防和治疗。

【给药途径】静脉滴注。

【用法用量】

1.建议剂量为3~5mg/kg，约相当于口服剂量的1/3。

2.器官移植：当环孢素与其他免疫抑制剂（如皮质类固醇，或作为3~4种药物治疗方案中的一种药物）联合应用时，应给予较小剂量（如静脉输注每天1~2mg/kg，然后口服每天3~6mg/kg）。患者应尽早进行口服环孢素的治疗。

3.骨髓移植：第一次给药应在移植前一天进行，最好为静脉输注每天3~5mg/kg。在术后的最初阶段应每天注射该剂量，最多不超过2周。改为口服维持治疗后，剂量约为每天12.5mg/kg。

【禁忌】以下情况禁用本品。

1.对环孢素或辅料中任何成分过敏（如对聚氧乙烯化蓖麻油具高敏感性）者。

2.禁用于3岁以下儿童。

3.环孢素不能与他克莫司同时服用。

【溶媒要求】0.9%氯化钠注射液、5%葡萄糖注射液。

【浓度要求】浓缩液应用0.9%氯化钠注射液或5%葡萄糖按1∶20或1∶100比例稀释。

【成品输液】

颜色性状：淡黄色、澄明溶液。

保存环境及稳定性：一经稀释，溶液必须于24小时内使用或遗弃。

【滴注要求】

1.缓慢静脉输入，时间应为2~6小时。

2.应使用玻璃输注瓶。塑料瓶必须符合欧洲药典关于血液制品用塑料容器规定，且不含聚氯乙烯（PVC）。

【药物相互作用】

1.食物的相互作用：据报道，同时摄取柚子汁可增加环孢素的生物利用度。

2.药物的相互作用：已报告同多种药物有药物间的相互作用。下述列出的是有良好的文件记录并且认为有临床相关性的。已知许多药物通过竞争性地抑制或诱导肝酶，特别是细胞色素P-450NF（CYP3A家族，该酶系统参与代谢与消除环孢素过程）可以增加或降低血浆或全血的环孢素浓度。

3.降低环孢素血浓度的药物：巴比妥类药物、卡马西平、奥卡西平、苯妥英、安乃近、萘夫西林、静注（非口服）磺胺二甲嘧啶利福平、奥曲肽、普罗布考、奥利司他、贯叶连翘、曲格列酮、噻氯吡啶、磺吡酮、特比萘芬、波生坦。

4.增加血浆或全血中环孢素水平的药物：某些大环内酯类抗生素（包括红霉素、阿奇霉素和克拉霉素），酮康唑，氟康唑，伊曲康唑，伏立康唑，地尔硫䓬，尼卡地平，维拉帕米，甲氧氯普胺，口服避孕药，达那唑，甲泼尼龙（高剂量），别嘌醇，胺碘酮，胆酸及其衍生物，蛋白酶抑制剂，伊马替尼，秋水仙碱。

【生产企业】瑞士 Novartis Pharma Schweiz AG

【说明书修改日期】2015年07月16日

（吴 茹 杨舒韵 杨林青）

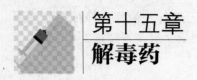

第十五章
解毒药

注射用硫代硫酸钠

【规格】640mg

【适应证】本品主要用于氰化物中毒，也可用于砷、汞、铅、铋、碘等中毒。

【给药途径】肌内注射、静脉注射。

【用法用量】

1.临用前，用灭菌注射用水溶解成5%溶液后应用。

2.常用量：肌肉或静脉注射一次0.5~1g。

【禁忌】对本品过敏患者禁用。

【溶媒要求】0.9%氯化钠注射液。

【配伍禁忌】碘、葡萄糖酸钙。

【成品输液】

颜色性状：无色、澄明溶液。

保存环境及稳定性：暂无资料。

【药物相互作用】未进行该项实验且无可靠参考文献。

【生产企业】上海新亚药业有限公司

【说明书修改日期】2016年02月15日

（李蓓蓓　陈雄斌　杨林青）

第十六章
中成药注射剂

第一节　中药注射剂的使用

一、中药注射剂临床使用基本原则

1.选用中药注射剂应严格掌握适应证，合理选择给药途径。能口服给药的，不选用注射给药；能肌内注射给药的，不选用静脉注射或滴注给药。必须选用静脉注射或滴注给药的应加强监测。

2.辨证施药，严格掌握功能主治。临床使用应辨证用药，严格按照药品说明书规定的功能主治使用，禁止超功能主治用药。

3.严格掌握用法用量及疗程。按照药品说明书推荐剂量、调配要求、给药速度及疗程使用药品。不超剂量、过快滴注和长期连续用药。

4.中药注射剂应单独使用，严禁混合配伍。禁忌与其他药品混合配伍使用。谨慎联合用药，如确需联合使用其他药品时，应谨慎考虑与中药注射剂的间隔时间以及药物相互作用等问题。

5.用药前应仔细询问过敏史，对过敏体质者应慎用。

6.对老人、儿童、肝肾功能异常患者等特殊人群和初次使用中药注射剂的患者应慎重使用，加强监测。对长期使用的在每疗程间要有一定的时间间隔。

7.加强用药监护。用药过程中，应密切观察用药反应，特别是开始30分钟。发现异常，立即停药，积极采用救治措施，救治患者。

二、中药注射剂医嘱审核

表17　中药注射剂使用简表

药品名称	规格	用量		最高浓度	溶媒用量
血栓通冻干粉	150mg/瓶	150~500mg/次		300mg/100ml	100~500ml
醒脑静注射液	10ml/支	1~2支/次，最大用量为4支/次		20ml/250ml	250~500ml
康艾注射液	10mg/瓶	4~6瓶/天		60ml/250ml	250~500ml
丹参多酚酸盐	100mg/瓶	200mg/次		200mg/250ml	250~500ml
参附注射液	10ml/支	2~10支/次		100ml/250ml	250~500ml

（陈雄斌　杨林青）

第二节　常用中成药注射剂

参附注射液

【规格】10ml

【适应证】回阳救逆，益气固脱。主要用于阳气暴脱的厥脱症（感染性、失血性、失液性休克等）；也可用于阳虚（气虚）所致的惊悸、怔忡、喘咳、胃疼、泄泻、痹症等。

【给药途径】静脉滴注、静脉推注。

【用法用量】

1.静脉滴注：一次20~100ml（用5~10％葡萄糖注射液250~500ml稀释后使用）。

2.静脉推注：一次5~20ml（用5~10％葡萄糖注射液20ml稀释后使用）；或遵医嘱。

【禁忌】对本品有过敏或严重不良反应病史者禁用。

【溶媒要求】0.9％氯化钠注射液、5％~10％葡萄糖注射液。

【配伍禁忌】

1.本品不宜与其他药物在同一容器内混合使用。

2.避免直接与辅酶A、维生素K_3、氨茶碱混合配伍使用。

【调配方法】糖尿病患者使用本品，应用0.9％氯化钠注射液稀释后使用。不建议使用说明书外的其他溶媒稀释。

【成品输液】

颜色性状：淡黄色或淡黄棕色的澄明液体，摇动时可以产生泡沫现象。

保存环境及稳定性：配置好后，请在4小时内使用。

【滴注要求】儿童及年老体弱者以20~40滴/分为宜，成年人以40~60滴/分为宜。

【药物相互作用】本品不宜与中药半夏、瓜蒌、贝母、白蔹、白芨及藜芦等同时使用。

【生产企业】雅安三九药业有限公司

【说明书修改日期】2015年09月28日

（吴　茹　杨舒韵　杨林青）

康艾注射液

【规格】10ml

【适应证】益气扶正，增强机体免疫功能。用于原发性肝癌、肺癌、直肠癌、恶性淋巴瘤、妇科恶性肿瘤，各种原因引起的白细胞低下及减少症，慢性乙型肝炎的治疗。

【给药途径】缓慢静脉注射或滴注。

【用法用量】一天1~2次，一天40~60ml，临用前用0.9%氯化钠注射液、5%葡萄糖注射液250~500ml稀释。30天为一疗程；或遵医嘱。

【禁忌】禁止和含有藜芦的制剂配伍使用。

【用量要求】严格掌握用法用量，按照药品说明书推荐剂量及疗程使用。

【溶媒要求】0.9%氯化钠注射液、5%葡萄糖注射液。

【浓度要求】严格掌握用法用量，按照药品说明书推荐剂量及疗程使用。

【配伍禁忌】禁止和含有藜芦的制剂配伍使用。

【成品输液】

颜色性状：微黄色、易消泡沫、澄明溶液。

保存环境及稳定性：暂无资料。

【滴注要求】滴速勿快，老人、儿童以20~40滴/分为宜，成年人以40~60滴/分为宜。

【药物相互作用】本品应单独使用，严禁混合配伍。谨慎联合用药，如确需联合使用其他药品时，应充分考虑与本品的间隔时间以及药物相互作用等问题，在换药时需先用5%葡萄糖注射液或0.9%氯化钠注射液（50ml以上）冲洗输液管或更换新的输液器，并应保持一定的时间间隔，以免药物相互作用产生不良反应。

【生产企业】长白山制药股份有限公司

【说明书修改日期】2017年11月02日

（邓锐敏　廖定钦　杨林青）

醒脑静注射液

【规格】10ml

【适应证】清热解毒，凉血活血，开窍醒脑。用于气血逆乱、脑脉瘀阻所致中风昏迷、偏瘫口喎、外伤头痛、神志昏迷、酒毒攻心、头痛呕恶、昏迷抽搐及脑栓塞、脑出血急性期、颅脑外伤、急性酒精中毒见上述症候者。

【给药途径】肌内注射、静脉滴注。

【用法用量】

1.肌内注射：一次2~4ml，一天1~2次。

2.静脉滴注：一次10~20ml，用5%~10%葡萄糖注射液或氯化钠注射液250~500ml稀释后滴注。

【禁忌】以下患者禁用本品。

1.对本品或含有人工麝香（或麝香）、栀子、郁金、冰片制剂及成分中所列辅料过敏或有严重不良反应病史者禁用。

2.本品含芳香走窜药物，孕妇禁用。

【用量要求】最大用量为4支（40ml）/次。

【溶媒要求】0.9%氯化钠注射液、5%葡萄糖注射液、10%葡萄糖注射液。

【浓度要求】一次10~20ml用250~500ml溶媒稀释。

【配伍禁忌】本品应单独使用，禁忌与其他药品混合配伍使用。谨慎联合用药。

【成品输液】

颜色性状：无色、微起泡、澄明溶液。

保存环境及稳定性：暂无资料。

【药物相互作用】尚无本品与其他药物相互作用的信息。

【生产企业】无锡济民可信山禾药业股份有限公司

【说明书修改日期】2015年04月10日

（余欣欣　吴　茹　杨林青）

注射用丹参多酚酸盐

【规格】100mg

【适应证】活血、化瘀、通脉。用于冠心病稳定型心绞痛，中医辨证为心血瘀阻证者。

【给药途径】静脉滴注。

【用法用量】

1.静脉滴注：一次200mg，用5%葡萄糖注射液或0.9氯化钠注射液250~500ml溶解后使用，一天1次。疗程2周。

2.本品为中成药注射剂，应单独使用。

【禁忌】以下患者禁用本品。

1.对本药或含有丹参类药物有过敏史或有严重不良反应病史者。

2.妊娠期妇女。

【用量要求】一次200mg，一天1次。

【溶媒要求】0.9%氯化钠注射液、5%葡萄糖注射液。

【浓度要求】一次200mg用250~500ml溶媒溶解后使用。

【配伍禁忌】禁忌与其他药品混合配伍使用。

【成品输液】

颜色性状：微褐色、澄明溶液。

保存环境及稳定性：暂无资料。

【药物相互作用】尚无本品与其他药物相互作用的信息。

【生产企业】上海绿谷制药有限公司

【说明书修改日期】2016年07月15日

（陈雄斌 杨林青）

注射用血栓通（冻干）

【规格】0.15g

【适应证】活血祛瘀；扩张血管，改善血液循环。用于视网膜中央静脉阻塞、脑血管病后遗症、内眼病、眼前房出血等。

【给药途径】静脉注射、静脉滴注、肌内注射。

【用法用量】

1.静脉注射：一次150mg，用氯化钠注射液30~40ml稀释。一天1~2次，或遵医嘱。

2.静脉滴注：一次250~500mg，用5％或10％葡萄糖注射液250~500ml稀释。一天1次，或遵医嘱。

3.肌内注射：一次150mg，用注射用水稀释至40mg/ml。一天1~2次，或遵医嘱。

【禁忌】以下情况禁用本品。

1.人参和三七过敏者。

2.对本品过敏者。

3.出血性疾病急性期。

【溶媒要求】0.9％氯化钠注射液、5％葡萄糖注射液、10％葡萄糖注射液。

【调配方法】临用前用注射用水或氯化钠注射液适量使溶解。

【成品输液】

颜色性状：无色、透明、澄清、容易起泡溶液。

保存环境及稳定性：暂无资料。

【生产企业】广西梧州制药(集团)股份有限公司

【说明书修改日期】2016年03月22日

（黄淑仪 陈雄斌 杨林青）

附录

附录一　常用溶媒可加入液体量汇总表

规格	药物	厂家	可加入液体量（ml）	
			普通药物	危害药物
50ml	0.9%NS、5%GS	双鹤	50	40
		石家庄		
100ml	0.9%NS、5%GS、5%GNS	百特	50	40
		大冢	60	50
250ml	0.9%NS、5%GS、5%GNS	百特	80	60
		大冢		80
500ml	0.9%NS、5%GS、5%GNS	百特	100	80
		大冢		100
	新海能		50	
250ml	丰海能		30	
	护川		30	
	耐能		60	
	英凡舒		40	
1026ml	卡全		1600	
1440ml	卡文		1300	

（彭淑辉）

附录二　含阳离子制剂阳离子含量表

药品商品名	药品通用名	浓度	规格	一价阳离子含量（mmol）	二价阳离子含量（mmol）
氯化钠	氯化钠注射液	0.9%	50ml	7.6998	0
			100ml	15.3997	0
			250ml	38.4992	0
			500ml	76.9984	0
浓氯化钠	浓氯化钠注射液	10%	10ml	17.1108	0
葡萄糖氯化钠	葡萄糖氯化钠注射液	5%+0.9%	100ml	15.3997	0
			250ml	38.4992	0
			500ml	76.9984	0
乐加	钠钾镁钙葡萄糖注射液		500ml	72.0727	1.2724
田力	转化糖电解质注射液	5%	250ml	20.3089	0.7510
新海能	混合糖电解质注射液		500ml	27.5000	2.5000
小儿电解质补给注射液	小儿电解质补给注射液		100ml	3.8499	0
硫酸镁注射液	硫酸镁注射液	25%	10ml	0	10.1428
葡萄糖酸钙注射液	葡萄糖酸钙注射液	10%	10ml	0	2.2302
氯化钾注射液	氯化钾注射液	10%	10ml	13.4136	0.0000
门冬氨酸钾注射液	门冬氨酸钾注射液		10ml	10.0000	0.0000
潘南金	门冬氨酸钾镁注射液			2.6421	1.3865
卡文	脂肪乳氨基酸（17）葡萄糖（11%）注射液		1440ml	56.1444	5.9700
卡全	脂肪乳氨基酸（17）葡萄糖（19%）注射液		1026ml	56.1444	5.9700
多特	脂肪乳氨基酸（17）葡萄糖（11%）注射液		1440ml	56.1444	5.9700

注：一价阳离子包括 K^+、Na^+；二阶阳离子包括 Ca^{2+}、Mg^{2+}。

（廖定钦）

附录三 常用缩写简称

分类	外文缩写	中文
计量单位	mcg（μg）	微克
	mg	毫克
	g	克
	kg	千克
	ml/mL	毫升
	l/L	升
	u/U/AU/iu	单位
	IU	国际单位
	gtt	滴
	qs	适量
	m^2	平方米
	min	分钟
	h/hr	小时
	d	天
	w	周
	m	月
	y	年
	mol	摩尔
	℃	摄氏度
给药途径	po	口服
	sc（ih）	皮下注射
	im	肌内注射
	iv	静脉注射
	iv.drip（iv.gtt）	静脉滴注
	pr	灌肠
	od	右眼
	os	左眼
	ou	双眼

续表

分类	外文缩写	中文
输液缩写	NS	氯化钠注射液
	GS	葡萄糖注射液
	GNS	葡萄糖氯化钠注射液
	LR	乳酸林格注射液
给药次数	qd	每天 1 次
	bid	每天 2 次
	tid	每天 3 次
	qid	每天 4 次
	q4h	每 4 小时 1 次
	q6h	每 6 小时 1 次
	q8h	每 8 小时 1 次
	qm	每晨
	qn	每晚
	qod	隔天 1 次
	qw	每周 1 次
	sos	必要时（24 小时内有效）
	st（stat）	立即
	prm	按情而定（长期医嘱）
药物简写	5-FU	5- 氟尿嘧啶
	6-MP	巯嘌呤
	6-TG	硫鸟嘌呤
	ACD	放线菌素 D（更生霉素）
	ACLA	阿柔比星（阿克拉霉素）
	ADM	多柔比星（阿霉素）
	Ara-C	阿糖胞苷（赛德萨）
	ASP	门冬酰胺酶
	BEV	贝伐珠单抗
	BLM	博来霉素
	C225	西妥昔单抗
	CAP	卡培他滨
	CBP	卡铂

续表

分类	外文缩写	中文
药物简写	CF/LV	亚叶酸钙
	COL	秋水仙碱
	CPT-11	伊立替康（开普拓）
	CTX	环磷酰胺
	DDP	顺铂
	DRN	柔红霉素
	DTIC	达卡巴嗪
	DXM	地塞米松
	EPI	表柔比星（表阿霉素）
	FA	氟达拉滨
	GEM	吉西他滨（健择）
	IFO	异环磷酰胺（和乐生）
	L-OHP/OXA	奥沙利铂（乐沙定）
	MIT	米托蒽醌（米西宁）
	MTX	甲氨蝶呤
	NVB	长春瑞滨（诺维本）
	OXA	奥沙利铂（乐沙定）
	PEM	培美曲赛（赛珍 / 力比泰）
	PDN	泼尼松（强的松）
	PDNN	泼尼松龙（强的松龙）
	PTX/TAX	紫杉醇（泰素 / 安素泰）
	RTX	利妥昔单抗（美罗华）
	TAM	他莫昔芬
	TAX/PTX	紫杉醇（泰素 / 安素泰）
	THP	吡柔比星
	TPT	拓扑替康（和美新）
	TXT	多西他赛（泰索帝）
	VCR	长春新碱
	VDS	长春地辛（西艾克）
	VLB	长春碱（长春花碱）
	VP-16	依托泊苷

续表

分类	外文缩写	中文
其他	G⁺	革兰氏阳性菌
	G⁻	革兰氏阴性菌
	BUN	血液尿素氮
	Cr	肌酐
	PVC	聚氯乙烯
	5–HT	5- 羟色胺
	ALT	丙氨酸氨基转移酶
	AST	天门冬氨基酸转移酶
	AUC	浓度曲线下面积
	LD_{50}	半数致死量

（廖定钦）

附录四　静脉滴注需避光药品

商品名	通用名	说明	生产企业
两性霉素 B	注射用两性霉素 B	本品宜缓慢避光滴注，每剂滴注时间至少 6 小时	华北制药股份有限公司
硫辛酸	硫辛酸注射液	配好的输液，用铝箔纸包裹避光，6 小时内保持稳定	丹东医创药业有限责任公司
维生素 K_1	维生素 K_1 注射液	维生素 K_1 遇光快速分解，使用过程中应避光	芜湖康奇制药有限公司

（廖定钦）

附录五　静脉滴注需使用输液管过滤器药品

商品名	通用名	说明	输注时间	生产企业
达伯舒	信迪利单抗注射液	输注时所采用的输液管必须配有一个无菌、无热源、低蛋白结合的输液管过滤器（孔径 0.2μm）	输液时间在 30~60 分钟	信达生物制药（苏州）有限公司
兰索拉唑	注射用兰索拉唑	本品静滴使用时应配有孔径为 1.2μm 的过滤器，以便去除输液过程中可能产生的沉淀物，这些沉淀物有可能引起小血管栓塞而产生严重后果	临用前将瓶中内容物用 5ml 灭菌注射用水溶解，再用 100ml 0.9% 氯化钠注射液稀释，静脉滴注，推荐给药时间不少于 30 分钟	山东罗欣药业集团股份有限公司
泰素	紫杉醇注射液	本品要通过带有过滤器的输液器给药，过滤器装有微孔膜，微孔的孔径不能超过 0.22μm。过滤器的入口和出口都要用短的加膜 PVC 管，从而避免释放出大量的 DEHP	135mg/m^2 滴注时间大于 24 小时或 175mg/m^2 滴注时间大于 3 小时	Corden Pharma Latina S.P.A
拓益	特瑞普利单抗注射液	输注时所采用的输液管必须配有一个无菌、无热源、低蛋白结合的输液管过滤器（孔径 0.2μm 或 0.22μm）	本品首次静脉输注时间至少 60 分钟。如果第一次输注耐受性良好，则第二次输注的时间可以缩短到 30 分钟。如果患者对 30 分钟的输注也具有良好的耐受性，后续所有输注均可在 30 分钟完成。不得采用静脉推注或单次快速静脉注射给药	苏州众合生物医药科技有限公司
艾瑞卡	注射用卡瑞利珠单抗	经由内置或外加一个无菌、无热原、低蛋白结合的 0.2μm 过滤器的输液管进行静脉输注。	输注宜在 30 ~ 60 分钟内完成。	苏州盛迪亚生物医药有限公司
赫赛莱	注射用恩美曲妥珠单抗	如果使用 0.45% 氯化钠时，可以不使用 0.2 或 0.22μm 的管内聚醚砜（PES）滤器。如果使用 0.9% 氯化钠进行输注，则需要使用 0.2 或 0.22μm 的管内聚醚砜（PES）滤器。	给予起始剂量时采用 90 分钟静脉输注。如果既往输注的耐受性良好，则给予本品的后续剂量时可采用 30 分钟输注，并且应在输注期间和输注后至少 30 分钟内对患者进行观察。	F.Hoffmann-La Roche Ltd

（廖定钦）

附录六　脂肪乳剂的分类与比较

商品名	通用名	浓度	规格	主要成分	不饱和脂肪酸	单独使用	加入其他药物	婴幼儿
世新	中/长链脂肪乳注射液（C_{8-24}）	20%	100ml	大豆油：10g 中链甘油三酸酯（MCT）：10g 卵磷脂1.2g 甘油：2.5g 中链甘油三酸酯为辛酸（约60%）和癸酸（约40%）甘油三酸酯的混合物	含多不饱和脂肪酸	缓慢静脉输注	在相容和稳定性得到确证的前提下，本品可与其他营养素在混合袋内混合后使用。一般情况下，本品不宜与电解质、其他药物或其他附加剂在同一输液内混合。可直接添加脂溶性维生素，添加水溶性维生素后溶液要避光	可递增至按体重一天3g脂肪/kg
天泽	中/长链脂肪乳注射液（C_{8-24}）	20%	100ml	大豆油：10g 中链甘油三酸酯（MCT）：10g 蛋黄卵磷脂1.2g 甘油：2.5g 中链甘油三酸酯为辛酸（约60%）和癸酸（约40%）甘油三酸酯的混合物	含多不饱和脂肪酸	缓慢静脉输注	不允许将本品作为浓缩电解质和其他药物的载体使用，和其他药物经检验即与其他溶液输注，溶液混合，否则不能保证乳液具有足够的稳定性	有研究表明，本品作为全静脉营养成分对新生儿和婴幼儿安全有效

续表

商品名	通用名	浓度	规格	主要成分	不饱和脂肪酸	单独使用	加入其他药物	婴幼儿
脉力佳	中/长链脂肪乳注射液（C$_{8-24}$）	20%	250ml	大豆油（LCT）：25g 中链甘油三酸酯（MCT）：25g 卵磷脂3.0g 甘油：6.25g 中链甘油三酸酯为辛酸（约60%）和癸酸（约40%）甘油三酸酯的混合物	含多不饱和脂肪酸	缓慢静脉输注	在相容和稳定性得到确证的前提下，本品可与其他营养素在混合袋内混合后使用。一般情况下，本品不宜与电解质、其他药物或其他脂肪附剂在同一瓶内混合。可直接添加脂溶性维生素，添加水溶性维生素后溶液需要避光	可逐增至按体重一天3g脂肪/kg
力能	中/长链脂肪乳注射液（C$_{6-24}$）	20%	250ml	纯化大豆油：25g 中链甘油三酸酯（MCT）：25g 精制蛋黄卵磷脂3.0g 甘油：6.25g		静脉输注	只有当可配伍性得到证实时，本品才能与其他注射液、电解质浓缩液或药物混合	目前尚无将本品用于新生儿、婴幼儿或儿童的经验
力邦特	中/长链脂肪乳注射液（C$_{8-24}$ Ve）	10%	250ml	大豆油（LCT）：12.5g 中链甘油三酸酯（MCT）：12.5g 卵磷脂3.0g 甘油：6.25g 中链甘油三酸酯为辛酸（约60%）和癸酸（约40%）甘油三酸酯的混合物	含多不饱和脂肪酸	缓慢静脉输注	在相容和稳定性得到确证的前提下，本品可与其他营养素在混合袋内混合后使用。一般情况下，本品不宜与电解质、其他药物或其他脂肪附剂在同一瓶内混合。可直接添加脂溶性维生素，添加水溶性维生素后溶液需要避光	可逐增至按体重一天3g脂肪/kg

续表

商品名	通用名	浓度	规格	主要成分	不饱和脂肪酸	单独使用	加入其他药物	婴幼儿
卡全	脂肪乳氨基酸（17）葡萄糖（19%）注射液		1026ml	精制大豆油：40g 精制蛋黄卵磷脂 2.4g 甘油：4.4g 葡萄糖：100g 氨基酸：34g		本品仅推荐经中心静脉进行输注	只有在相容性得到证实的前提下，且所有的添加操作在严格无菌条件下，其他治疗药物或营养药物方可加入到本品中	不适宜新生儿与2岁以下幼儿使用
卡文	脂肪乳氨基酸（17）葡萄糖（11%）注射液		1440ml	精制大豆油：51g 精制蛋黄卵磷脂 3.1g 甘油：5.6g 葡萄糖：97g 氨基酸：34g		本品可经周围静脉或中心静脉进行输注	只有在相容性得到证实的前提下，且所有的添加操作在严格无菌条件下，其他治疗药物或营养药物方可加入到本品中	不适宜新生儿与2岁以下幼儿使用
力文	结构脂肪乳注射液（C_{6-24}）	20%	250ml	精制结构甘油三酯：50g 精制卵磷脂：2.0g 甘油：5.5g		静脉滴注	只有在保证相容性的情况下，才能将其他药品加入到本品中	不了解将本品应用于儿童的安全性和有效性
尤文	ω-3鱼油脂肪乳注射液	10%	100ml	精制鱼油：10.0g 二十碳五烯酸（EPA）：1.25~2.82g 二十二碳六烯酸（DHA）：1.44~3.09g 卵磷脂：1.2g	ω-3脂肪乳	本品应与其他脂肪乳同时使用	可与脂肪乳或含脂溶性维生素的脂肪乳混合	本品不可用于早产儿、新生儿、婴儿以及儿童

商品名	通用名	浓度	规格	主要成分	不饱和脂肪酸	单独使用	加入其他药物	婴幼儿
合文	多种油脂肪乳注射液（C$_{6-24}$）		250ml	精制大豆油：15g 中链甘油三酸酯：15g 精制橄榄油：12.5g 纯化鱼油：7.5g	ω-3脂肪乳	可用于中心或外周静脉输注建议输注本品的同时输注碳水化合物或含碳水化合物的氨基酸溶液	本品应作为全肠外营养支持的一部分与氨基酸和葡萄糖联合使用 除非了解药物间的相容性，一般应避免在本品中加入其他药物或物质	不超过每天3g脂肪/kg体重

附录七 氨基酸制剂分类与比较

临床用途分类	适用疾病或人群	体内氨基酸代谢特点	氨基酸制剂特点	市售制剂
平衡型氨基酸	没有肝肾功能障碍的普通患者		该类氨基酸注射液含有人体合成蛋白质所需的必需和半必需氨基酸，补充此类氨基酸的目的主要在于维持正氮平衡其制剂中的 EAA：NEAA 比例为 1：1~1：3，此外含有的氨基酸比例也与健康人体一致	复方氨基酸注射液 14AA、17AA、18AA、18AA-Ⅰ、18AA-Ⅱ、18AA-Ⅲ、18AA-Ⅳ和18AA-Ⅴ等配方
疾病适用型氨基酸	肝疾病	血浆氨基酸测定发现，肝硬化代偿患者存在氨基酸代谢紊乱，支链氨基酸（BCAA）含量下降，而芳香族氨基酸（AAA）含量升高，即 BCAA/AAA 比值由正常的3-3.5降至1或更低。其下降程度与肝脏受害程度成正比，并引起脑组织中化学递质的异常	肝病适用型氨基酸即通过提高 BCAA/AAA 比值纠正患者血浆氨基酸谱的失调	复方氨基酸注射液 3AA、6AA、17AA-Ⅲ、20AA、精氨酸注射液等
	肾疾病	慢性肾衰竭患者的血浆氨基酸特点是必需氨基酸、EAA/NEAA 比值和组氨酸水平下降；肌酐和尿素排泄障碍	肾病适用型氨基酸通常含有 8 种必需氨基酸，可纠正体内必需氨基酸和组氨酸的不足，使潴留于体内的尿素氮转化为非必需氨基酸，从而改善肾功能	复方氨基酸注射液 9AA、18AAN、18AA-Ⅸ等

续表

临床用途分类	适用疾病或人群	体内氨基酸代谢特点	氨基酸制剂特点	市售制剂
疾病适用型氨基酸	创伤	在严重的创伤应激下，体内的分解代谢激素增加，大量肌肉至肝脏以供机体合成，氨基酸并运至肝脏以供机体合成，支链氨基酸BCAA的浓度下降明显，很容易出现负氮平衡使病情恶化	高支链氨基酸（BCAA）含量的氨基酸注射液为机体提供合成蛋白质所需的足够氮源，减少肌肉蛋白分解，促进脏器的蛋白合成，纠正创伤后的负氮平衡	复方氨基酸注射液15-HBC、15AA等。个别厂家的15AA说明书18AA-Ⅶ等也将其定义为肝病用氨基酸
	免疫调节	丙氨酰谷氨酰胺不能代替复方氨基酸作为肠外营养液中的氮源，因其仅含有2种氨基酸不足以提供必需氨基酸	主要为丙氨酰谷氨酰胺，其中谷氨酰胺是人体最为丰富的氨基酸，也是一种条件必需氨基酸，对免疫及胃肠道有着重要功能，主要用于围术期、维持肠黏膜屏障及肿瘤等疾病	丙氨酰谷氨酰胺注射液（力太）
小儿专用复方氨基酸	婴幼儿	氨基酸在婴幼儿与成人体内有不同的代谢作用，婴幼儿体内末高苯丙氨酸血症；酶的活性低，又因为胱硫醚酶的活性低，易产生高蛋氨酸血症；组氨酸合成速度慢，易产生低组氨酸血症	婴幼儿用氨基酸输液应降低苯丙氨酸、甘氨酸、酪氨酸，增加蛋（甲硫）氨酸、半胱氨酸、组氨酸用量，这样才能使血浆氨基酸谱保持正常	小儿复方氨基酸注射液（18AA-Ⅰ）、小儿复方氨基酸注射液（18AA-Ⅱ）和小儿复方氨基酸注射液（19AA-Ⅰ）等
其他氨基酸–不含亚硫酸盐类抗氧化剂的氨基酸制剂	抗氧化剂亚硫酸盐(焦亚硫酸钠、亚硫酸氢钠)引发的不良反应患者		不含亚硫酸盐类抗氧化剂，因此无因亚硫酸盐类抗氧化剂可能诱发的过敏反应（尤其对于哮喘患者）	复方氨基酸注射液（18AA-V-SF）（立命）

（廖定钦）

附录八 常用药品皮试方法

序号	通用名	商品名	生产厂家	规格	皮试方法	备注
1	破伤风抗毒素	破伤风抗毒素	兰州生物制品研究所有限责任公司	1500IU/0.75ml/瓶	用氯化钠注射液稀释10倍（取本品0.1ml，加氯化钠溶液0.9ml），在前臂掌侧皮内注射0.05ml，观察30分钟，即使为阴性，也应注射0.3ml原液，观察30分钟无反应，可全量注射本品。如注射部位出现皮丘增大≥1cm，红晕≥2cm，红肿、浸润，特别是形似伪足或有痒感者，为阳性反应，必须用脱敏法进行注射[2]。如注射局部皮丘≥1.5cm，或除局部反应外，并伴有全身症状如荨麻疹、鼻咽剧痒、喷嚏等，为强阳性反应，则不能实施，必须使用本品时，则必须采用脱敏疗法，并做好一切准备，一旦发生过敏性休克，立即抢救[1][2]	若阴性采用脱敏疗法：在一般情况下，可用氯化钠注射液将抗毒素稀释10倍，分小量数次作皮下注射，每次注射后观察30分钟，第1次可注射10倍稀释的抗毒素0.2ml，观察无紫绀、气喘或显著呼吸气促、脉搏加速时，即可注射第2次0.4ml，如仍无反应则可注射第3次0.8ml，如仍无稀释的抗毒素全量可将小瓶中未稀释的抗毒素作皮下注射或肌内注射。有过敏史或做试验强阳性者，应将第1次的量和以后递增的量适当减少，分多次注射，以免发生剧烈反应[2]

续表

序号	通用名	商品名	生产厂家	规格	皮试方法	备注
2	抗五步蛇毒血清	抗五步蛇毒血清	上海赛伦生物技术有限公司	2000U/10ml/瓶	稀释20倍（取本品0.1ml，加氯化钠注射液1.9ml），在前臂掌侧皮内注射0.1ml，经20~30分钟判定结果；可疑阳性者预注10mg扑尔敏（儿童酌减），15分钟后再皮试。皮肤试验阴性者，可在严密观察下直接注射[1][2]	若阳性采用脱敏疗法：取氯化钠注射液将抗血清稀释20倍，分数次皮下注射，每次观察10~20分钟，第一次0.04ml，如无反应，可酌情增量注射，即可做静脉、肌肉，或皮下注射。注射前将制品在37℃水浴数分钟，注射时速度应慢，开始每分钟不超过1ml，以后亦不宜超过4ml。注射时如有异常反应，立即停止注射[1][2]
3	抗银环蛇毒血清	抗银环蛇毒血清	上海赛伦生物技术有限公司	10000U/10ml/瓶	参见抗五步蛇蛇毒血清皮试方法[1][2]	若阳性采用脱敏疗法[1][2]。方法参见抗五步蛇毒血清脱敏疗法
4	抗蝮蛇毒血清	抗蝮蛇毒血清	上海赛伦生物技术有限公司	6000U/10ml/瓶	参见抗五步蛇蛇毒血清皮试方法[1][2]	若阳性采用脱敏疗法[1][2]。方法参见抗五步蛇毒血清脱敏疗法
5	抗人T细胞兔免疫球蛋白	ATG-Fresenius S	Fresenius Biotech GmbH Germany（德国公司）	0.1/5ml/瓶	如不知患者是否有过敏倾向，可在前臂内侧位置皮内注射0.05ml ATG-Fresenius S。如疑对兔蛋白过敏，可将ATG-Fresenius S以1：100倍生理盐水稀释后再注射。在另一肢前臂相同部位注射生理盐水，以作对照。试验评价：如果两边皮内注射部位均有反应，即说明患者是过敏体质。如果注射后15分钟内，在注射部位无反应，说明患者对兔蛋白过敏（如出现条痕和发红），而对照部位无反应，对ATG-Fresenius S也过敏。因此，对ATG-Fresenius S过敏	如皮内试验结果不明显，医生决定是否继续进行治疗[1]

续表

序号	通用名	商品名	生产厂家	规格	皮试方法	备注
6	糜蛋白酶	糜蛋白酶粉针剂	上海第一生化药业有限公司	4000IU/瓶	用2ml氯化钠注射液溶解后，取0.2ml原液，加氯化钠注射液至1ml，即成含500μg/ml的皮试液，前臂掌侧皮内注射0.1ml	肌注给药时需要皮试[1]。每1mg的效价相当800单位
7	鲑鱼降钙素	密盖息鼻喷剂	Novartis Pharma Schweiz AG, Switzerland	200IU*14喷/瓶	抽取0.2ml密盖息注射液（50IU/ml），用5%葡萄糖或生理盐水稀释至1.0ml，充分混匀后在前臂内侧给予0.1ml皮内注射。注射后观察15分钟，出现中度红斑或水疱则视为阳性反应，不适合本品治疗[1]	一般患者不用皮试，若怀疑对降钙素过敏的患者需皮试[1]
8	鲑鱼降钙素	密盖息注射剂	Novartis Pharma Stein AG, Switzerland	1ml:50iu*5支		
9	青霉素钠	注射用青霉素钠	山东鲁抗医药	80万U/支	1. 配制青霉素皮肤试验溶液：青霉素钾或青霉素钠以生理盐水配制成含20万青霉素溶液（80万U/瓶，注入4ml生理盐水即成）→取20万U/ml溶液0.1ml，加生理盐水至1ml，成为2万U/ml溶液→取2万U/ml溶液0.1ml，加生理盐水至1ml，成为2000U/ml溶液→取2000U/ml溶液0.25ml，加生理盐水至1ml，即成含500U/ml的青霉素皮试液 2. 用75%乙醇消毒前臂屈侧腕关节上约6.6cm处皮肤 3. 抽取皮试液0.1ml（含青霉素50U），做皮内注射成一皮丘（儿童注射0.02~0.03ml） 4. 等20分钟后，如局部出现红肿，直径大于1cm或局部红晕或伴有小水疱者为阳性 5. 对可疑阳性者，应在另一前臂用生理盐水做对照试验[1]	用药前必须先做青霉素皮肤试验[2][3]

续表

序号	通用名	商品名	生产厂家	规格	皮试方法	备注
10	苄星青霉素	苄星青霉素	石药集团中诺药业	120万U/支	参见青霉素钠	用药前必须做青霉素皮肤试验[1][2][3]
11	阿莫西林	贝克诺顿	昆明贝克诺顿制药	0.25g*20粒	参见青霉素钠	用前需做青霉素皮肤试验[1][3]
12	哌拉西林钠他唑巴坦钠(4∶1)	凯贝恩	海南通用三洋	2.5g/瓶	参见青霉素钠	用药前应进行青霉素皮肤试验[1][2][3]
13	哌拉西林钠他唑巴坦钠(8∶1)	齐爽	海南通用康力制药	2.25g/瓶	参见青霉素钠	用药前应进行青霉素皮肤试验[2][3]
14	哌拉西林钠他唑巴坦钠(8∶1)	特治星	惠氏制药	4.5g/瓶	参见青霉素钠	用药前应进行青霉素皮肤试验[2][3]
15	注射用A群链球菌	沙培林	山东鲁亚制药有限公司	1KE/支	参见青霉素钠	本品含有青霉素G钾盐,需进行青霉素皮肤试验[1][3];停药一周以上者,再使用本品时需重新做青霉素皮试[1][3]
16	普鲁卡因	普鲁卡因注射液	山东方明药业集团股份有限公司	2ml/40mg	皮内注射1%~2%普鲁卡因溶液0.1ml,局部出现红疹、发热或肿胀者为对普鲁卡因过敏,即不宜应用本品[2]	给药前必须作皮内敏感试验,遇同间有较大红晕时应谨慎,必须分次给药,有丘肿者应作较长时间观察,每次不超过30~50mg,证明无不良反应时,方可继续给药;有明显丘肿患者主诉不适者,立即停药[1][3]

续表

序号	通用名	商品名	生产厂家	规格	皮试方法	备注
17	注射用纤溶酶	注射用纤溶酶	北京赛升药业股份有限公司	100IU/支	临床使用前应用 0.9%氯化钠注射液稀释成 1IU/ml 进行皮试，15 分钟观察结果，红晕直径不超过 1cm 或伪足不超过 3 个为阴性[1]	皮试阴性反应者禁用[1]

说明：

1. 本皮试方法以说明书介绍内容为主，其中糜蛋白酶说明书肌注给药时要求做皮试，而没具体方法，参考了《中国国家处方集》皮试方法；所有的内容均标注所引用参考文献：[1] 药品说明书；[2] 中国药典《临床用药须知-化学药药和生物制品卷》2010 年版；[3]《中国国家处方集-化学药和生物制品卷》2010 版。

2. 链霉素药品说明书及《临床用药须知化学药和生物制品卷》中未提及用药前需要皮试[1,2]；另外《新编新药物学》第十七版指出皮试阳性率低，与临床发生过敏反应的符合率低，不应过于信赖。

（临床药学室）

··· 333

参考文献

［1］唐镜波.452种注射剂安全应用与配伍（7版）［M］.郑州：河南科学技术出版社，2014.

［2］陈新谦，金有豫，汤光.陈新谦新编药物学（18版）［M］.北京：人民卫生出版社，2018.

［3］陈新谦，金有豫，汤光.新编药物学（17版）［M］.北京：人民卫生出版社，2011.

［4］卫生部合理用药专家委员会.中国医师药师临床用药指南（2版）［M］.重庆：重庆出版社，2014.

［5］陈旻湖，陈杰，杨威，陈孝.临床药物速查手册（3版）［M］.广州：广东科技出版社，2018.

［6］国家药典委员会.中华人民共和国药典临床用药须知（2015年版）：化学药和生物制品卷［M］.北京：中国医药科技出版社，2017.

［7］国家药典委员会.中华人民共和国药典（2015年版）二部：化学药和生物制品卷［M］.北京：中国医药科技出版社，2015.

［8］张志清.注射剂安全配置手册［M］.北京：人民卫生出版社，2016.

［9］赵志刚，高海春，王爱国.注射剂的临床安全与合理应用［M］.北京：化学工业出版社，2008.

［10］〔美〕特里赛尔（Trissel，L.A.），梁铭会，俞汝龙.药品注射剂使用指南|美国《药品注射剂手册》第14版缩略本［M］.北京：北京大学医学出版社，2007.

［11］徐翔.注射药物相容性手册（4）肠外营养及其他药物分册［M］.杭州，西泠印社出版社，2005.

［12］肠外营养临床药学共识（第二版）［J］.今日药学，2017，27（05）：289-303.

［13］赵彬，老东辉，商永光.规范肠外营养液配制［J］.协和医学杂志，2018，9（04）：320-331.

［14］杜光，胡俊波.临床营养支持与治疗学［M］.北京：科学出版社，2016.

［15］刘新春，米文杰，王锦宏.静脉用药调配中心（室）教程［M］.上海：复旦大学出版社，2014.

［16］吴永佩，焦雅辉.临床静脉用药调配与使用指南［M］.北京：人民

卫生出版社，2010.

［17］吴永佩，颜青，张健.全国静脉用药集中调配工作模式与验收管理培训教材［M］.北京：科学技术文献出版社，2016.

［18］梅丹，于健春.临床药物治疗学营养支持治疗［M］.北京：人民卫生出版社，2016.

［19］阙全程，马金昌.全国临床药师规范化培训系列教材肠外肠内营养专业［M］.北京：人民卫生出版社，2017.

［20］中山大学附属第一医院处方集（2013年1月）.

［21］美康合理用药信息支持系统（版本：3.0.11.0，2018年11月数据）.

［22］张波，郑志华，李大魁.超药品说明书用药参考［M］.北京：人民卫生出版社，2013.

［23］广东省药学会《超药品说明书用药目录（2020年版）》.

［24］〔英〕S.C.斯威曼（Sean C Sweetman）主编，李大魁等译.马丁代尔药物大典，2版（原著第37版）［M］.北京：化学工业出版社，2013.

PIVAS常用药物通用名索引

（按汉语拼音排序）

PIVAS常用药物商品名索引

（按汉语拼音排序）